临床外科诊治与护理康复

主　编　徐春红　等

副主编　王夕霞　王巧慧　尹建建　王晓英
　　　　冯林林　刘　琨　陈文剑　李丛杉
　　　　李晓娜　李海英　张　虹　张友玲
　　　　赵　阳　徐　萌　栾健萍　扈庆帅
　　　　丁　坤　孙赛美　徐红蕾　郭晓能

吉林科学技术出版社

图书在版编目（ＣＩＰ）数据

临床外科诊治与护理康复 / 徐春红等主编. —— 长春:
吉林科学技术出版社, 2020.8
ISBN 978-7-5578-7579-4

Ⅰ.①临… Ⅱ.①徐… Ⅲ.①外科－疾病－诊疗②外
科－疾病－护理③外科－疾病－康复 Ⅳ.①R6
②R473.6③R609

中国版本图书馆CIP数据核字(2020)第187308号

临床外科诊治与护理康复

主　　编	徐春红　等	
出 版 人	李　梁	
图书统筹	焦少敏	
责任编辑	许晶刚　　张延明	
封面设计	周砚喜	
开　　本	787mm×1092mm　1/16	
字　　数	329千字	
印　　张	15.5	
版　　次	2020年8月第1版	
印　　次	2021年5月第2次印刷	

出　　版　吉林科学技术出版社
发　　行　吉林科学技术出版社
地　　址　长春市净月区福祉大路5788号
邮　　编　130000
编辑部电话　0431－81629517
印　　刷　保定市铭泰达印刷有限公司

书　　号　ISBN 978-7-5578-7579-4
定　　价　65.00元
如有印装质量问题可寄出版社调换

目　录

第一章 普外科护理常规

第一节 普外科术前及术后一般护理常规

一、术前护理

1. 做好心理护理，解释手术的性质及注意事项，消除顾虑、取得配合，使患者积极配合治疗。

2. 一般准备。

（1）完善术前检查。

（2）进行深呼吸及有效排痰方法训练，戒烟。

（3）手术前1天应洗澡、理发、剪甲，更衣。

（4）术前每日测量并记录体温、脉搏、呼吸4次，如有异常及时告知医师。

（5）全麻者：成人术前12小时禁食，6小时禁饮。婴幼儿术前6小时禁食、4小时禁饮。保证充足睡眠，必要时遵医嘱给镇静剂。

（6）术前1天遵医嘱做抗生素皮试并记录。必要时备血。

（7）根据手术部位、范围及麻醉方式给予不同的肠道准备。一般手术可口服缓泻剂或给予灌肠，急诊手术一律不灌肠。

（8）术前练习床上大小便。

（9）术晨取下义齿及贵重物品，嘱患者排尿，遵医嘱打术前针及留置胃管及导尿管。

（10）患者入手术室后，备麻醉床、吸痰盘、氧气、吸引器、胃肠减压器、引流袋、心电监护仪等。必要时准备写字板或笔与纸，用于术后沟通。

3. 皮肤准备。

（1）颈部手术备皮：上起下唇，下至乳头水平线，两侧至斜方肌前缘。

（2）乳腺手术区备皮：除手术区范围还需要备腋窝处皮肤。需植皮者，做好供皮区的皮肤准备。

（3）上腹部手术备皮：从乳头至耻骨联合平面，两侧至腋后线。

（4）下腹部手术备皮：从剑突至大腿上1／3前内侧及外阴部，两侧到腋后线。

1

（5）肛周手术备皮：肛周15厘米范围。手术前晚温水坐浴。

（6）注意保暖，防止剃破皮肤，引起感染。备皮范围应大于手术区。

二、术后护理

1. 了解术中情况，与麻醉师及手术室护士交接班清楚，连接好各种引流管。

2. 全麻未清醒时，去枕平卧6小时，头偏向健侧，保持呼吸道通畅，必要时吸痰。全麻清醒血压平稳后，改半卧位。头颈部手术后抬高床头15°～20°。

3. 严密观察体温、脉搏、呼吸、血压及神志、瞳孔、意识变化，行心电监护。

4. 全麻清醒后无呕吐，根据医嘱禁食或指导进食。

5. 保持各种引流管通畅，观察引流量、色、性质并记录，必要时记录出入量。

6. 观察患者排泄物、呕吐物的颜色、量、性质，警惕术后应激性胃溃疡出血。

7. 注意观察伤口敷料渗血情况，发现异常及时报告医师处理。颈部手术注意观察患者发声及进食吞咽呛咳情况。

8. 禁食期间保持口腔清洁，协助漱口，必要时行口腔护理。

9. 伤口疼痛时可遵医嘱给予止痛剂或自控镇痛泵。

10. 术后2～3天可协助患者下床活动。门静脉高压手术1周后下床活动。

11. 长期卧床患者，注意皮肤护理，防止压疮。

第二节 颈部疾病护理常规

一、甲状腺瘤手术护理常规

1. 术前护理。

（1）同普外科手术前一般护理。

（2）将软枕垫高肩背部，取头低肩高位。每日练习2～4次，直至可维持2～3小时。

（3）术前备皮。上起下唇，下至乳头水平线，两侧至斜方肌前缘。

（4）告知禁食12小时，禁饮6小时。

（5）床边备气管切开包。

2. 术后护理。

（1）同普外科术后一般护理。

（2）全麻清醒后取半卧位，24小时内减少颈部活动。

（3）颈部放置负压引流管24～48小时，观察引流颜色、量、质的变化，确保其有效负压。

（4）全麻清醒后可给予少量冷流质饮食，进食期间观察患者吞咽呛咳情况。逐步进营养丰富，易消化少刺激的软食。

（5）24小时内减少颈部活动，观察患者发声有无嘶哑，及时报告医生。

（6）观察体温，脉搏、呼吸、血压的变化，发现异常及时报告医生。

（7）颈部引流管拔除后观察伤口敷料渗血情况。

（8）术后5～7天伤口拆线，指导颈部适度活动。

二、甲状腺癌手术的护理常规

1. 术前护理。

（1）按普外科术前一般护理。

（2）取头低肩高位，用软枕垫高肩背部。每日练习2～4次，直至可维持2～3小时。

（3）颈部出现局部明显肿胀、呼吸极度困难、脉快等症状，及时报告医生救治。

（4）术前备皮。上起下唇，下至乳头水平线，两侧至斜方肌前缘。

（5）告知禁食12小时，禁饮6小时。

（6）床边备气管切开包。

2. 术后护理。

（1）按普外科术后一般护理。

（2）全麻清醒后取半卧位，24小时减少颈部活动。

（3）颈部引流管放置24～48小时，观察引流颜色、量、性质。引流液呈白色及时报告医生处理。

（4）全麻清醒后可给予少量冷流质饮食，进食期间观察患者吞咽呛咳情况。逐步进营养丰富，易消化少刺激的软食。

（5）24小时内减少颈部活动，观察患者发声有无嘶哑，及时报告医生。

（6）颈部放置冰袋囊。

（7）观察体温，脉搏、呼吸、血压的变化，发现异常及时报告医生。

（8）颈部引流管拔除后观察伤口敷料渗血情况。

（9）术后5～7天伤口拆线，指导颈部锻炼。

（10）每3～6月复查甲状腺功能一次。

三、甲状腺功能亢进手术护理常规

1. 术前护理。

（1）同普外科手术前一般护理。

（2）每天测定基础代谢率。

（3）术前服用卢戈氏液。术前10天开始服用，每天3次，每次10滴。宜在进餐时与食物同时服用。

（4）取头低肩高位，用软枕垫高肩背部。每天练习2~4次，直至可维持2~3小时。

（5）给高热量、高蛋白、富含维生素的食物和足够液体，保证术前营养。

（6）做好心理护理，避免情绪过度激动，影响基础代谢率的测定。

2. 术后护理。

（1）同普外科术后一般护理。

（2）麻醉清醒后取半卧位。24小时内减少颈项活动。变换体位时，用手扶持头部，减轻疼痛。

（3）颈部常规放置负压引流管24~48小时，观察引流液量、色、质的变化，确保其有效负压。

（4）密切观察呼吸、体温、脉搏、血压、血氧饱和度的变化，若出现异常，及时报告医生处理。

（5）并发症的观察与护理：

1）出血：观察伤口敷料情况，如有颈部迅速增粗、烦躁、呼吸困难等，及时通知医生处理。必要时剪开缝线，清除瘀血。

2）呼吸困难或窒息：注意观察呼吸变化，床旁备气管切开包。

3）喉返神经损伤：观察患者发声有无嘶哑。

4）喉上神经损伤：进食饮水时出现误咽、呛咳。

5）手足抽搐：甲状旁腺损伤，患者出现口唇、四肢麻木，发作时立即给予10%的葡萄糖酸钙静脉注射。

6）甲亢危象：发现高热、脉快、烦躁、谵妄、大汗，伴呕吐及腹泻、昏迷及神志情况，及时报告医生处理。

（6）麻醉清醒后，可进少量冷流质饮食，逐步给予易吞咽的温流质饮食。

（7）术后5~7天伤口拆线，指导颈部适度活动。

（8）每3~6月复查一次甲状腺功能。

第三节　乳房疾病护理常规

一、急性乳腺炎手术护理常规

1. 术前护理。

（1）每日用温水清洁乳头、乳晕。

（2）终止哺乳。

（3）遵医嘱使用抗生素。

（4）脓肿形成后按照普外科术前要求进行术前准备及护理。

2. 术后护理。

（1）按普外科局麻术后一般护理。

（2）温水清洗乳头、乳晕。

（3）保持局部伤口的清洁干燥，手术切口渗出多，应随时更换敷料和内衣。

（4）遵医嘱使用抗生素。

（5）鼓励患者进食高热量、高蛋白、高维生素饮食。

（6）终止哺乳，遵医嘱服用停止泌乳的药物。

（7）伤口换药直至愈合。

（8）指导产妇正常哺乳，养成定时哺乳的习惯。如发生硬块应及时按摩，使乳汁消散，防止形成脓肿。有乳头破损或皲裂要及时治疗。

二、乳腺癌手术护理常规

1. 术前护理。

（1）同普外科手术前一般护理。

（2）有乳头溢液或局部破溃者应及时给予换药，保持局部清洁。

（3）按要求术前备皮。若为双侧手术，应作双侧皮肤准备；单侧手术备皮时认真核对手术部位。对切除范围大，考虑植皮的患者，需要做好供皮区皮肤准备。

（4）进食高蛋白、高维生素食物，加强营养。

2. 术后护理。

（1）同普外科术后一般护理。

（2）麻醉清醒，患者血压平稳后可取半坐卧位。

（3）术后6小时无恶心、呕吐等麻醉反应者，可正常饮食，并保证足够热量和维生素。

（4）手术部位胸带加压包扎，松紧适宜。观察患侧上肢远端血液循环，发现皮肤青紫伴皮温降低等症状及时告知医生，调整胸带或绷带的松紧度。

（5）妥善固定负压引流管，保持有效负压，观察引流液色、质、量。

（6）指导患者保护患肢，平卧时用软枕抬高，下床活动时用吊带托扶，需他人扶持健侧。患肢肿胀严重者可戴弹力袖。

（7）观察患者有无胸闷、呼吸困难，以早期发现气胸。

（8）术后3天内患侧上肢制动，避免外展；术后2～3天开始手指的主动和被动活动，握拳、屈腕；术后3～5天活动肘部；术后1周待皮瓣基本愈合后可进行肩部活动、手指爬墙运动（逐渐递增强度），直至患侧手指能高举过头、自行梳理头发。

（9）术后继续给患者及家属心理上的支持。注意保护患者的隐私。

（10）近期避免用患侧搬动或提取重物。

（11）术后5年避免妊娠。

（12）按照医嘱来院化疗及复查。

（13）指导患者使用义乳或假体，改善自我形象。

（14）术后每月乳房自查1次，早期发现复发征象。

第四节　化脓性腹膜炎护理常规

一、术前护理

1. 同普外科手术前一般护理。

2. 观察生命体征及腹部体征变化，定时测量并记录体温、脉搏、呼吸、血压变化。

3. 建立静脉通路，遵医嘱使用抗生素。

4. 遵医嘱备血交叉。

5. 无休克患者取半卧位，利于改善呼吸、循环和炎症局限。

6. 禁食、胃肠减压，观察引流物量、色、质。

7. 病因未明确时勿使用镇痛药。

8. 术区备皮，遵医嘱留置胃管及尿管。

二、术后护理

1. 同普外科术后一般护理。

2. 硬膜外麻醉患者平卧6小时，血压、脉搏平稳后改为半卧位，并鼓励患者多翻身、活动，预防肠粘连。

3. 严密观察生命体征及腹部体征变化。如术后3～5天腹痛，体温增高，排便次数增多，伴里急后重、尿频等，及时报告医生。

4. 禁食、胃肠减压。待肛门排气、排便后，遵医嘱拔出胃管。

5. 肠功能恢复后指导患者由流质饮食逐步恢复正常饮食。

6. 每班挤压引流管，观察并记录引流液的颜色、量、性质。

7. 遵医嘱给药、补液与营养支持。

8. 保持切口敷料干燥，一旦发现切口有感染迹象及时报告医生处理。

9. 伤口7～10天拆线，观察伤口愈合情况。

第五节　腹外疝护理常规

一、术前护理

1. 同普外科手术前一般护理。
2. 术前防止感冒、咳嗽、便秘。
3. 戒烟。
4. 按要求备皮。
5. 嵌顿疝及绞窄疝需紧急手术，应予禁食水。
6. 术前禁食12小时，禁饮6小时。

二、术后护理

1. 同普外科术后一般护理。
2. 遵医嘱监测生命体征并记录。
3. 切口用沙袋1千克压迫24小时，观察切口外层敷料。
4. 术后6~12小时无恶心、呕吐者可进软食，次日可进普食。如为嵌顿疝及绞窄疝应待肠功能恢复后方可进食。
5. 术后平卧，3~5天可离床活动。采用无张力疝修补术的患者可以早期离床活动。年老体弱、复发性疝、绞窄性疝、巨大疝患者可适当延迟下床活动时间。
6. 注意保暖，防止咳嗽。保持排便通畅，避免用力排便。
7. 术后使用阴囊托将阴囊托起2~3天，并观察阴囊肿胀情况。
8. 术后7天伤口拆线。
9. 出院后3~6个月忌从事重体力活动。

第六节　腹部损伤护理常规

一、术前护理

1. 卧床休息，避免搬动。
2. 观察期间应禁食水，必要时胃肠减压。
3. 禁用镇痛药，以免掩盖病情；禁止灌肠，以免加重病情。

4. 定时测量体温、脉搏、呼吸、血压，注意有无休克发生。

5. 观察腹痛的性质、部位、范围，有无压痛、肌紧张及反跳痛等。

6. 观察有无合并伤及程度和进展情况。

7. 监测各项相关的生化指标，腹穿液等情况。

8. 遵医嘱使用抗生素。

9. 需手术治疗，术前准备及护理同普外科手术前一般护理。

二、术后护理

1. 同普外科术后一般护理。

2. 患者术后回病房，要平稳和细心地将患者移上床，尽量减少震动。麻醉清醒后半靠卧位。

3. 加强生命体征的观察，发现异常及时报告医生。

4. 注意呼吸频率及有无呼吸困难，必要时给予吸氧。

5. 妥善安置各引流管，防止滑脱。观察引流液的量、色、质。

6. 术后一般禁食48～72小时，经静脉输液，维持营养和水、电解质平衡。

7. 准确记录每日出入量。

8. 持续胃肠减压，待胃肠功能恢复，腹胀消失，肛门排气或排便后，遵医嘱拔除胃管。开始进少量流质饮食，逐渐加量，6～7天后酌情改为半流质饮食。

9. 伤口7～10天拆线，观察伤口愈合情况。

第七节　胃十二指肠疾病护理常规

一、胃癌手术护理常规

1. 术前护理。

（1）同普外科手术前一般护理。

（2）给予高蛋白、高热量、高维生素易消化食物。进食少的患者术前给予静脉输液营养，补充足够的营养和水电解质，必要时给予血浆、全血，以改善营养状态。

（3）幽门梗阻患者术前3天每晚用温盐水洗胃，减轻胃黏膜水肿；梗阻严重者持续行胃肠减压；非完全性梗阻者进无渣半流质饮食，输液、输血纠正营养不良。

（4）胃出血患者取平卧位，暂时禁食。输液、输血，按时应用止血药物，观察和记录呕血、便血量。若出血仍在继续，应急诊手术。

（5）胃癌波及横结肠时做肠道准备，术前3天口服庆大霉素、甲硝唑等，术前1天口服硫酸镁、甘露醇等泻药以清洁肠道。

（6）遵医嘱应用减少胃酸分泌、解痉及抗酸的药物，观察治疗效果。

（7）术前备皮，遵医嘱留置胃管及导尿管。

（8）行保护性医疗。

2. 术后护理。

（1）同普外科术后一般护理。

（2）麻醉清醒，血压平稳后取低半卧位。

（3）术后严密观察患者生命体征的变化，记录24小时出入量。

（4）禁食水，胃肠减压期间要妥善固定胃管，并观察外露刻度标记。

（5）保持引流管通畅，观察引流液颜色、性质、量。

（6）每6小时用生理盐水轻轻冲洗胃管，防止胃管堵塞。术后24小时内胃管引流出血性液体或咖啡色样液体200～300毫升应及时报告医生。

（7）遵医嘱应用止痛剂或自控镇痛泵，观察有无尿潴留、恶心、呕吐等。

（8）遵医嘱及时使用药物，合理安排输液顺序。

（9）观察伤口渗液情况，保持伤口敷料干燥及伤口周围皮肤清洁。

（10）鼓励患者早期下床活动，促进肠蠕动，预防肠粘连。

（11）拔出胃管后当天进少量水或米汤，第2天进半量流质饮食，第3天进全量流质，若进食后无腹痛、腹胀等，第4天进半流质饮食，10～14天可进软食，注意少量多餐，少食牛奶、豆类产气食物，忌生、冷、硬、酸等刺激性食物。

（12）术后并发症观察：

1）胃出血：术后24小时胃液量一般不超过600毫升，呈咖啡色或暗红色。如果胃管内每小时引流量超过150毫升，颜色呈鲜红色考虑出血，立即通知医生，建立静脉通路配血。

2）肠梗阻：患者进食后出现腹胀、恶心、呕吐，24小时内无排气，提示肠梗阻，应立即禁食水，遵医嘱置胃管行胃肠减压。

3）倾倒综合征：表现为进食后10～30分钟出现上腹饱胀、心悸、出汗、头晕、恶心、呕吐等症状，持续60～90分钟平卧后，症状可逐渐减轻或消失，应嘱患者少食多餐，饭后平卧20～30分钟，饮食以高蛋白质、高脂肪和低碳水化合物为主，不吃过甜、过浓、过咸饮食，多数可在1～2天内自行减轻或消失。

（13）伤口7～10天拆线，观察伤口愈合情况。

二、胃十二指肠溃疡穿孔手术护理常规

1. 术前护理。

（1）禁食、持续胃肠减压。

（2）有休克征象取中凹卧位，待病情稳定后改半卧位。

（3）建立静脉通路，遵医嘱用药。

（4）准确记录24小时出入量。

（5）严密观察患者的生命体征变化和腹部体征的变化，每15～30分钟测量生命体征一次，观察腹痛程度和性质，及时报告医生。

（6）做好急诊手术准备。

2. 术后护理。

（1）同普外科术后一般护理。

（2）严密观察患者的生命体征变化和腹部体征的变化，每1小时测量生命体征一次，待病情稳定6小时后改为每2小时记录一次。

（3）术后血压平稳给予半卧位。

（4）妥善固定管道，保持胃管、腹腔引流管通畅，防止滑脱、扭曲、受压，用生理盐水每6小时轻轻冲洗胃管一次，防止堵塞。

（5）使用腹带保护伤口。

（6）鼓励患者早期下床活动，促进肠蠕动。

（7）术后患者暂禁食水，待肠功能恢复后，拔出胃管当日试饮少量水后给予半量流质饮食（50～80毫升），逐渐至全量流质饮食（100～150毫升），过渡到半流质，软食、普食。

（8）术后并发症的观察和护理：

1）术后胃出血：术后24小时内从胃管中引流出100～300毫升暗红色或咖啡色胃液属术后正常现象。如果胃管内流出鲜血每小时100毫升以上，甚至呕血或黑便，经过处理后出血不止需要再次手术止血。

2）十二指肠残端破裂：多发生在术后3～6天，表现为右上腹突发剧痛，压痛、腹肌紧张等急性弥漫性腹膜炎症状，立即报告医师做好紧急手术准备，同时要注意观察腹腔引流液的颜色、性状、和量，纠正水电解质失衡，抗感染，胃肠外营养支持，注意保护引流管周围皮肤可用氧化锌软膏。

3）胃肠吻合口破裂或瘘：多发生在术后5～7天。主要临床表现为高热，脉速、全身中毒症状，引流管引流出混浊的胃肠内容物液体，需立即行手术修补。对局部脓肿或外瘘的患者，应给予引流，行胃肠减压和支持治疗，促使吻合口瘘自愈，若经久不闭合须再次手术。

4）术后梗阻：术后患者表现为上腹部突发剧烈疼痛，呕吐应立即禁食水，重置胃管行胃肠减压，给予对症支持治疗，症状不能缓解，治疗效果不明显甚至严重应及时手术治疗。

5）倾倒综合征：表现为进食，特别是进甜的流质后10～20分钟发生，患者感觉剑突下不适，心悸、乏力、出汗、头晕、恶心、呕吐甚至虚脱，并伴有肠鸣音和腹泻等，平卧数分钟可缓解。应告诉患者术后早期应少食多餐，避免进食甜的过热流质，进餐后平卧10～20分钟，低血糖综合征多发生在进食后2～4小时，表现为心慌、无力、眩晕、出汗、手颤等，少食多餐可预防。

（9）伤口7~10天拆线，观察伤口愈合情况。

三、胃十二指肠溃疡大出血护理常规

1. 术前护理。

（1）取平卧位，头偏向一侧，防止误吸或窒息，必要时用电动吸引器。

（2）维持体液平衡，建立有效静脉通路，快速输液，输血，待休克纠正后减慢输液速度。

（3）禁食水，留置胃管，应用止血药或给予冰盐水洗胃，胃管注入200毫升含8mg去甲肾上腺素的生理盐水注射液每4~6小时／次。

（4）严密观察血压、脉搏、尿量、中心静脉压和周围循环情况，准确记录呕血和便血发生的时间、次数、量及性状，及时报告医师。

（5）保持床单清洁，及时更换有血迹污物的床单，以减少对患者的不良刺激。

（6）大量失血后患者微循环灌注不足，面色苍白，皮肤湿冷、四肢冰凉需要加盖棉絮和毛毯。

（7）出血停止后可拔除胃管，给予流质饮食或无渣半流质饮食。

（8）如出血不止做好急诊手术准备。术前同普外科术前护理。

2. 术后护理。

（1）同普外科术后一般护理。

（2）严密监测患者的血压、脉搏、呼吸及尿量。

（3）术后待患者血压平稳后，可取半靠卧位，鼓励患者深呼吸，咳嗽排痰改善呼吸。

（4）禁食水、持续胃肠减压。

（5）胃肠减压期间要妥善固定胃管，保持引流管通畅，观察引流液的颜色、性质、量。如有较多鲜血流出，提示再次出血及时报告医师。

（6）观察伤口敷料及伤口周围皮肤的情况，使用腹带保护伤口。

（7）伤口疼痛时给予止痛剂或自控镇痛泵。

（8）鼓励患者早期下床活动，促进肠蠕动。

（9）术后患者暂禁食水，待肠功能恢复后，拔出胃管，当日试饮水或米汤，若进食后无腹痛、腹胀等不适，第2天进半量流质饮食，第3天进全量流质，第4天可进少渣半流质饮食，以稀饭为好，第10~14天可进软食，少食牛奶、豆类等产气食物，忌生、冷、酸和刺激性食物，少食多餐。

（10）术后并发症的观察和护理：参照胃十二指肠穿孔术后并发症的观察和护理。

第八节　小肠疾病护理常规

一、肠梗阻护理常规

1. 术前护理。

（1）绝对禁饮、禁食，梗阻解除后12小时可进少量流质，48小时试进半流质饮食，但禁食产气的甜食和牛奶。

（2）上胃管持续胃肠减压，观察和记录引流液的颜色、性状和量。

（3）生命体征稳定者取半卧位。

（4）观察患者生命体征变化及腹部症状、体征和全身情况。一旦患者出现腹痛剧烈，及时报告医生并做好术前准备。

（5）病情未诊断明确禁止使用镇痛剂。

（6）遵医嘱使用抗菌药物及静脉营养治疗。

（7）肠蠕动恢复正常，拔出胃管后经口进流质饮食，逐渐过渡为半流质及普食。

（8）呕吐时嘱患者坐起或头偏向一侧，观察呕吐物颜色、性质、量，保持口腔清洁。

（9）如症状不缓解，做好术前准备。

2. 术后护理。

（1）同普外科术后一般护理。

（2）严密观察患者的生命体征及腹部体征变化并及时记录。

（3）麻醉清醒，血压平稳后给予半卧位。

（4）禁食水，持续胃肠减压。禁食期间给予补液。

（5）待肠蠕动恢复后拔出胃管，经口进流质饮食，逐渐过渡为半流质及普食。

（6）妥善固定引流管，保持引流管通畅，避免受压、扭曲。观察引流液颜色、性质、量及时记录。

（7）早期下床活动，预防肺部并发症和肠粘连的发生。

（8）使用腹带保护伤口，观察伤口情况。

（9）并发症的观察及护理：

1）出血：手术后24～48小时内易发生出血，每小时出血量＞200毫升，出现腹胀、面色苍白、出冷汗、血压下降、脉搏细速情况立即报告医生，积极配合抢救。

2）肠粘连：鼓励患者术后早期活动，以促进肠蠕动恢复，预防肠粘连。严密观察腹痛、腹胀、呕吐等肠梗阻症状，一旦出现要及时报告医生。

3）腹腔感染：出现腹部胀痛、持续发热、血象增高、切口红肿或腹腔引流液带有粪臭味，应警惕腹腔及切口感染，或肠瘘可能。

4）切口裂开：营养状况差、低蛋白血症患者，手术后易发生切口裂开，应调整腹带松紧度，咳嗽时用双手按压伤口，减轻切口张力，保持大便通畅，预防腹腔内压力增高。

二、肠瘘手术护理常规

1. 术前护理。

（1）同普外科手术前一般护理。

（2）术前3～5天开始禁食，口服庆大、甲硝唑等肠道消炎药。

（3）做好瘘口及旷置肠襻的灌洗（从肛门及瘘口两个进路）。

（4）暴露局部皮肤，清除瘘口周围的油膏等污垢，使其保持干燥。

（5）做好瘘口的护理，减少异味，及时更换敷料、衣物及床单。

2. 术后护理。

（1）同普外科术后一般护理。

（2）严密观察生命体征变化及伤口渗血、渗液、腹痛、腹胀、恶心呕吐等情况，发现异常及时报告医生。

（3）肠瘘术后留置的引流管较多，包括腹腔负压引流管，胃肠减压管、导尿管等。应妥善固定并标明各种管道，避免扭曲、滑脱；严格无菌技术操作，每天更换引流袋，正确连接，观察并记录各引流液的颜色、性状及量。

（4）使用腹带保护伤口。

（5）术后待生命体征稳定后，取半卧位。

（6）鼓励患者早期下床活动，促进肠蠕动。

（7）术后患者禁食水，胃肠减压。

（8）待肠功能恢复后，拔出胃管当日试饮少量水后给予半量流质饮食（50～80毫升），逐渐至全量流质饮食（100～150毫升），过渡到半流质、软食、普食。

第九节　阑尾炎疾病护理常规

一、急性阑尾炎手术护理常规

1. 术前护理。

（1）同普外科手术前一般护理。

（2）取半卧位，卧床休息。

（3）禁食水，禁食期间给静脉补液。

（4）严密观察生命体征变化及腹痛程度、性质。

（5）非手术治疗期间禁用吗啡类镇痛剂，禁服泻药及灌肠。

（6）遵医嘱合理使用抗生素，控制感染。

（7）做好术前准备。

2. 术后护理。

（1）同普外科术后一般护理。

（2）严密观察生命体征及腹部体征变化，如有异常应及时报告医生。

（3）患者术后血压、脉搏平稳者，取平卧位。

（4）遵医嘱及时使用抗生素，控制感染，防止并发症发生。

（5）保持伤口敷料干燥及伤口周围皮肤清洁，观察伤口愈合，预防感染。

（6）妥善固定引流管，保持引流管通畅。

（7）待肠蠕动恢复，肛门排气后逐步恢复饮食。

（8）术后6小时可起床活动，鼓励患者术后在床上翻身、活动肢体。

（9）注意观察切口感染、腹腔脓肿、腹腔出血、粘连性肠梗阻、粪瘘、阑尾残端瘘等并发症的发生，发现异常及时报告医生。

（10）术后7天伤口拆线。

第十节 大肠、肛管疾病护理常规

一、直肠肛管周围脓肿手术护理常规

1. 术前护理。

（1）同普外科手术前一般护理。

（2）测体温、脉搏、呼吸、血压。血压高者服降压药，待血压降至正常后行手术治疗。高热者给予物理或药物降温。

（3）完善心电图、胸透、查血常规、出凝血时间等相关检查。

（4）进食清淡、易消化少渣饮食。

（5）给予开塞露塞肛，或者清洁灌肠。

（6）遵医嘱给予1∶5000的高锰酸钾或温水坐浴，水温38～41℃，1次20分钟。

（7）保持肛周皮肤清洁、干燥，常规备皮。

2. 术后护理。

（1）同普外科术后一般护理。

（2）密切观察病情变化，测量生命体征。观察伤口有无出血，渗血。

（3）防止伤口受压，睡觉尽量取俯卧位。

（4）术后协助患者排尿防止发生尿潴留。

（5）手术后无恶心、呕吐可进软食。

（6）尽量控制避免手术后24小时内解大便。

（7）便后用1∶5000高锰酸钾溶液或温水坐浴，坐浴后伤口换药。

（8）进食清淡、易消化少渣饮食。

（9）患者伤口疼痛排便困难，可遵医嘱给予口服缓泻剂。

（10）遵医嘱使用抗生素。

二、肛瘘手术护理常规

1. 术前护理。

（1）同普外科手术前一般护理。

（2）测体温、脉搏、呼吸、血压。血压高者服降压药，待血压降至正常后行手术治疗。

（3）每晚坐浴，清洁肛门、会阴部。

（4）一般不限制饮食，或术前1天进少渣饮食。

（5）服泻药，手术前晚或手术日晨清洁灌肠。

（6）保持肛周皮肤清洁、干燥，常规备皮。

2. 术后护理。

（1）同普外科术后一般护理。

（2）密切观察病情变化，测量生命体征，观察伤口有无出血，渗血。

（3）伤口疼痛可遵医嘱使用止痛剂，必要时放松肛管内填塞物。

（4）术后控制排便24～48小时。第一次大便前口服麻仁丸软化大便，避免伤口出血或疼痛。

（5）术后尿潴留可诱导排尿，必要时留置导尿。

（6）保持大便通畅，进食富含纤维素和维生素的蔬菜及水果。

（7）排便后1∶5000高锰酸钾溶液或温水坐浴，水温38～40℃，时间以5～15分钟为宜。

（8）坐浴后行伤口换药。将消炎止疼栓，金万红生肌纱条填塞肛内，促进愈合。

（9）术后7～10天不能剧烈运动，术后创面大，在伤口尚未完全愈合期间，应减少走路，避免伤口水肿。

（10）有挂线者，如术后7～9天挂线未脱落，做换线再挂处理，缝合创口以5～7天拆线为佳，保持创面的引流通畅，填塞凡士林纱条或药条时，应紧贴创面。

（11）术后7天可做提肛运动及收缩肛门运动。

三、肛裂手术护理常规

1. 术前护理。

（1）同普外科手术前一般护理。

（2）测体温、脉搏、呼吸、血压。血压高者服降压药，待血压降至正常后行手术治疗。

（3）每晚坐浴，清洁肛门、会阴部。

（4）一般不限制饮食，或术前1天进少渣饮食。

（5）服泻药，手术前晚或手术日晨清洁灌肠。

（6）保持肛周皮肤清洁、干燥，常规备皮。

2. 术后护理。

（1）同普外科术后一般护理。

（2）密切观察病情变化，测量生命体征，观察伤口有无出血、渗血。

（3）伤口疼痛可遵医嘱使用止痛剂，必要时放松肛管内填塞物。

（4）术后控制排便24～48小时。第一次大便前口服麻仁丸软化大便，避免伤口出血或疼痛。

（5）术后发生尿潴留可诱导排尿，如无效可留置尿管。

（6）保持大便通畅，进食富含纤维素和维生素的蔬菜及水果。

（7）排便后1∶5000高锰酸钾溶液或温水坐浴，水温38～41℃，时间以5～15分钟为宜。

（8）坐浴后行伤口换药。

（9）术后7～10天不能剧烈运动，术后创面大，在伤口尚未完全愈合期间，应减少走路，避免伤口水肿。

（10）7天后可做提肛运动及收缩肛门运动。

四、痔手术护理常规

1. 术前护理。

（1）同普外科手术前一般护理。

（2）测体温、脉搏、呼吸、血压。血压高者服降压药，待血压降至正常后行手术治疗。

（3）每晚坐浴，清洁肛门、会阴部。

（4）一般不限制饮食，或术前1日进少渣饮食。

（5）服泻药，或手术前晚或手术日晨清洁灌肠。

（6）保持肛周皮肤清洁、干燥，常规备皮。

2. 术后护理。

（1）同普外科术后一般护理。

（2）密切观察病情变化，测量生命体征，观察伤口有无出血、渗血。

（3）伤口疼痛可遵医嘱使用止痛剂，必要时放松肛管内填塞物。

（4）术后控制排便24~48小时。第一次大便前口服麻仁丸软化大便，避免伤口出血或疼痛。

（5）术后发生尿潴留可诱导排尿，如无效可留置尿管。

（6）保持大便通畅，进食富含纤维素和维生素的蔬菜及水果。

（7）中药坐浴，水温38~41℃。方法：先用热气熏，待水温适宜时，再将肛门放入盆内坐浴，时间以5~15分钟为宜。坐浴后行伤口换药。

（8）术后7~10天卧床休息，减少走路，避免伤口水肿。

（9）7天后可做提肛运动及收缩肛门运动。

五、结、直肠癌手术护理常规

1. 术前护理。

（1）同普外科手术前一般护理。

（2）完善手术前检查。

（3）指导患者摄入高蛋白、高热量、富含维生素及易消化的少渣饮食。必要时以纠正贫血和低蛋白血症，对已出现肠梗阻的患者有明显脱水时，应及时纠正水、电解质及酸碱平衡紊乱，提高机体对手术的耐受力。

（4）控制饮食，使用肠道抗菌药物，术前清洁灌肠。

（5）术日晨放置胃管和留置导尿管。

（6）如癌肿侵及女患者的阴道后壁，术前3天每晚应冲洗阴道。

2. 术后护理。

（1）同普外科术后一般护理。

（2）麻醉清醒、生命体征平稳后，改为半卧位。

（3）禁饮食，持续胃肠减压。静脉输液补充营养，维持体液平衡。

（4）持续心电监护，密切观察生命体征。

（5）2~3天后肛门排气或造口开放后，拔出胃管，始进流质，1周后改为少渣饮食，2周左右方可进普食。

（6）观察腹腔引流液的性状和量，保持各引流管通畅，防止堵塞和打折。

（7）观察腹部和会阴部伤口敷料有无渗液、渗血。观察造瘘口处肠黏膜的血运情况，如发现异常时应及时报告医生并协助处理。

（8）观察患者的疼痛程度并给予对症处理。

（9）导尿管放置约2周，每日进行尿道口护理，保持会阴部清洁。术后5~7天起定时夹闭尿管，每2~4小时开放1次，训练膀胱收缩功能。

（10）鼓励患者早期下床活动。

（11）直肠癌迈尔斯手术应加强会阴部切口护理，预防局部感染。

（12）造口护理：①观察造口有无异常。②保护腹部切口。③保护肠造口周围皮肤。④造口并发症的观察和护理。⑤教会患者自我护理结肠造口的知识，提高患者自护能力。

（13）腹部伤口7天拆线，造口黏膜缝线10天拆线。

第十一节　门静脉高压症护理常规

一、门静脉高压手术护理常规

1. 术前护理。

（1）同普外科手术前一般护理。

（2）注意观察病情变化，做好上消化道出血的护理。

（3）减少腹腔积液形成或积聚。

①注意休息，尽量取平卧位，如有下肢水肿应抬高患肢减轻水肿。

②限制液体与钠的摄入，每天钠控制在500～800毫克，液体量1000毫升，少食含钠高的食物如咸肉、酱菜、酱油罐头和含钠味精等。

③测量腹围与体重，每天测腹围一次，每周测体重一次。标记腹围测量部位，每次在同一时间、体位和部位测量。

④遵医嘱使用利尿剂同时记录24小时出入量，并观察有无低钠低钾血症。

⑤改善营养状况保护肝脏，纠正贫血、改善凝血功能。严重贫血或凝血机能障碍者可输入新鲜血或肌肉注射维生素K，改善凝血功能，血浆蛋白功能低下者输入人体白蛋白等。遵医嘱给予护肝药物，避免使用对肝脏有损害的药物，如红霉素，巴比妥类药物。

（4）急性出血期的护理：

①绝对卧床休息，将患者安置到抢救室，保持呼吸道通畅，呕血时，扶患者侧头平卧，勿坐起，便血时取半卧位，估计出血量。

②心理护理，减轻患者焦虑，稳定患者情绪，必要时遵医嘱给予镇静剂。

③口腔护理：及时清除口腔里的血迹、呕吐物，做好口腔清洁。

④恢复血容量：迅速建立静脉通道两条以上，快速输液、输入新鲜血液恢复血容量，保证心脑肾重要脏器的血流灌注，避免不可逆损失。

⑤止血：用冰盐水或冰盐水加血管收缩剂，做胃内灌洗。遵医嘱使用止血药物，并观察其疗效。

（5）监测血压、脉搏、呼吸、血氧饱和度、中心静脉压与每小时尿量，注意有无水、电解质、酸碱平衡紊乱。

（6）严格遵医嘱用药。

（7）三腔二囊管压迫止血的护理：插管前检查有无漏气，插管过程中须经常观察患者面色、神志。插管后要保持胃气囊压力为6.67～9.3千帕，食管气囊压力为4.7～6.0千帕，密切观察引流液的颜色和量，置管24小时后宜放出气囊气体，以免压迫过久可能导致黏膜坏死。

（8）术前3天胃肠道准备，口服肠道不吸收抗生素以减少肠道氨的产生，预防术后肝性脑病。术前1天晚清洁灌肠，禁用肥皂水灌肠。可口服50%的硫酸镁或使用生理盐水灌肠清洁肠道。

（9）术前放置胃管要轻柔，选用细管，多涂润滑油，以免引起出血。

2. 术后护理。

（1）同普外科术后一般护理。

（2）密切观察患者生命体征的变化，正确记录出入量，注意水电解质平衡。观察患者的尿量变化，以了解肾功能情况，防止肝肾综合征。

（3）保持胃肠减压引流与腹腔引流通畅，妥善固定，保持引流效能。观察、记录各引流液的量、色、质，发现异常及时报告医生。

（4）术后应给予吸氧，禁止使用吗啡、巴比妥类盐酸氯丙嗪等有损肝脏的药物。

（5）分流术后48小时内患者取平卧位或15°低坡位，2～3天后改半卧位，避免过多活动，翻身时动作要轻柔。手术后1周下床活动。

（6）指导患者从流质开始逐步过渡到正常饮食，保证热量供给，分流术后患者应限制蛋白质和肉类摄入，禁忌过热、粗糙食物。禁烟酒。

（7）并发症的观察及护理：出血、静脉血栓形成、血栓、肝昏迷。

（8）伤口7天拆线。

（9）定期复诊，劳逸结合，戒烟酒。

第十二节　肝疾病护理常规

一、肝脓肿手术护理常规

1. 术前护理。

（1）同普外科手术前一般护理。

（2）应给予高蛋白、高碳水化合物、高维生素、低脂饮食或半流质饮食。不能经口进食或进食不足者，应建立胃肠外营养途径。

（3）为患者提供安静、舒适、清洁的环境，病室温度、湿度要适宜，以利于患者充分休息。

（4）遵医嘱给予抗生素，护肝治疗的药物。

（5）测量患者体温、脉搏、呼吸、血压。高热者行物理或药物降温。

（6）按照手术要求备皮。

（7）手术晨遵医嘱给予留置胃管及尿管。

2. 术后护理。

（1）同普外科术后一般护理。

（2）麻醉未醒前去枕平卧位，头偏向一侧。

（3）严密观察患者生命体征变化，做好高热护理。

（4）手术切口疼痛遵医嘱给予止痛剂。

（5）肛门排气后鼓励患者多食高热量、高蛋白、高维生素，低脂饮食，保证足够的液体摄入量，必要时通过静脉输入血制品，或提供肠内外营养支持。

（6）标示每根引流导管的名称、了解放置位置及其作用。定时更换引流袋，严格无菌操作，观察记录各引流液的量、色、质。当脓腔引流液少于10毫升时可拔出引流管，改为凡士林纱引流，适时换药，直至脓腔愈合。

（7）加强心理护理，给予精神安慰。

（8）教育患者养成讲究卫生的良好习惯，一旦感染阿米巴痢疾应做积极彻底的治疗。

二、肝癌手术护理常规

1. 术前护理。

（1）同普外科手术前一般护理。

（2）给高蛋白、高热量、高维生素饮食，必要时采取输液、输血、输蛋白等支持疗法。

（3）术前3天口服卡那霉素或甲硝唑，以预防术后感染。术前3天控制饮食，给流质饮食。

（4）术前晚及术日晨作清洁灌肠。

（5）遵医嘱使用术前抗生素。

（6）按医嘱给予留置胃管及尿管。

（7）备好术中所用抗癌药物。

2. 术后护理。

（1）同普外科术后一般护理。

（2）全麻术后麻醉清醒时取半卧位。

（3）严密观察生命体征的变化，持续心电监护，吸氧，氧流量3～4L／min，吸氧48～72小时。

（4）根据医嘱正确使用抗生素、止血、抑酸、护肝护胃药物，低蛋白血症时给予输血、输血浆、白蛋白等治疗。

（5）保持引流通畅，防止引流管扭曲、受压、堵塞及脱落。观察引流液颜色、性质及量，如每小时超过200毫升或者8小时超过400毫升，应高度怀疑有活动性出血，及时报告医生处理。

（6）进行心理疏导，给予精神安慰，树立战胜疾病的信心。

（7）一般禁食3天，肠蠕动恢复后，给予全流—半流—普食。

（8）做好基础护理，预防并发症。

第十三节　胆道疾病护理常规

一、结石性胆囊炎手术护理常规

1. 术前护理。

（1）同普外科手术前一般护理。

（2）有高血压、糖尿病，待血压及血糖恢复正常后，方可手术。

（3）按上腹部手术范围备皮，清洁脐部，以松节油棉签或过氧化氢棉签清洗脐孔后，再用碘附棉球擦拭数次，动作应轻柔，避免擦破皮肤影响手术。

（4）术前1天进食易消化的少渣低脂半流食。

（5）入手术室前嘱患者排空尿液，以免穿刺套管针刺伤膀胱。

（6）必要时留置胃管。

2. 术后护理。

（1）同普外科术后一般护理。

（2）麻醉清醒血压平稳后取半卧位。

（3）术后6小时若无恶心、呕吐、腹胀、腹痛等不适，进少量水或流质饮食，禁止食牛奶、豆浆等易产气或过甜的食物。术后第1天进半流质饮食，无不适者进普食，以低脂饮食为主。

（4）密切观察生命体征的变化，尤其注意观察呼吸的频率和深度。

（5）给予低流量吸氧。

（6）严密观察患者腹部症状和体征，有腹痛、腹胀及时通知医生。

（7）观察切口有无渗血、渗液等并发症，若有出血，及时通知医生。

（8）观察腹腔引流液的量、颜色和性质，保持引流管通畅，发现引流液增多，色鲜红，含有胆汁样物等异常情况，及时通知医生。

（9）按医嘱适当使用止吐药物，并注意观察。

（10）7天拆线。患者出院后1～2周可恢复正常工作。

二、胆囊癌手术护理常规

1. 术前护理。

（1）同普外科手术前一般护理。

（2）进食高蛋白、高热量、高维生素的饮食。

（3）皮肤瘙痒可以予止痒剂，如炉甘石洗剂涂擦并保持皮肤清洁。

（4）遵医嘱输液，补充血容量，纠正电解质平衡失调，纠正贫血及凝血功能异常，肌注维生素K_1。

（5）术前1天中午以甘露醇50克冲水1000～1500毫升口服，或术前1天晚灌肠。

（6）手术晨遵医嘱给予留置胃管及尿管。

2. 术后护理。

（1）同普外科术后一般护理。

（2）麻醉清醒血压平稳后可取半卧位。

（3）密切观察体温、脉搏、呼吸、血压、中心静脉压的变化。准确记录24小时尿量。如果患者术后出现烦躁不安，脉搏细弱而快，血压下降，每小时尿量小于30毫升、中心静脉压（central venous pressure，CVP）＜0.5千帕，应警惕胆道出血，立即报告医生及时采取措施。

（4）遵医嘱给予抗生素、护肝药物、补充水电解质，保持水电解质酸碱平衡。

（5）准确记录24小时出入量。

（6）保持引流管通畅，观察引流液量、色、质。

（7）肠功能恢复后拔除胃管，进流质饮食，逐步过渡到软食，以低脂为宜。

（8）腹部伤口7天拆线。

（9）如化疗按照化疗要求进行护理。

三、胆管癌手术护理常规

1. 术前护理。

（1）同普外科手术前一般护理。

（2）进食高蛋白、高热量、高维生素的饮食。

（3）皮肤瘙痒可以予止痒剂如炉甘石洗剂涂擦并保持皮肤清洁。

（4）遵医嘱输液，补充血容量，纠正电解质平衡失调，纠正贫血及凝血功能异常，肌注维生素K_1 10毫克，每天2次。

（5）术前1天中午以甘露醇50克冲水1000～1500毫升口服，或术前1天晚灌肠。

（6）手术晨遵医嘱给予留置胃管及尿管。

2. 术后护理。

（1）同普外科术后一般护理。

（2）麻醉清醒，血压平稳后可取半卧位。

（3）密切观察体温、脉搏、呼吸、血压的变化。

（4）遵医嘱给予抗生素、护肝药物、补充水电解质，保持水电解质酸碱平衡。

（5）准确记录24小时出入量。

（6）观察黄疸程度及消退情况，发现黄疸加重及时报告医生。

（7）保持引流管通畅，观察引流液量、色、质。

（8）肠功能恢复后拔除胃管，进流质饮食，逐步过渡到软食，以低脂为宜。

（9）腹部伤口7天拆线。保持"T"管通畅，防止脱落。

（10）如化疗按照化疗相关要求进行护理。

第十四节　胰腺疾病护理常规

一、急性胰腺炎手术护理常规

1. 术前护理。

（1）严密观察病情变化，防止多器官功能障碍。

（2）监测患者生命体征，15～30分钟测体温、脉搏、心率、血压一次，记录24小时出入量与每小时尿量，防止休克，维持水电解质平衡，维持有效呼吸形态，及时检测血气分析，发现异常及时通知医生并协助处理。

（3）观察腹痛、恶心、呕吐的变化，并及时做好相关护理。

（4）遵医嘱完成各项生化指标的采集，如：血尿淀粉酶、血清钙、血象、电解质、肝肾功、电解质，发现异常及时报告医生、记录并协助处理。

（5）禁食水，持续胃肠减压。

（6）遵医嘱给予补液、镇静、解痉、抗感染、抑酸、抑制胰液分泌、保持水、电解质、酸碱平衡的药物并进行用药指导。

（7）做好急诊手术准备。

2. 术后护理。

（1）同普外科术后一般护理。

（2）若无休克，麻醉清醒取半靠卧位。

（3）禁食水，胃肠减压。

（4）密切监测患者生命体征、神志、皮肤黏膜温度和色泽。准确记录24小时出入量与每小时尿量，维持水、电解质平衡，纠正低血容量性休克。

（5）遵医嘱给予解痉止痛药物，如阿托品，哌替啶，必要时4～8小时重复使用。协助取舒适体位。

（6）吸氧3L／min，若患者出现严重呼吸困难及缺氧症状，应给予气管插管或气管切开，应用呼吸机辅助呼吸。

（7）给予全胃肠外营养（totalparenteralnutrtion，TPN）支持，待2～3周后病情稳定，淀粉酶恢复正常，肠麻痹消除，可在肠外营养的同时给予肠内营养，患者若无不良反应，可逐步过渡到全肠内营养和经口进食。开始进食少量米汤或者藕粉，再逐步增加营养素的量，但应限制高脂肪饮食。

（8）术中放置多根引流管，包括胃管、腹腔双套管、T型管、空肠造瘘管、腹引流管、导尿管等。护士应分清每根导管的名称、放置位置及其作用，做好标示。妥善固定，保持通畅。观察并记录各引流液的量、色、质。

（9）防止胰液等引流液对引流管口周围皮肤的腐蚀，应用氧化锌软膏保护皮肤。长期卧床者，定时翻身，预防压疮。

（10）术后可能出现的并发症有：出血、感染、胰瘘、肠瘘、胰腺或腹腔脓肿、急性肾功衰等。注意观察病情变化，发现异常及时报告医生。

（11）腹部伤口7～10天拆线。

（12）出院后劳逸结合，戒烟酒，饮食规律，禁暴饮暴食。

（13）如复发及时就诊。

二、胰腺癌手术护理常规

1. 术前护理。

（1）同普外科术前护理。

（2）疼痛剧烈者，遵医嘱给予镇痛剂，并教会使用各种非药物止痛的方法。

（3）加强饮食护理，改善营养状况。体弱、贫血或低蛋白血症的患者，多次少量输新鲜血液制品，进高蛋白、高热量食物。胃肠道反应严重的患者可静脉给予高营养，补充蛋白或留置鼻饲管（经鼻至十二指肠或空肠）给予胃肠内营养。

（4）术前应遵医嘱注射维生素K_1和保肝治疗，改善肝功能。

（5）有胆道梗阻继发感染者，遵医嘱给予抗生素治疗。

（6）黄疸患者皮肤瘙痒，注意勤洗澡更衣，不要搔挠。

（7）按要求做好备皮。

（8）遵医嘱术前留置胃管及尿管。

2. 术后护理。

（1）同普外科术后一般护理。

（2）患者全麻清醒后取半卧位。

（3）严密观察患者生命体征，持续心电监护，监测体温、脉搏、呼吸、血压、神志的变化，准确记录24小时出入量。

（4）监测血糖。按医嘱给予胰岛素，控制血糖在8.4～11.2mmol／L。

（5）术中放置多根引流管，包括胃管、腹腔双套管、T型管、空肠造瘘管、腹引流管、导尿管等。护士应分清每根导管的名称、放置位置及其作用，做好标示。妥善固定，保持通畅。观察并记录各引流液的色、质、量。

（6）遵医嘱使用抗生素，及时更换伤口敷料。

（7）术后禁食2～3天，及时补充营养物质，维持正常的入量，保证水和电解质的平衡。

（8）胃肠功能恢复后拔除胃管，给予流质，再逐步过渡至正常饮食。

（9）胰十二指肠术后并发症：大出血、胰腺炎、胰瘘、胆汁性腹膜炎、胃排空障碍、胰腺假性囊肿等，发现异常及时报告医生。

（10）术后第1天，可鼓励患者坐起及在床上活动。术后第2天可鼓励患者在床边活动，以促进胃肠功能恢复，预防肠粘连及肺部感染。

（11）腹部伤口7～10天拆线。

（12）出院后劳逸结合，戒烟酒，饮食规律，禁暴饮暴食。

（13）定期化疗。

第十五节　周围血管疾病护理常规

一、下肢静脉曲张手术护理常规

1. 术前护理。

（1）同普外科手术前一般护理。

（2）轻度下肢静脉曲张可使用弹力绷带或弹力袜，以缓解症状。

（3）皮肤有损伤、溃疡者应预先处理，炎症控制后再行手术。

（4）卧床时抬高患肢30°～40°，以利静脉回流。

（5）避免引起腹内压和静脉压升高的因素，保持大便通畅，预防感冒。

2. 术后护理。

（1）同普外科术后一般护理。

（2）术后平卧6小时后改为半卧位。患肢软枕抬高30°，以促进血液回流，预防患肢肿胀。

（3）麻醉清醒后6小时可进易消化饮食。

（4）早期应用弹力绷带，保持松紧适宜。有溃疡者继续换药。

（5）观察切口情况，保持干燥，防止感染。

（6）术后24小时可下床活动。当发现患肢肿胀、腓肠肌张力增高、腓肠肌疼痛、霍曼征阳性时，可确诊为深静脉血栓。轻度者可遵医嘱给予肝素皮下注射，间隔12小时注射1次，重者可进行溶栓治疗。

（7）指导患者术后尽早进行足背伸屈动作，帮助下肢远端静脉血液回流，促进功能恢复。

（8）为患者配备大小合适的弹力袜，并教会患者使用和保养方法。

（9）避免下肢负重，如久站或久坐等。宜经常散步，改善静脉回流。

（10）伤口10~14天拆线。

二、深静脉血栓手术护理常规

1. 术前护理。

（1）同普外科手术前一般护理。

（2）卧床休息，减少活动，防止血栓脱落，引起肺栓塞。

（3）抬高患肢，高于心脏平面20~30厘米，以促进静脉回流，减轻下肢水肿。

（4）卧床时，鼓励患者多做足部和脚趾活动。

（5）在使用抗凝剂期间应监测出凝血时间，及时调整用药剂量，观察有无出血倾向。

（6）溶栓治疗最好在血栓形成后3天内进行。

（7）保持大便通畅，戒烟。

2. 术后护理。

（1）同普外科术后一般护理。

（2）卧床时抬高患肢30°，以利于静脉回流。

（3）麻醉清醒后6小时可进富含维生素的饮食。

（4）观察患肢远端皮肤温度、色泽、动脉搏动。

（5）遵医嘱应用抗生素。

（6）保持大便通畅，以减少因用力排便而引起腹内压增高，影响下肢静脉回流。

（7）继续给予抗凝溶栓治疗，同时防止外伤。

（8）鼓励恢复期患者逐渐增加行走距离和下肢肌肉的活动，以促进下肢深静脉再通和侧支循环的建立。

（9）配备大小合适的弹力袜，教会患者掌握弹力袜的使用和保养方法。

（10）伤口10~14天拆线。

三、血栓闭塞性脉管炎护理常规

1. 术前护理。

（1）按普外科术前护理。

（2）戒烟，消除烟碱对血管的收缩作用。

（3）保护患肢，防止外伤，注意保暖，但不能局部加温。保持局部清洁，干燥。对已发生坏疽部位，温热络合碘浸泡后，无菌敷料包扎。继发感染者可遵医嘱用敏感抗生素治疗。

（4）对剧烈疼痛者，遵医嘱适当地应用止痛剂。若难以缓解，可连续硬膜外阻滞法止痛。

2. 术后护理。

（1）同普外科术后一般护理。

（2）监测体温、脉搏、呼吸、血压、尿量等，观察尿液颜色。

（3）麻醉清醒后6小时可进富含维生素的饮食。

（4）血管重建术后卧床休息，制动1～2周，观察患肢远端皮肤的颜色、温度、动脉搏动情况、感觉状况，预防人工血管的感染。期间在床上作足背伸屈活动，以利血液回流。

（5）术后遵医嘱用抗凝药物，注意保护患者，防止外伤。

（6）密切观察体温和切口情况，并遵医嘱合理使用抗生素。

（7）戒烟、戒酒、保暖，忌长期在潮湿寒冷的环境中工作或生活。

（8）伤口10～14天拆线。

第二章 骨科护理常规

一、骨科一般护理常规

1. 病室环境整洁、舒适、安静、空气新鲜，温、湿度适宜。

2. 向患者介绍病区环境和有关制度，请患者积极配合，介绍主任、护士长、管床医师、护士。并测量体温、脉搏、呼吸、血压、体重1次。

3. 新入院患者每日测体温、脉搏、呼吸、血压3次，连续3天，体温在37.5℃以上者，4次／天；体温在39℃以上者，1次／4小时，待体温恢复正常3天后，改为1次／天，每日记录大、小便1次。

4. 遵医嘱进行分级护理。

5. 仔细观察患者患肢肿胀、血液循环、受压皮肤以及大小便等情况，若有异常，立即报告医师处理。

6. 经常巡视病房，了解患者的饮食、睡眠和情绪，做好相应护理。

7. 遵医嘱给予相应饮食，注意饮食禁忌。

8. 入院3天内完善各种检查。

9. 遵医嘱准确给药，观察用药后效果和反应，做好记录。

10. 严格执行消毒隔离制度，防止交叉感染。

11. 做好功能锻炼指导及心理护理。

12. 患者出院前，告知患者复诊时注意事项（复诊时间、携带X射线片、避免外伤等）。

二、骨科术前及术后护理常规

1. 术前护理。

（1）做好心理护理，解释手术目的、方法及注意事项，讲解术后功能恢复情况，消除顾虑、取得配合。

（2）一般准备：

①完善术前检查。

②指导患者练习深呼吸、床上使用大小便器，未固定关节的功能锻炼等。

③手术前1天应洗澡、理发、剪甲，更衣。

④术前每日测量并记录体温、脉搏、呼吸4次，术前晚及术晨测量血压，如有异常及时告知医师。

⑤完善术前胃肠道准备：成人术前常规禁食12小时、禁水4小时，小儿术前常规禁食（奶）4～8小时、禁水2～3小时。保证充足睡眠，必要时遵医嘱给镇静剂。

⑥术前1天遵医嘱做抗生素皮试并记录。必要时备血交叉。

⑦术晨取下义齿及贵重物品，嘱患者排尿，遵医嘱留置尿管。

⑧和手术室护士做好皮肤及药物交接。

⑨患者入手术室后，备麻醉床、吸痰盘、氧气、吸引器、心电监护仪等。

（3）皮肤准备：

①神经阻滞麻醉患者须剃腋毛。

②四肢手术患者备皮范围：原则上以切口为中心，上下20厘米以上，一般要超过远、近端关节或整个肢体。

③取髂骨植骨及髋部手术的患者，要剃去阴毛。

④手、足手术者指导每日温水浸泡20分钟，剪短指（趾）甲。

⑤备皮时注意保暖，防止剃破皮肤，引起感染。

⑥注意检查手术区域局部皮肤有无破损、感染、炎症、湿疹等，若有应及时处理，待其恢复正常后方可行手术。

2. 术后护理。

（1）与麻醉师及手术室护士做好床边交接班，了解术中情况；正确连接各种引流管；检查静脉输液通道和全身皮肤受压情况；注意保暖，避免贴身放置热水袋，以免烫伤。

（2）全麻未清醒时，去枕平卧6小时，头偏向一侧，保持呼吸道通畅，必要时吸痰。全麻清醒血压平稳后根据需要调整体位。

（3）严密观察神志、瞳孔及体温、脉搏、呼吸、血压变化，给予心电监护及吸氧。

（4）硬膜外麻醉者应去枕平卧6小时，腰麻患者应去枕平卧12小时，防止脑脊液外渗致头痛。术后6小时根据患者恶心、呕吐情况告知其进食水时间。

（5）保持各种引流管通畅，观察引流液量、色、性质并记录；必要时记录出入量。

（6）观察患者排泄物、呕吐物的颜色、量、性状。

（7）注意观察患肢伤口渗血及肿胀情况，注意和健侧对比，发现异常及时报告医师处理。有皮瓣转移或游离组织瓣整复者，观察其颜色、皮纹、弹性、温度等。

（8）注意观察疼痛发生的时间、性质与活动的关系等，提供安静环境，分散患者注意力，按医嘱使用止痛剂，并记录。

（9）四肢手术的患者可用支架、软枕等抬高患肢，以利静脉回流，并处于功能位。

（10）做好心理护理，缓解焦虑和恐惧。

（11）长期卧床患者，注意皮肤护理，预防压疮。

（12）术后10～14天拆线。

（13）术后疼痛缓解后指导患者进行未固定关节的主动活动。

（14）术后1～3月门诊复诊一次。

三、皮肤牵引术护理常规

1. 注意观察患肢肿胀、末梢血液循环、颜色及温度、感觉等，仔细检查，发现异常及时报告，予以调整。

2. 注意保持有效的牵引。

（1）胶布绷带有无松脱，扩张板位置是否正确。

（2）被服或器械不可压在牵引绳上。

（3）牵引绳是否滑动自如。

（4）避免牵引过度，牵引重量为体重的1／10～1／7，不可随意增减。

（5）为保持对抗牵引力量，床头或床尾应抬高15～30厘米。

3. 采用一次性皮肤牵引带牵引时胶布粘贴会刺激皮肤引起皮肤溃疡及皮炎，防止皮肤炎症的发生。注意倾听患者的主诉，观察皮肤有无水泡、压迫和溃疡，及时处理。

4. 注意牵引带有无移动、松解、脱落。

5. 做好床边交接班，注意患肢保暖。

6. 牵引期间，为防止肌肉萎缩与关节僵硬，未固定关节均行主动功能锻炼。

7. 预防足下垂、静脉血栓形成、压疮、坠积性肺炎、泌尿系感染、便秘等。

（1）保持患肢置于中立位。

（2）主动行股四头肌等长收缩运动。

（3）定时翻身叩背，保持床单整洁、受压皮肤清洁干燥。

（4）摄入粗纤维、清淡易消化食物，多饮水，顺时针按摩腹部。

四、骨牵引术护理常规

1. 讲解骨牵引相关知识、介绍同种疾病的康复情况，取得患者配合，使恐惧和顾虑降至最低，并有充分的思想准备接受牵引治疗以减轻疼痛。

2. 进行卫生宣教，介绍牵引前后注意事项，指导患者练习床上使用便器。

3. 备皮，更换清洁衣物，根据医嘱做好术前准备。

4. 备齐用物，协助医生进行骨牵引，患肢抬高15～30厘米，保持正确体位。

5. 保持有效牵引。

（1）保持牵引方向与患肢在一条轴线上，尤其是颈椎骨折，翻身时头部与身体保持一致，不得扭曲。

（2）被服或器械不可压在牵引绳上。

（3）牵引绳是否滑动自如。

（4）避免牵引过度，牵引重量为体重的1／10～1／7，不可随意增减。

6. 穿针处皮肤应保持清洁，观察有无炎性分泌物及出血，每日用75％酒精消毒2次，防止感染。注意牵引针有无偏移，异常时及时通知医生给予调整。

7. 牵引患者应严格交接班，注意观察远端血液循环、感觉及足背动脉搏动情况、若患者诉患肢疼痛加剧或麻木，应及时进行检查处理。

8. 鼓励患者进行未固定关节的活动及肌肉的主动收缩，防止肌肉萎缩及关节僵直。

9. 定时测量患肢与健肢的长度，以免牵引过度。

10. 注意预防并发症：牵引患者由于长期卧床，骶尾部、足跟等骨突部位易发生压疮，应保持床单的整洁、干燥，指导患者定时抬臀，变换体位；牵引时，指导患者活动踝关节至90°，预防足下垂；鼓励患者有效地咳痰、深呼吸，预防肺部感染；由于患者长期卧床，肠蠕动减慢，应多食水果、蔬菜，增加植物纤维，防止便秘；鼓励患者多饮水，预防泌尿系感染。

11. 冬季注意保暖。

五、石膏固定术护理常规

1. 石膏固定的患者应严格床头交接班，观察指（趾）端皮肤颜色、温度等，注意有无感觉及运动障碍。

2. 抬高患肢、促进静脉回流，减轻肢体肿胀。

3. 石膏未干前搬动患者时用手掌托起，禁用手指以防压迹压迫局部组织形成压疮或影响血液循环。石膏固定肢体应保持功能位。

4. 检查石膏有无潮湿、松动、变形、断裂、污染，观察石膏内有无出血或渗液，做好标记，详细记录并报告医生，及时打开处理。

5. 石膏内出现异味，表明有感染迹象，需及时处理。

6. 患者主诉石膏内固定点疼痛时，可考虑局部石膏过紧，压迫所致，应及时处理。

7. 严禁患者用利器在石膏内抓挠，必要时滴入少许酒精止痒。

8. 保持石膏清洁、干燥、固定有效，防止大小便污染。一旦污染可用软布沾洗涤剂擦拭，严禁患者及家属随意拆除石膏。

9. 鼓励患者进行患肢的功能锻炼，以防止肌肉萎缩、关节强直。石膏固定期间患肢不负重。

六、开放性骨折护理常规

1. 术前护理。

（1）病情危急者，及时建立静脉通路，保证有效循环，给予高流量氧气吸入，保证呼吸道通畅。

（2）骨折端外露者，用无菌敷料包扎创面，妥善固定骨折部位，注意保护创面，切勿随意复位。

（3）搬动患者时注意稳、准、轻，尽量减少搬动，避免加重损伤。

（4）用止血带止血时，每30~60分钟放松2~3分钟，并更换缚扎部位，注意观察患肢血液循环情况，避免结扎时间过长引起肢体缺血坏死。

（5）遵医嘱注射破伤风抗毒素和抗生素。

（6）密切观察病情并做好记录。

（7）积极做好术前准备。

（8）指导患者即刻禁食、禁饮，必要时留置胃管及导尿管。

（9）积极完善各项术前检查，备皮、必要时备血。

（10）给予心理疏导，稳定患者情绪，积极配合治疗。

2. 术后护理。

（1）同骨科术后护理常规。

（2）妥善固定引流管，保持引流通畅，贴好管道标识，床头悬挂防管道滑脱牌。

（3）严密观察伤口渗血及患肢末梢血液循环情况，正确记录，发现问题及时处理。

（4）安装外固定架者，防感染、防松动。

（5）根据病情进行功能锻炼指导。

七、骨科严重创伤护理常规

（1）同骨科术后护理常规。

（2）严密监测患者的神志、生命体征的变化，定时测量生命体征并记录。

（3）给予持续氧气吸入，保持各管路通畅。

（4）保持呼吸道通畅，注意观察是否有进行性加重的低氧血症及明显的呼吸困难。

（5）观察患者的意识状态及瞳孔的变化，警惕颅内出血的可能。

（6）凡四肢创伤中有挤压伤、骨折、血管损伤以及曾用过止血带者，均应密切观察，警惕挤压综合征、骨筋膜室综合征等。当患肢出现高度肿胀、皮肤苍白发凉、患肢疼痛进行性加重时不可抬高患肢。

（7）注意创口局部情况：如创口渗血、渗液情况以及包扎是否过松及过紧，肢体末梢血液循环有无障碍等。

（8）开放性骨折的患者应注意创口污染程度，及时协助医生处理。

（9）保持水电解质平衡，必要时输注新鲜血浆及悬浮红细胞，纠正低蛋白血症及贫血。

（10）需急诊手术者，按骨科手术常规准备。

八、手外伤护理常规

1. 术前护理。

（1）急诊手外伤者出血较多时，立即通知医师进行简单加压包扎止血。

（2）积极做好术前准备：指导患者即刻禁食、禁饮；必要时留置胃管及尿管。

（3）给予心理疏导，稳定患者情绪，积极配合治疗。

（4）充分暴露伤侧肢体，彻底清除污垢，保证清洁。

（5）观察患肢有无活动性出血，根据出血部位不同使用止血带，使用30～60分钟放松2～3分钟，做好记录和交班，以免引起肢体缺血性肌痉挛或坏死。

（6）观察患肢各关节的活动情况，了解有无骨折或关节脱位。

（7）注意观察患者生命体征及全身情况的变化。

（8）遵医嘱使用止痛剂。

2. 术后护理。

（1）同骨科术后护理常规。

（2）保持室温在22～24℃，湿度50%～60%。

（3）严密观察伤口疼痛、渗液、出血等，保持伤口敷料清洁干燥。

（4）行血管吻合术者局部保温、使用解痉抗凝药物等，患肢制动抬高7～10天，避免摄入刺激性食物，保持大便通畅；禁止吸烟、饮酒。

（5）神经吻合者了解指端是否有麻木感，注意观察神经功能恢复情况，注意预防烫伤、冻伤及再损伤。

（6）注意观察手指末梢血液循环情况，及时发现动、静脉危象并予以立即处理。

（7）指导患者进行康复锻炼。手术方式不同，锻炼方法不同。

1）清创缝合术后：疼痛、肿胀减轻后可行握拳、屈伸手指、腕部屈伸和旋转活动。

2）伤口拆线后：练习用力握拳、手的屈伸，内收、外展等活动。

3）皮肤缺损带蒂皮瓣移植术后：患侧肢体制动3～4周，在不影响皮瓣愈合的情况下，行患肢的主动和被动功能锻炼。

4）手部肌腱损伤，肌腱粘连松解术后24小时：患肢行主动伸指、屈掌指关节活动；肌腱修复术后，石膏托固定3～4周内，可活动未固定的关节，术后3周内不可活动患指，3～4周后拆除外固定，患指进行主动和被动活动。

5）手部骨折和关节脱位：固定期间可行健指屈伸活动，患指行被动活动，疼痛消失后行主动活动，同时行患侧腕关节屈伸练习，3～4周外固定去除后，行手部各关节主动屈伸活动，特别加强掌指关节及近侧指间关节活动。

九、上肢骨折护理常规

1. 术前护理。

（1）同骨科术前护理常规。

（2）心理护理：保证有良好心理状态和身体状况。

（3）抬高患肢减轻水肿，讲解患肢肿胀的原因以及抬高患肢的重要性，注意观察患肢末梢血液循环情况，肿胀严重时观察有无骨筋膜综合征的发生。

2. 术后护理。

（1）同骨科术后护理常规。

（2）肢体放置位置：平卧抬高与心脏水平，24～48小时内卧床休息。3天后可下床活动，坐起或下床时使用前臂吊带制动。以减轻疼痛和肿胀。

（3）如有石膏或夹板外固定，注意观察肢体肿胀情况，有无桡动脉搏动，手指的颜色，如有剧痛或主诉有麻木感、应立即通知医护人员，及时进行处理。

（4）伤口有引流管者注意保持引流管通畅，并准确记录引流液的色、性状、量。

（5）妥善固定引流管，防止翻身时脱落。

（6）引流袋低于切口平面，以防逆流，导致感染。

（7）康复训练：尽早开始手指的屈伸及握拳动作、提肩练习。指导患者做未固关节的运动；拆除石膏或夹板后练习肘关节的伸屈、旋前、旋后动作，活动范围由小到大、时间由短至长、强度由弱增强，循序渐进，以患者不疲劳、骨折部位不疼痛为度。

十、下肢骨折的护理常规

1. 术前护理。

（1）同骨科术前护理常规。

（2）注意观察肢体肿胀情况，如有剧痛或主诉有麻木感、应立即通知医护人员，及时进行处理。

（3）抬高患肢，利于消肿，讲解患肢肿胀的原因以及抬高患肢的重要性，注意观察患肢末梢血液循环情况，肿胀严重时警惕骨筋膜综合征的发生，做好床边交接班和记录。

（4）教会患者掌握正确的翻身方法。

2. 术后护理。

（1）同骨科术后护理常规。

（2）选择合适的肢体摆放位置，保持患肢中立位。

（3）观察足趾的颜色、温度、感觉、运动情况，如有颜色苍白、发紫、皮温低、剧痛、麻木立即告知医生，及时处理。

（4）按骨科术后一般护理。术后卧床时间一般3～6周，过早下床活动可因肌肉强烈收缩，造成内固定变形、断裂引起骨折移位、畸形愈合等严重后果。

（5）康复训练：术后疼痛减轻后即开始练习股四头肌收缩活动、踝关节和足趾屈伸活动。活动范围由小到大、时间由短至长、强度由弱增强，循序渐进，以患者不疲劳、骨折部位不疼痛为度。

（6）注意安全，避免跌倒再损伤。

十一、骨盆骨折护理常规

1. 非手术治疗的护理。

（1）受伤24～48小时内，严密观察生命体征、神志、尿量等，若患者出现休克表现，应立即报告医师，及时给予抗休克处理。禁忌在下肢建立静脉通道，以防增加下肢血流灌注加重出血。

（2）观察患者有无腹痛、腹胀、恶心、呕吐等急性腹膜炎症状，发现异常应及时报告医师处理。

（3）注意观察皮下有无出血及出血进展。

（4）遵医嘱留置导尿管，保持其通畅，观察并记录尿液性质、量及颜色。

（5）防止再骨折或再移位，切勿随意搬动患者及更换体位以防骨折移位，视病情至少卧床休息2～6周。

（6）骨盆悬吊牵引者，保持骨盆牵引带平坦、干燥、完整。骨隆突部位用棉垫保护，预防压疮。

（7）鼓励患者多饮水，多食水果、粗纤维食物，保持大便通畅，预防便秘，必要时遵医嘱给予缓泻剂。

（8）安抚患者，稳定情绪，减轻紧张、害怕、焦虑等不良情绪，有利于疾病尽早恢复。

2. 术后护理。

（1）同骨科术后护理常规。

（2）严密观察神志、生命体征、尿量变化，警惕失血性休克的发生。

（3）术后取平卧和健侧卧位交替更换，减少局部皮肤受压；尽量减少大幅度搬动患者，防止内固定断裂或变形。

（4）尽早做股四头肌舒缩、膝关节屈伸和踝关节旋转练习，上肢做拉撑、扩胸练习，术后7～10周扶拐下床活动，注意安全，避免外伤。

十二、截肢（指）术护理常规

1. 术前护理。

（1）严重外伤患者应首先抢救生命。

（2）及时有效地与患者及家属沟通，了解患者心理状态，做好解释、安抚工作，消除其恐惧心理；讲解明截肢的必要性，提高患者对截肢的认识，以取得理解与配合。

（3）严重的肢体外伤及感染者及时作细菌培养和药敏试验。

（4）长期慢性消耗疾病、贫血、低蛋白血症、恶病质等患者，术前遵医嘱给予输血或静脉高营养治疗，以利于术后伤口愈合。

（5）履行术前告知程序，征得患者和家属同意并签字，报医务处审批签字后方可施行截肢手术。

（6）床边备宽止血带和沙袋。

2. 术后护理。

（1）严密观察患肢残端伤口渗血情况，发现异常情况及时通知医生处理。

（2）患肢残端抬高15°，48小时后改为平放。大腿截肢者应防止髋关节屈曲、外展挛缩，患肢抬高不超过2天，不可在两腿之间和患肢下垫放枕头；小腿截肢术后应避免膝关节屈曲挛缩，坐、躺时不可将残肢垂于床沿，术后持续皮牵引制动，以免影响假肢的安装。

（3）摄入优质蛋白、丰富易消化饮食，促进伤口愈合。

（4）观察肢体残端有无水肿、炎症、皮肤坏死等征象，发现问题及时处理。

（5）评估患者有无残肢疼痛和幻肢痛，给予心理疏导，必要时使用药物。

（6）指导患者进行残肢锻炼，防止残端关节挛缩畸形。鼓励患者翻身，每天俯卧2次以上，每次30分钟，俯卧时在腹部及大腿放置一软枕，嘱患者用力下压软枕；每日对残端进行按摩，保证皮肤的完整性；上肢截肢1～2天可离床活动，下肢截肢2～3天后练习起床坐起，全身情况好转后5～6天可离床扶拐活动；下地行走时，注意保持身体的平衡，以防跌倒。

（7）六个月后可佩戴假肢。

十三、全髋和人工股骨头置换术护理常规

1. 术前护理。

（1）同骨科术前护理常规。

（2）评估患者全身体状况：糖尿病、心脏病、高血压、神经系统及呼吸系统疾病病情是否稳定；停用非甾体类药物，以防术中出血；全身皮肤有无破溃、隐匿性感染病灶经治疗是否已控制。

（3）指导患者进行肺部功能、股四头肌、膝、踝关节的屈伸和背伸的练习。

（4）指导患者正确使用便器，训练床上大小便。

2. 术后护理。

（1）同骨科术后护理常规。

（2）保持患肢外展15°～30°中立位，膝下垫软枕，必要时穿防旋鞋或行皮牵引。术后6周内避免做内收、屈曲动作，以防髋关节脱位。

（3）密切观察患肢肿胀情况，警惕发生下肢静脉血栓。

（4）禁止患者自行翻身，协助翻身时保持髋、膝关节在同一直线上，双膝间垫软枕。

（5）患肢皮肤牵引2～3周，注意观察患肢血液循环及受压皮肤状况。

（6）术后注意观察皮肤黏膜的出血情况，定时复查凝血酶原的时间。

（7）功能锻炼：①术后1～2天练习股四头肌的等长收缩、膝关节屈伸及足踝活动。每天多次，每次5～20分钟，预防深静脉血栓形成。②指导患者进行双上肢及健侧下肢的全范围关节活动和功能锻炼。③术后3～5天借助关节恢复器被动增加膝关节的屈伸训练。④术后1周后扶助行器下地行走。

（8）术后预防髋关节脱位：术后避免患侧卧位，两腿间夹三角枕或软枕，保持患肢外展中立位。告知患者不能跷"二郎腿"和"盘腿坐"、不坐矮板凳、不爬陡坡；适当控制体重，减轻关节负重。

十四、膝关节镜护理常规

1. 术前护理。

（1）同骨科术前护理常规。

（2）讲解关节镜相关知识及科内关节镜术后患者的恢复情况，使其对病情和手术有一定的了解、减轻手术顾虑。

（3）介绍手术前后的注意事项。

2. 术后护理。

（1）同骨科术后护理常规。

（2）遵医嘱给予止痛剂，使患者舒适。

（3）患肢局部冷敷，指导正确的冷敷方法，防止冻伤。

（4）平卧位抬高患肢以减轻肿胀，防止并发症的发生。

（5）观察伤口、患肢血运及感觉运动情况。

（6）术后24小时指导患者进行正确的功能锻炼，教会患者发挥自护能力；保持伤口敷料干燥，保证营养和充足的睡眠，无骨折者可下床活动。

（7）指导患者出院后功能锻炼的方式、方法。

十五、颈椎病护理常规

1. 术前护理。

（1）同骨科术前护理常规。

（2）多数患者四肢感觉运动障碍，做好安全指导，注意防止烫伤及跌倒。

（3）戒烟酒；深呼吸练习：深吸一口气，屏气1～2分钟后，用力缓慢呼出；有效咳嗽：深呼吸一次后深吸气并用力咳嗽，预防呼吸道感染。

（4）选择合适的颈围进行固定制动，增加患者舒适度。

（5）术前2～3天用食指、中指、无名指将气管向手术对侧（从右向左，一般手术切口在右侧）轻轻推移，进行推拉气管练习，每日数次。推拉气管15～20分钟，患者仍能正常呼吸而不咳嗽为宜，以适应术中牵拉气管引起的不适感。

（6）做好心理护理。

2. 术后护理。

（1）同骨科术后护理常规。

（2）观察呼吸变化，保持呼吸道通畅。术中牵拉气管导致局部肿胀或渗血，喉头水肿压迫气管，导致呼吸困难，术后督促患者深呼吸、行有效咳嗽、咳痰，必要时雾化吸入及吸痰。

（3）取平卧位并佩带颈围，以固定颈部，翻身时，保持头、颈、肩一条直线滚动式翻身。前路手术者6小时后，若血压平稳取半坐卧位，次日可在床边坐起或室内带颈围行走，勿点头、摇头、仰头。转身时，头随身体一起转动，并有专人陪护，严防摔倒；后路术者，在伤口引流管拔除，无渗血、渗液的情况下逐步坐起至行走。

（4）给予高纤维素、高蛋白、高钙饮食。前路手术患者因咽部肿痛明显，应先给予温凉流质饮食，逐渐过渡到半流质至普食；后路手术患者麻醉清醒后即可进普食。

（5）观察四肢肌力及感觉，如出现肢体发沉、麻木、疼痛，不能活动或肌力下降等，应立即通知医师进行处理。

（6）保持伤口敷料清洁干燥，预防伤口感染。如渗液、渗血浸透敷料时及时更换。

（7）保持负压引流通畅，避免管道阻塞或脱落，准确记录引流液的色、量和性状。

（8）指导患者保持良好的姿势，培养正确的作息习惯，加强颈部肌肉的锻炼，主动活动四肢各关节，3次／天，20～30分钟／次，使关节最大限度地伸展和屈曲，预防肌肉萎缩和关节僵直。

（9）出院时指导患者，颈部佩戴颈围制动3个月；注意安全，严防摔倒及烫伤；多食含钙丰富的食物（如海产品、豆制品）及新鲜水果、蔬菜，预防便秘。

（10）3个月内复查，不可提重物；6个月内，避免从事重体力劳动。

十六、腰椎间盘突出症护理常规

1. 术前护理。

（1）同骨科术前护理常规。

（2）腰腿疼痛严重者，遵医嘱应用止痛剂。

（3）术前绝对卧硬板床，抬高床头20°，膝关节屈曲以放松背部肌肉。

（4）加强心理护理。

（5）指导患者行三点式、五点式、腰背肌练习。

2. 术后护理。

（1）同骨科术后护理常规。

（2）监测生命体征及病情变化，观察大小便及神经功能恢复情况，观察有无并发症发生的征象。

（3）观察引流管情况若引流量多、色淡，且患者出现恶心、呕吐、头痛时应警惕脑脊液漏，及时报告医生处理。

（4）术后卧硬板床4～6小时，可以根据手术方式的不同取侧卧或俯卧位，翻身时注意保持脊柱平直勿屈曲、扭转，避免拖、拉、推等动作。

（5）术后第3天鼓励患者行主动直腿抬高和双下肢踩单车式的蹬腿锻炼，协助患者屈膝屈髋等被动活动，以避免手术后神经根粘连。

（6）术后数周进行腰背肌锻炼，循序渐进，以不引起腰腿痛加重为宜。

十七、脊柱骨折护理常规

1. 根据患者病情测量生命体征，必要时给予吸氧、输液、激素冲击疗法者需心电监护，防止心律失常。

2. 卧硬板床，严禁翻身扭曲脊柱。颈椎及高位胸椎损伤后宜平卧，根据病情在颈部或肩下垫枕，使颈部后伸或保持中立位。

3. 牵引患者须维持有效牵引。

4. 协助患者2小时翻身一次，注意保护头颈部，滚动翻身，切勿扭转，侧卧时背部用软枕支撑，避免胸腰椎、脊柱扭转。

5. 注意观察患者的肢体运动、感觉、肛门括约肌和膀胱功能，评估受伤程度及恢复情况。

6. 指导胸腰椎骨折患者行腰背肌锻炼：挺胸、背伸、五点式、四点式、三点式、飞燕式等。

十八、化脓性骨髓炎护理常规

1. 与患者多沟通，给予心理支持与鼓励，帮助患者树立战胜疾病的信心，配合治疗。

2. 给予高蛋白、高热量、丰富维生素饮食。必要时遵医嘱输蛋白或血浆。

3. 密切观察生命体征变化，注意有无中毒性休克、中毒性心肌炎、转移性脓肿等并发症发生。

4. 患肢护理。

（1）减轻患肢疼痛。

（2）患肢行皮牵引制动，尽量减少搬动次数，防止病理性骨折、关节畸形、感染扩散等。

（3）早期患肢置于功能位，适当保持关节活动度；当炎症消退或伤口愈合时，开始关节的自主或轻度被动运动。

5. 开窗引流、关节冲洗术后的护理。

（1）正确连接术后冲洗管及引流管。注意将高位管接冲洗管，低位管接引流管。

（2）保持导管冲洗或引流通畅，防止导管堵塞。第一个24小时冲洗期间，每2～3小时快速冲洗30秒，防止脓液、凝血块堵塞；以后冲洗过程中管道如有堵塞，应轻轻挤压、旋转两管，快速滴入30秒～2分钟。

（3）冲洗液每天2000～3000毫升，根据医嘱调节滴速均匀滴入，观察引流液的颜色、性质，做好记录。

（4）冲洗时间一般为1～2周；

（5）拔管时应先拔冲洗管，观察1~2天无渗出物后再拔引流管。

6. 高热患者按高热护理常规。

十九、骨与关节结核护理常规

1. 卧床休息，患处局部固定并制动，以减轻疼痛，防止病理性骨折。

2. 给予高蛋白、高热量、含丰富维生素饮食。贫血时，宜进食含铁高的食物；盗汗多时，增加饮水量。

3. 严密观察病情变化，观察是否有消瘦、贫血、患处肿胀、流脓、截瘫或肌力减弱、大小便障碍、关节僵硬、强直、行走障碍等。

4. 皮肤有窦道流脓者，应每天换药。

5. 行石膏固定、牵引术者按石膏、牵引护理。

6. 手术治疗者，抗结核治疗2~3周，宜早晨空腹服药；注意观察抗结核药的副作用，如出现耳鸣、耳聋、口唇麻木、手足麻木、小便减少、血尿、恶心呕吐时，及时报告医生，复查肝、肾功能，调整药物；遵医嘱使用抗生素2~3天，预防继发感染。

7. 给予心理护理，鼓励患者积极配合治疗。

8. 行患肢的主动功能锻炼。

二十、骨肿瘤护理常规

1. 术前护理。

（1）同骨科术前护理常规。

（2）做好解释工作，消除患者的顾虑，积极配合治疗。

（3）协助检查，向患者及家属耐心解释检查的目的、必要性和检查时的注意事项，减轻患者焦虑情绪。

（4）按医嘱适当给予止痛药物，并观察药物疗效。

（5）补充营养和水分，给予高热量、高蛋白、高维生素饮食。必要时可采用静脉补充营养。

（6）放、化疗患者注意观察放、化疗后的反应，发现异常，及时通知医生做好应急处理。

2. 术后护理。

（1）同骨科术后护理常规。

（2）陪护一人，床边备止血带。

（3）严密观察生命体征及伤口有无活动性出血情况，准确记录引流液量、色、性状。

（4）患肢抬高，绝对卧床休息。

（5）鼓励患者进食高蛋白、高热量、高维生素和易消化的饮食。

（6）加强巡视，多和患者沟通，遵医嘱给予止痛治疗。

（7）协助患者完成生活护理，翻身拍背，预防肺部感染和压疮。

（8）鼓励患者术后48小时开始主动功能锻炼，防止肌肉萎缩、关节强直。

（9）扶拐行走时注意安全，避免外伤致病理性骨折的发生。

（10）3、6、12个月定期随访，不适随诊。

第三章 神经外科护理常规

一、神经外科一般护理常规

1. 危重者绝对卧床休息，意识障碍者抬高床头15°～30°，头偏向一侧。

2. 进食高营养食物，增加新鲜蔬菜及水果。吞咽障碍者，防止呛咳。意识障碍、吞咽困难者给鼻饲或中心静脉营养支持。

3. 密切观察意识、瞳孔生命体征、肢体活动变化及有无抽搐等。

4. 病情危重者记录出入量，备急救器械和药物。

5. 意识障碍、偏瘫、癫痫发作者加床档，防坠床。视力障碍、瘫痪、认知障碍者防碰伤、防烫伤、防跌伤和走失。

6. 尿潴留者留置导尿，尿失禁者保持会阴部清洁干燥；大便失禁者及时清除排泄物，保护肛周皮肤。

7. 室内定时通风换气，温度适宜。

8. 肢体保持功能位，定时变换体位。

9. 鼓励患者树立战胜疾病的信心，积极配合医疗和护理。

10. 正确、按时指导患者用药。

11. 介绍家庭护理技术及预防复发的注意事项。

二、危重疾病护理常规

1. 密切观察病情变化。

（1）每15～30分钟巡视一次，观察意识、瞳孔、生命体征及肢体活动等。

（2）监护仪监测，根据病情每0.5～1小时监测体征一次，病情平稳后1～2小时监测一次。

（3）观察伤口敷料是否干燥。

（4）观察各种引流管是否通畅，妥善固定，防止受压、扭曲、脱出等，记录引流物的量、颜色、性状。

（5）观察有无癫痫等。

2. 正确安置体位。

（1）全麻未清醒取平卧位、头偏向一侧；全麻清醒，血压平稳后取头高位（抬高床头15～30°），去骨瓣减压窗处禁止受压。

（2）昏迷患者取平卧位或侧卧位。

（3）有脑脊液漏者，头部要垫无菌小巾或无菌棉垫。耳漏患者应平卧位或患侧卧位。

（4）颅内压增高时取头高脚低位，有利于颈静脉回流，降低颅内压；低颅压时取平卧位，以减轻头痛。

（5）幕上开颅术后，卧向健侧，避免切口受压；幕下开颅术后，早期宜去枕侧卧；翻身时使头颈成直线，避免扭曲。

（6）有偏瘫的患者侧卧位时应尽量卧向健侧。

3. 呼吸道护理。

（1）有气管插管（口咽通气道）者若出现咳嗽反射，或麻醉清醒有吞咽反射后通知医生拔除。

（2）保持呼吸道通畅，及时吸痰，吸痰深度以引起患者咳嗽反射为宜。

（3）保暖，翻身扣背，防痰液坠积。

（4）痰液黏稠者给予超声雾化吸入。

（5）持续氧气吸入，观察呼吸的频率、幅度，有无呼吸困难、发绀、痰鸣音等。

（6）行气管切开患者，按气管切开护理常规护理。

4. 消化道护理。

（1）麻醉清醒后试喂食少量温开水，无呛咳者术后1～2天内可进食流质饮食，以后逐渐改为半流饮食。

（2）吞咽困难者及昏迷者，给予鼻饲饮食，鼻饲时床头应抬高。

（3）观察有无应激性溃疡的迹象，一旦发现消化道出血，暂禁食，留置胃管，遵医嘱胃内注入冰盐水、去甲肾上腺素、云南白药等止血，必要时全身应用止血剂或给予输血等。

（4）记录24小时出入量。

（5）保持大便通畅。

5. 泌尿系护理。

（1）用0.5%的碘附消毒尿道口，每天2次。

（2）留置尿管每周更换一次，集尿袋每日更换。

（3）观察尿液的量、颜色、性状，若出现浑浊、絮状物时应通知医生检查以判断是否出现感染。

（4）翻身或搬动患者时夹闭尿管，防止尿液逆流，发生感染。

（5）遵医嘱行膀胱冲洗，每天2次。

6. 用药护理。

（1）遵医嘱按时按量输入各种药物，观察用药后反应。

（2）20％甘露醇应20～30分钟内输完；硝普钠、尼莫地平等需限制输入速度的药物应通过输液泵或注射泵给药。

（3）保持静脉通道畅通。

7. 安全护理。

（1）对谵妄、躁动或意识障碍者使用床档、约束带等保护性用具。

（2）牙关禁闭、抽搐者用牙垫。

（3）正确执行医嘱，确保患者的医疗安全。

8. 预防并发症的护理。

（1）对眼睑不能自行闭合或眼睑闭合不全者，滴眼药水、涂眼药膏或覆盖油纱以保护角膜。

（2）口腔护理，每天2次。口唇干裂者涂以液状石蜡或润唇膏；张口呼吸者，应予以盐水纱布覆盖口唇。

（3）每1～2小时翻身一次，按摩受压处皮肤，保持皮肤、床铺清洁干燥。脊髓损伤或术后则采取轴线式翻身法。

（4）保持肢体良好的功能位。应尽早协助患者进行被动运动，2～3次／天，15～20分钟／次。

（5）给予高热量、高蛋白、富含维生素易消化的饮食。并发应激性溃疡时，给予胃肠减压，禁食水，静脉补充营养、水分。

（6）高热时测体温，每6小时一次，必要时2小时一次或4小时一次；给予药物、物理降温，或行温水擦浴，亦可以应用颅脑降温仪。同时做好皮肤护理。

三、脑脊液耳漏、鼻漏的护理常规

1. 绝对卧床，抬高床头15°～30°。

2. 头部垫无菌小巾和无菌棉垫。

3. 取平卧位或患侧卧位，禁止健侧卧位。

4. 禁止手掏或堵塞鼻腔和耳道，避免用力咳嗽、打喷嚏等动作，避免用力排便。

5. 及时用无菌棉球擦洗外耳道、鼻腔血迹、污垢，防止逆流；禁忌填塞、冲洗鼻孔、外耳道。鼻漏者禁止鼻腔吸痰、下胃管、鼻腔点药。禁忌做腰穿。

6. 遵医嘱给予抗生素。

四、气管切开护理常规

1. 严密观察呼吸，观察切开伤口局部有无出血、皮下气肿、气管套管及呼吸道内有无梗阻等。

2. 更换灭菌的内套管3～4次／天。

3. 套管口覆盖双层生理盐水浸湿的纱布。

4. 室温保持在22℃左右，相对湿度60％。

5. 及时吸痰，每次吸痰不超过15秒，每根吸痰管只能用一次。

6. 吸痰操作应轻柔，防止损伤气管黏膜，痰液黏稠给予雾化吸入。

7. 对昏迷患者，要随时保持头颈与躯干在同一轴线上。

8. 带气囊气管套管、呼吸机辅助呼吸的患者，应每日定时放开气囊。

9. 气管套管系带松紧适宜，以能伸进一食指为宜，并打死结。

五、脑室外引流护理常规

1. 每日更换头枕无菌小巾。

2. 引流管最高处应距侧脑室10～15厘米，保持正常的引流速度。

3. 保持引流通畅，妥善固定，观察引流液的颜色、性质、量，并记录24小时引流量。

4. 保持头部伤口干燥，如有浸湿应查明原因；如有引流管脱出，及时通知医生进行处理。

5. 对意识不清或躁动者，加强约束，避免拔管。

6. 更换体位时，先固定引流管；搬动患者时，先夹闭引流管。

7. 脑室持续引流3～7天，停止引流前可将引流袋抬高，夹闭引流管，观察24～48小时，患者无头痛、意识改变等颅压增高征象即可拔管。

8. 更换引流装置时严格执行无菌操作。

9. 引流管一旦脱出，应立即用无菌敷料覆盖创口，并及时通知医生处理。

六、经鼻垂体瘤切除术护理常规

1. 术前护理。

（1）执行神经外科疾病一般及手术护理常规。

（2）不需剃头，剪除双侧鼻毛，必要时准备右大腿外侧皮肤。

2. 术后护理。

（1）血压平稳后，取头高位或半卧位，术后绝对卧床休息1周。

（2）术后24小时后可进流质，并用漱口液漱口4次／天，连续7天；上齿龈切口用0.1％氯己定消毒，4次／天，连续7天。

（3）观察有无尿崩症，记录24小时出入量，遵医嘱及时监测血钾、钠、氯及尿比重；观察皮肤弹性，保持静脉畅通，遵医嘱补充各种电解质。

（4）如鼻孔内有清水样液体流出，遵医嘱用麻黄素液滴鼻，4次／天，连续14天；鼻腔干燥者可用消毒液状石蜡滴鼻，每日数次。

（5）视力障碍者勿随意到室外活动，术后观察视力改善情况。

（6）经口鼻蝶入路手术的患者注意：

①防止颅内感染，术后3天拔鼻腔填塞纱条。

②若出现脑脊液鼻漏，严格卧床，观察并记录脑脊液外漏量、性质、颜色，头下

铺无菌小巾，定时更换。

③注意保暖，预防感冒，避免咳嗽、打喷嚏等。

④不经鼻腔吸痰及插胃管，以免导致逆行感染。

（7）全休半年，卧床休息>10小时／天。

（8）饮食丰富，预防感冒和便秘。

（9）伤口禁搔抓，出院一个月后可洗头。

（10）避免重体力劳动或过强运动。

（11）若有癫痫发作的可能注意先兆症状。

（12）出院后坚持服药，随时查血药浓度。

（13）出院后三个月复查防止复发。

七、听神经瘤护理常规

1. 执行神经外科疾病一般及手术护理常规。

2. 严密观察患者神志、瞳孔、生命体征的变化，尤其是呼吸和神志的改变。

3. 有后组颅神经损伤者，术后3天禁食。进食后观察有无呛咳，如有呛咳，给予鼻饲；有三叉神经损伤者，面部感觉丧失，进食时防止烫伤。

4. 有吞咽困难、咳嗽无力者，按时翻身、叩背，随时吸痰，定时做雾化吸入。气管切开患者按气管切开护理常规护理。

5. 术后一周出现患侧面部带状疱疹时，遵医嘱用药。

6. 术后伴有面神经、三叉神经损害，眼睑闭合不全，容易发生角膜溃疡，滴眼药水或涂眼药膏5～6次／天，并覆盖纱布。

八、脑动脉瘤护理常规

1. 术前护理。

（1）绝对卧床，避免刺激，适当给予镇静剂。

（2）密切观察生命体征及意识变化。

（3）合理饮食，保持排便通畅。

（4）尿失禁者留置导尿管。

（5）避免用力打喷嚏或咳嗽。

（6）伴发癫痫者，防止发作时受外伤；保持呼吸道通畅，同时给予吸氧，记录抽搐时间，遵医嘱给予抗癫痫药。

2. 术后护理。

（1）监测患者意识、瞳孔、生命体征变化。

（2）持续低流量给氧。观察肢体活动及感觉情况并与术前对比。

（3）遵医嘱用药：甘露醇减轻脑水肿，或泵入尼莫地平以减轻脑血管痉挛。

（4）保持引流通畅，观察引流液的色、量及性质。

（5）保持呼吸道通畅。

（6）避免情绪激动及剧烈活动。

（7）摄入高蛋白食物。

（8）减少刺激，防止癫痫发作。

（9）清醒患者床头抬高30°，利于减轻脑水肿。

（10）准确记录出入量，保证出入量平衡。

九、精神障碍护理常规

1. 按神经外科疾病一般护理常规。

2. 保持病房空气流通，安静整洁，减少言语刺激，确保患者舒适。

3. 控制高热量食物，多食绿色蔬菜和新鲜水果。饮食应定时、定量。

4. 进行各项操作时应向患者做好解释工作，并认真观察病情和治疗，发现异常及时报告医生，详细记录和交接班。

5. 加强巡视，患者有专人看护。对意识不清、运动性兴奋或抑郁状态等重点患者严加防范，以防意外事件发生。

6. 加强基础护理。

十、面肌痉挛护理常规

1. 术前护理。

（1）术前同外科手术前一般护理。

（2）在侧耳后向上、向下、向后各备皮约8厘米。

2. 术后护理。

（1）密切观察生命体征、意识、瞳孔变化。

（2）观察有无继发性出血。

（3）去枕平卧4～6小时，头偏一侧，保持呼吸道通畅。

（4）麻醉清醒4小时后，喂水观察有无呛咳。术后第一日进流食，逐渐过渡至正常饮食。

（5）如术后有明显低颅压症状，去枕平卧1～2天。术后2～3天可缓慢坐起，如头晕不适立即平卧，反复锻炼至症状消失。

（6）观察有无颅内感染、切口感染。

（7）术后观察记录面肌抽搐时间、强度、频率。

（8）告知患者完全恢复需要3个月时间。

十一、椎管内肿瘤护理常规

1. 术前护理。

（1）肢体瘫痪者预防压疮。

（2）防止跌倒、烫伤、冻伤等外伤。

（3）疼痛时遵医嘱给予镇痛剂。

（4）尿失禁者留置导尿管，便秘患者给予缓泻剂，大小便失禁者保持局部皮肤清洁。

2. 术后护理。

（1）高颈段手术后勿左右扭动颈部，用马蹄枕或沙袋固定头部，枕、背部各置毛巾垫1个，双人轴线翻身，1次／2小时。

（2）监测生命体征变化，尤其注意呼吸情况。

（3）观察引流管内液体的颜色及引流量，保持引流管的通畅，勿打折、脱出。

（4）注意伤口有无渗血。

（5）遵医嘱适当给予镇痛药。

（6）术后留置导尿管者第1天开始试夹闭尿管，4小时开放1次，夹闭后有排尿反射时拔除导尿管。

（7）便秘者可给予缓泻剂，并保持会阴部的清洁。

（8）协助并指导患者进行功能锻炼。

十二、癫痫护理常规

1. 术前护理。

观察病情，及时发现癫痫发作，做好发作前、发作时及发作后护理。

2. 术后护理。

（1）严密监测生命体征，观察意识和瞳孔的变化。

（2）安置于监护病房，安好床档，密切观察有无癫痫再发作。

（3）有发作及时通知医师，并记录抽搐的时间、程度。

（4）备抢救物品、抗癫痫药等。

（5）遵医嘱给予抗癫痫药物，预防癫痫的发作。

（6）遵医嘱及时应用镇痛剂缓解症状。

十三、帕金森护理常规

1. 术前护理。

（1）防止坠床、跌倒或自伤。如有吞咽困难、饮水呛咳者，预防窒息。

（2）督促患者正规系统地服药，勿中断。

2. 术后护理。

（1）取头高位15°～30°，去枕头偏一侧，保持呼吸道通畅。观察生命体征、意识、瞳孔变化。

（2）观察胸部植入脉冲发生器处皮肤，是否有出血、红肿，伤口禁忌热疗。

（3）麻醉清醒后取平卧位或健侧卧位，胸部植入脉冲发生器侧上肢制动6小时，禁止在植入侧肢体测量血压。

（4）避免大幅度扭动颈部，以免电极移位及防止局部皮下血肿的形成。

（5）术后卧床时即可开始功能锻炼，从小关节到大关节逐渐被动活动。

（6）饮食：①术后4小时可少量饮水。②术后12小时流质饮食。③24小时后逐渐恢复低蛋白易消化的饮食。④增加富含粗纤维的食物，少食含铁丰富食物。

（7）向患者及家属说明终身服用美多芭的必要性。

十四、先天性枕骨大孔区畸形护理常规

1. 术前护理。

（1）卧床休息，加强保护，防止跌伤。

（2）观察并记录患者睡眠中呼吸的次数，以便术后了解手术效果。

2. 术后护理。

（1）平卧或侧卧位，用马蹄形沙袋固定头部，禁止随意扭动，轴线翻身。

（2）监测呼吸变化，床旁备气管切开包。

（3）使用脱水药物。

（4）鼓励主动咳痰，黏稠不易咳出时可作雾化吸入或吸痰。

（5）同时要注意保暖，避免受寒，以免发生肺炎。

（6）防止压疮。

（7）术后2周后患者可以下床活动，颈部以颈托固定，并有专人扶持，防跌倒。活动适量，循序渐进。

第四章　急性神经系统疾病护理

第一节　脑出血急救护理

脑出血是指原发性非外伤性脑实质内出血，也称自发性脑出血，占急性脑血管病的20%～30%，其病死率和致残率在各种脑血管病中居于首位。

一、评估要点

（一）病因评估

脑出血最常见的病因是高血压合并细小动脉硬化。其他原因有脑动脉粥样硬化、脑淀粉样血管病、脑动脉瘤、脑动静脉畸形、脑肿瘤、随液病、抗凝及溶栓治疗等。诱发因素主要有情绪激动、精神紧张、兴奋、劳累、排便用力、气候变化等。

（二）症状体征评估

1. 临床特点。
（1）多见于50岁以上高血压病史者，男性较女性多见，冬季发病率较高。
（2）在体力活动或情绪激动时发病。
（3）起病较急，症状于数分钟至数小时达高峰。
（4）有肢体瘫痪、失语等局灶定位症状，以及剧烈头痛、喷射性呕吐、意识障碍等全脑症状。
（5）发病时血压明显升高。
2. 不同部位出血的表现。
（1）壳核出血：最常见，患者常出现三偏征，即病灶对侧偏瘫、偏身感觉障碍和同向性偏盲，双眼球不能向病灶对侧同向凝视，优势半球损害可有失语。
（2）丘脑出血：约占脑出血的20%。患者常有三偏征，通常感觉障碍重于运动障碍。
（3）脑干出血：多数为脑桥出血，患者常表现为突发头痛、呕吐、眩晕、复视、四肢瘫痪等。
（4）小脑出血：主要表现为眼球震颤、病变侧共济失调、站立和步态不稳等，无肢体瘫痪。

（5）脑室出血：出血少时，仅表现为头痛、呕吐，脑膜刺激征阳性。出血量大时，很快进入昏迷，双侧瞳孔如针尖样，四肢肌张力高，脑膜刺激征习性，早期出现去大脑强直发作。

（6）脑叶出血：以顶叶最为常见。可表现为头痛、呕吐等，肢体瘫痪较轻，昏迷少见。

（三）并发症

肺部感染，心功能不全，应激性溃疡出血，水、电解质紊乱及酸碱平衡失调，压疮等。

二、急救护理

（一）休息与体位

脑出血急性期应绝对卧床休息2～4周，尽量减少探视和不必要的搬动，床头抬高15°～30°，以减轻脑水肿。应用亚低温疗法，进行全身和头部局部降温，可降低脑代谢。病室保持安静、空气流通，减少刺激。室温保持在18～20℃。

（二）对症护理

1. 保持气道通畅，及时吸痰，必要时行气管切开。患者头偏向一侧，及时清除口腔及鼻腔分泌物。病情稳定后，定时翻身、叩背，以利于痰液排出。注意保暖，避免受凉。

2. 观察体温、脉搏、呼吸、血压、意识、瞳孔的变化，如有剧烈头痛、呕吐、烦躁不安、感染、再出血或出现脑疝先兆，应及时通知医生进行处理。

3. 急性脑出血昏迷时应暂禁食，发病第2～3天遵医嘱给予鼻饲饮食。神志清楚无吞咽困难者，给予高蛋白、高维生素、易消化、营养丰富的流质或半流质饮食，协助进食时不宜过急，以免引起呕吐或呛咳。同时，要保证足够的营养和水分。

4. 给予氧气吸入，改善脑缺氧。

5. 注意安全，对于躁动不安者，加用床挡，取下活动义齿；烦躁、血压持续升高者，遵医嘱及时镇静、降压；便秘者，遵医嘱给予缓泻剂。

6. 颅内压升高时，应迅速降低颅内压。如患者出现剧烈头痛、喷射性呕吐、烦躁不安、意识障碍进行性加重、双侧瞳孔不等大、呼吸不规则等脑疝的先兆表现，应立即报告医生。用药时要注意有无水、电解质紊乱。

7. 预防泌尿系统感染。尿失禁或尿潴留患者留置导尿管，严格无菌操作。

8. 预防压疮。保持皮肤清洁干燥，床单位整洁、干燥，骨隆突处垫软枕或海绵垫，使用电动气垫床。每天床上擦浴1～2次，每2～3小时协助患者变换体位一次，变换体位时尽量减少头部摆动幅度，以免加重脑出血。

9. 保持口腔清洁，每日给予口腔护理2次。

10. 保持大便通畅，用力排便有使脑出血再发生的可能。因此需注意饮食结构，给予低脂、高蛋白、高能量、粗纤维饮食等，并摄入足够水分，养成定时排便的习惯。

11. 两眼不能闭合时，用生理盐水纱布敷盖，以免角膜干燥。

（三）用药护理

1. 脱水治疗降低颅内压、改善脑水肿。急性期一般不予应用降压药物，而以脱水降低颅内压为基础。

2. 控制血压。降压治疗时，血压下降不宜过快过低，否则会影响脑血流量，加重脑缺氧。当血压≥200／110mmHg时，应采取降压治疗，使血压维持在略高于发病前水平或180／105mmHg左右。收缩压在180～200mmHg或舒张压在100～110mmHg，暂不用降压药物。

3. 凝血、止血药物的应用。仅用于并发消化道出血或凝血功能障碍时，对高血压性脑出血无效。

（四）心理护理

脑出血病程长、恢复慢，患者常有忧郁、沮丧、烦躁、易怒、悲观失望、思想负担重等情绪反应，应关心、体贴、安慰、鼓励患者，耐心解释病情，消除其悲观情绪，帮助其树立和巩固功能康复训练的信心及决心。

（五）功能锻炼

保持瘫痪肢体功能位是保证肢体功能顺利康复的前提。仰卧或侧卧位时，头抬高15°～30°，下肢膝关节略屈曲，足与小腿保持90°，脚尖向正上，上肢前臂呈半屈曲状态，手握一布卷或圆形物，以防肌肉萎缩、关节强直及足下垂。有运动性失语者，应进行语言训练。

（六）其他

合并消化道出血时，执行消化道出血急救护理；合并高热时，执行高热急救护理。

三、健康教育

1. 告知患者及其家属疾病的基本病因、主要危险因素和防治原则，嘱患者服用降压药，维持血压稳定。

2. 教会患者及其家属测量血压的方法和对疾病早期表现的识别。发现血压异常波动或无诱因的剧烈疼痛、头晕、晕厥、肢体麻木或语言交流困难时，应及时就医。

3. 教会患者及其家属自我护理的方法和康复训练技能，使他们认识到坚持主动或被动康复训练的意义。

4. 定期进行健康检查，复查血压、血脂、血糖，发现危险因素，及对选择合适的预防措施。

5. 建立健康的生活方式，保证充足的睡眠，适当运动，避免体力或脑力劳动过累，避免突然用力、愤怒、焦虑和惊吓等刺激。

6. 应低脂、低盐、高蛋白、高维生素饮食，避免便秘。禁烟酒及辛辣刺激性食物。

第二节　脑梗死急救护理

脑梗死又称缺血性脑卒中，是指各种原因导致脑部血液供应障碍，引起缺血、缺氧，造成的局限性脑组织缺血性坏死或软化，以及相应的神经系统症状和体征。引起脑梗死的主要原因是供应脑部血液的颅内或颅外动脉发生闭塞性病变而未能得到及时、充分的侧支循环供血，使局部脑组织缺血、缺氧：脑梗死发病率占全部脑卒中的60%~80%。临床上最常见的脑梗死有脑血栓形成和脑栓塞。

┃ 脑血栓形成

脑血栓形成是脑血管疾病中最常见的一种，是在脑动脉粥样硬化等动脉壁病变的基础上，脑动脉主干或分支动脉狭窄、闭塞或形成血栓，造成该动脉供应区局部脑组织血流中断而发生缺血、缺氧性坏死，引起偏瘫、失语等相应的神经系统症状和体征。

一、评估要点

（一）病因评估

最常见病因的是脑动脉粥样硬化，其次为脑动脉炎、高血压、糖尿病、高脂血症、吸烟、酗酒等。诱发因素为天气变化、情绪激动、不良生活习惯等。

（二）症状体征评估

1. 多于静态情况下发病，约25%患者发病前有短暂性脑缺血发病史。多数病例症状经数小时甚至一两天达高峰。通常意识清楚，生命体征平稳。

2. 脑血栓阻塞血管的表现。

（1）颈内动脉与大脑中动脉阻塞时，出现对侧偏瘫，偏身感觉障碍；优势半球障碍时可有失语。

（2）大脑前动脉阻塞时，可出现双侧中枢性面、舌瘫及上肢轻瘫。

（3）大脑后动脉阻塞时，可出现同向性偏盲及一过性视力障碍如黑蒙等。

（4）椎基底动脉阻塞，可出现眩晕、眼球震颤、复视、语言障碍、吞咽困难、共济失调、交叉瘫等症状。

（5）当大脑大面积梗死或基底动脉闭塞严重时，可出现意识障碍，甚至脑疝，引起死亡。

3. 根据起病形式和病程可分为以下临床分型。

（1）完全型：起病后6小时内病情达高峰，病情重表现为一侧肢体完全瘫痪，甚至昏迷。

（2）进展型：发病后症状在48小时内逐渐进展或呈阶梯式加重。

（3）缓慢进展型：起病2周以后症状仍逐渐进展。

（4）可逆性缺血性神经功能缺失：症状和体征持续时间超过24小时，但在1~3周内完全恢复，无任何后遗症。

4. 并发症 肺部感染，肺水肿，泌尿系统感染，压疮，水、电解质紊乱及酸碱平衡失调。

二、急救护理

（一）休息与体位

1. 急性期卧床休息，应去枕平卧，头部不宜太高，以防止脑血流减少。患者的肢体应及早给予被动运动和按摩，防止关节挛缩及足下垂等。对于意识不清、躁动、合并精神症状的患者，应给予防护。急性期的患者多有严重的脑缺氧，应持续吸氧。

2. 进展型血栓形成患者应绝对卧床（去枕平卧位），禁止使用冰袋及止血剂，以防血液凝固，加重血栓形成。

（二）病情观察

1. 注意观察血压变化，血压应维持在发病前的基础血压或患者按年龄应有血压的稍高水平，以保证脑灌注。除非血压过高［收缩压>220mmHg（29.3千帕）或舒张压>120mmHg（16.0千帕）及平均动脉压>130mmHg（17.3千帕）］，否则不予应用降压药。

2. 溶栓治疗应在发病后6小时之内进行。用药期间定时测出凝血时间及凝血酶原时间，观察有无出血倾向。

3. 预防脑水肿 脑水肿常于发病后3~5日达高峰期，如发现患者有剧烈头痛、喷射性呕吐、意识障碍等高颅压征象，及时通知医生采取脱水降颅内压等治疗。

4. 防止窒息 告知患者进餐时不要讲话，不可用吸管饮水、饮茶。床边备吸引装置，保持气道通畅，预防窒息及吸入性肺炎。如果患者呛咳、窒息，应立即将头偏向一侧，及时清理口腔、鼻腔内分泌物和呕吐物，保持气道通畅。

（三）基础护理

保持床单整洁、干燥，定期按摩、抬高瘫痪肢体。必要时对骶尾部及足跟使用减压贴，预防压疮及下肢深静脉血栓的形成。

（四）药物护理

本病常联合应用溶栓药、抗凝药、脑代谢活化剂等多种药物治疗。护士应熟悉所用药物的药理作用、用药注意事项、不良反应和观察要点，遵医嘱正确用药。

1. 脱水治疗　选择较大血管静脉滴注，以保证药物能快速滴入（250毫升甘露醇应在15～30分钟滴完），注意观察用药后患者的尿量和尿液颜色，准确记录24小时出入水量。

2. 脑保护剂及抗自由基治疗　降低脑代谢，减少脑细胞耗氧量，使缺血灶区血流量增加，降低颅内压，清除自由基，增加高密度脂蛋白胆固醇。

3. 溶栓和抗凝药物　严格掌握用药剂量。监测凝血时间，观察有无黑便、牙龈出血、皮肤瘀斑等出血表现。如有激发颅内出血的表现（严重头痛、血压升高、恶心呕吐等），立即停用溶栓和抗凝药物，紧急行头颅CT检查。同时观察有无栓子脱落所致的其他部位栓塞的表现。

4. 血管活性药物　观察药物的疗效及不良反应，如出现头痛、恶心、呕吐、面部潮红、心慌等症状，及时通知医生处理。输液肢体勿过多活动，避免因液体外漏而引起局部组织坏死。

5. 脑代谢活化剂治疗　具有激活、保护、修复大脑神经细胞的作用，能够抵抗物理、化学因素所致的脑功能损害，改善记忆和回忆能力。

（五）心理护理

瘫痪、失语及肢体和语言功能恢复速度慢，可使患者产生焦虑、抑郁等心理问题，应多与患者沟通，解除其思想顾虑。

（六）其他

对于昏迷患者，执行昏迷急救护理。

三、健康教育

1. 消除危险因素，积极防治高血压、脑动脉硬化、糖尿病、心脏病，戒烟酒。

2. 按医嘱应用降压、降糖和降脂药物，定期检测血常规、血脂、血糖等指标。

3. 告知患者及其家属疾病发生的基本病因和主要危险因素，识别早期症状和及时就诊的指征。

4. 合理休息，气候变化时注意保暖，防止感冒。生活规律，保持心境平和，避免过分激动及情绪紧张，以免加重病情或引起疾病复发。

5. 进食高蛋白、高维生素、低盐、低脂、清淡的饮食，多食蔬菜、水果、谷类等，少食动物脂肪及高胆固醇食物如动物内脏、鸡蛋黄等。保持大便通畅，必要时服用缓泻剂。

6. 告知患者及其家属康复治疗的知识和功能锻炼的方法，如关节伸屈、肌肉按摩等，以促进肢体功能恢复。

7. 鼓励患者从事力所能及的家务劳动。家属在精神上和物质上给予患者帮助和支持，帮助患者树立战胜疾病的信心，同时增强其自我照顾的能力。

‖ 脑栓塞

脑栓塞是指血液中的各种栓子（心脏内的附壁血栓、动脉粥样硬化的斑块、脂肪、肿瘤细胞、空气等）随血流进入颅内动脉系统，导致血管腔急性闭塞，引起相应供血区脑组织缺血坏死，出现局灶性神经功能缺损的症状和体征。

一、评估要点

（一）病因评估

脑栓塞的栓子来源可分为三类。

1. 心源性　为脑栓塞最常见的原因，尤以风湿性心脏病瓣膜赘生物附壁血栓脱落最为常见。

2. 非心源性　常见的有动脉粥样硬化斑块脱落、脂肪栓塞、空气栓塞、癌栓塞等。

3. 来源不明　少数病例查不到栓子来源。

（二）症状体征评估

常见的临床症状为局限性抽搐、偏盲、偏瘫、偏身感觉障碍、失语等，意识障碍常较轻且很快恢复。严重者可突起昏迷、全身抽搐，可因脑水肿或颅内压增高，继发脑疝而死亡。

二、急救护理

（一）休息与体位

急性期给予一级护理，绝对卧床休息，半坐卧位。指导空气栓塞患者采取头低左侧卧位，进行高压氧治疗。

（二）对症护理

1. 心功能良好者，给予普通饮食；心力衰竭者，给予低盐饮食。

2. 对尿潴留患者，严格做好留置导尿管的护理，注意尿的量、颜色受性质的变化。应用利尿药时，准确记录尿量，注意观察有无低血钾。

3. 被动活动和按摩瘫痪肢体，并保持功能位置，预防肌肉萎缩、关节强直及足下垂。

4. 控制心率，维持正常血压，尽可能将心房颤动转为正常心律。

5. 对于颅内压高的患者，应首先降低颅内压，常用20%甘露醇250mL快速静脉滴注，防止脑水肿。

6. 抗凝治疗时，注意观察有无出血倾向。当发生出血性梗死时应立即停用溶栓、抗凝、抗血小板聚集的药物，防止出血加重，并适当给予止血药物、脱水降颅内压、调节血压等。

7. 有抽搐、烦躁的患者，给予镇静治疗。

8. 保持床单整洁干燥，加强皮肤护理，预防压疮的发生。

（三）药物护理

1. 早期溶栓　尽快恢复脑缺血区的血液供应是急性期的主要治疗原则，早期溶栓是指发病后6小时内采用溶栓治疗。

2. 调整血压　急性期的血压维持在比发病前稍高的水平，除非血压过高，一般不使用降压药物。

3. 防止脑水肿　出现颅内压增高时，应行降低颅内压治疗，常用20%甘露醇125～250毫升快速静脉滴注。

4. 抗凝治疗　用于进展性脑梗死的患者，防止血栓继续进展。

（四）心理护理

鼓励患者解除思想顾虑，稳定情绪，增强战胜疾病的信心。

（五）其他

患者昏迷时，执行昏迷急救护理；心力衰竭时，执行心力衰竭急救护理。

三、健康教育

1. 教患者及其家属掌握防治脑梗死形成的知识，嘱患者保持良好的精神状态，坚持康复治疗，戒烟酒，合理饮食，作息规律，适量运动，减轻体重。

2. 定期复查血糖、血脂、血液流变学及血压，坚持在医生指导下正确服药，有糖尿病、高血压者需终身用药，用药不可间断，因为血糖及血压的剧烈波动对身体伤害更大。

3. 一旦发现手指麻木无力或短暂说话困难、眩晕、步态不稳等状况（可能为脑缺血先兆），应及时去医院就诊。

4. 教患者及其家属康复治疗的知识和功能锻炼的方法，如关节伸屈、肌肉按摩等。

5. 鼓励患者生活自理。鼓励患者从事力所能及的家务劳动，帮助患者树立战胜疾病的信心，同时增强其自我照顾的能力。

第三节　癫痫持续状态急救护理

癫痫持续状态或称癫痫状态，是指癫痫连续发作之间意识尚未完全恢复又再发，或癫痫发作持续30分钟以上未自行停止。癫痫状态是内科常见急症，若不及时治疗，可因高热、循环衰竭、电解质紊乱或神经元兴奋毒性损伤而导致永久性脑损害，致残率和死亡率均很高。

一、评估要点

（一）病因评估

癫痫持续状态有原发性和继发性之分，临床以继发性多见．包括颅脑外伤、中枢神经系统紊乱、脑血管疾病、颅内肿瘤、代谢性脑病、药物中毒、变性等。原发因素主要是遗传因素。促发因素常见的有突然停药、减药、漏服药物，其次为感染、发热、劳累、熬夜、妊娠及分娩等。

（二）症状体征评估

以瞬间麻木、疲乏、恐惧或无意识的动作为先兆，随后出现意识丧失，发出叫声倒地，所有骨骼强直收缩，头后仰，眼球上翻．上肢屈肘，下肢伸直，喉部痉挛，牙关紧闭，呼吸暂停，口唇发紫，瞳孔散大，对光反射消失，持续15～20秒，随即全身肌肉痉挛，约1分钟抽搐突然停止，伴有大小便失禁，在发作间歇期仍有意识障碍或发作持续30分钟以上未自行缓解。常见并发症有颅内压升高，脑水肿，高热，酸中毒，水、电解质紊乱等。

二、急救护理

（一）发作期护理

1. 控制发作　迅速建立静脉通路，遵医嘱应用镇静类药物。用药过程中密切观察患者呼吸、心律、血压的变化，如出现呼吸变浅、昏迷加深、血压下降，应暂停应用。值得注意的是，建立静脉通路应静脉注射生理盐水维持，而葡萄糖注射液能使某些抗癫痫药沉淀，尤其是苯妥英钠。

2. 保持气道通畅　迅速协助患者取仰卧位，松开衣领、腰带，有义齿者取出，去枕平卧，头偏向一侧，及时清除口腔和鼻腔分泌物，防止误入气道引起吸入性肺炎。将缠有纱布的压舌板（急救时用手帕、毛巾等）垫在上下牙之间，以防损伤牙齿和咬伤舌头。将患者下颌托起，防止因舌后坠堵塞气道，有舌后坠者及时用舌钳牵出，以免影响通气功能。患者昏迷，喉头痉挛，分泌物增多，应随时吸痰，防止窒息，每次吸痰不超过15秒，以免引起反射性呼吸、心搏停止。不可强行喂水、喂药，以防误吸。

3. 给氧　发作期加大氧流量和氧浓度，以保证脑部供氧，随时检查用氧的效果，必要时可行气管插管、气管切开或呼吸机辅助呼吸。

4. 安排专人护理，做好安全防护，防止患者受伤。必要时使用保护性约束用具或加床栏，防止患者坠床。对易摩擦的关节，用软垫加以保护。四肢抽动者，不能强力按压其肢体，以防脱臼和骨折。

5. 病情观察　密切观察患者生命体征、意识及瞳孔的变化，注意发作过程和有无心率增快、血压升高、呼吸减慢或暂停、瞳孔散大、牙关紧闭、大小便失禁等，观察并记录发作的类型、发作频率与发作时间；观察发作停止后患者意识完全恢复的时间，以及有无头痛、乏力及行为异常。

6. 防治并发症　频繁抽搐可引起脑水肿，因此在控制抽搐的同时可静脉滴注甘露醇或静脉注射呋塞米，4～6小时可重复使用。癫痫持续状态常有中枢性高热和继发性高热，使脑组织的基础代谢率增高，脑细胞需氧量增加，脑水肿加重，因此降温是减轻脑水肿、保护脑组织的必要措施，应严密观察高热类型及持续时间，遵医嘱予以降温措施，观察降温效果。有条件时可使用冰毯降温。

（二）间歇期护理

1. 减少刺激　病室光线易暗，各种护理操作和治疗应尽可能集中进行，动作要轻柔，避免由于外界刺激而引起抽搐。

2. 保持口腔清洁　24小时不能经口进食者，应给予鼻饲流质饮食，每日口腔护理2～3次，口腔糜烂时涂以冰硼散，口唇干裂者涂以液状石蜡。

3. 预防压疮　加强皮肤护理，保持床单整洁干燥，有大小便污染时及时更换，协助患者每2小时翻身一次，骨隆突处垫软枕，也可使用气垫床。

（三）心理护理

长期用药加之疾病反复发作，患者易产生紧张、焦虑、易怒等不良心理问题。护士应仔细观察患者的心理反应，关心、理解患者，采取积极的应对措施，配合长期药物治疗。

（四）其他

对于昏迷患者执行昏迷急救护理。

三、健康教育

1. 指导患者养成良好的生活习惯，过劳、便秘、睡眠不足和情感冲突。

2. 合理饮食，饮食宜清淡无刺激、富含营养，避免饥饿或过饱，多吃蔬菜、水果，戒烟酒。

3. 告知患者避免劳累、睡眠不足、饥饿、便秘、强烈的声或光刺激、惊吓等诱发因素。

4. 遵医嘱坚持长期规律服药，切忌突然停药、减药、漏服药及擅自换药，尤其禁止在服药控制发作后不久自行停药。定期复查，首次服药后5～7日检测抗癫痫药物的帆药浓度，每3个月至半年复查1次，每月做血常蓁和每季度做肝肾功能化验。

5. 禁止从事高风险活动，如攀登、游泳、驾驶；禁止在炉火旁、高压电机旁作业，以免发作时危及生命。

6. 随身携带写有姓名、住址、联系电话及病史的个人资料，以备发病时对他人及时帮助联系和处理。

第四节　吉兰-巴雷综合征急救护理

吉兰-巴雷综合征又称急性炎症性脱髓鞘性多发性神经病或急性炎症性受髓鞘性多发性神经根神经炎，是一种自身免疫介导的周同神经病，常累及脑神经。主要病理改变为周围神经广泛炎症性阶段性脱髓鞘和小血管周围淋三细胞及巨噬细胞的炎性反应。

一、评估要点

（一）病因评估

本病为神经系统一种自身免疫性疾病。可能与感染、疫苗接种、代谢及内分泌障碍、营养障碍、化学因素有关。多数患者在发病前1～4周有呼吸道、肠道感染史。

（二）症状体征评估

1. 运动障碍　急性或亚急性起病，四肢对称性无力（首发症状），多从双下肢开始，逐渐向上发展，出现迟缓性瘫痪，多于数日至2周达高峰。病情危重者在1～2日内迅速加重，出现四肢对称性迟缓性瘫痪。严重者可因累及肋间肌及膈肌而导致呼吸麻痹，出现呼吸困难、两侧呼吸音减弱。腱反射减弱或消失，病理反射阴性。

2. 感觉障碍　发病时多有肢体感觉异常，如麻木、刺痛和不适感，感觉缺失或减退，呈手套、袜子样分布。

3. 颅神经损害症状　如鼻唇沟浅、口歪向健侧、咳嗽无力、饮水发呛、声音嘶哑、双侧周围性面瘫等。

4. 自主神经功能障碍表现　血压增高、多汗、脉快、一过性大小便潴留、皮肤潮红、手足肿胀及营养障碍。

5. 神经反射异常，深反射减弱或消失。

二、急救护理

（一）病情观察

1. 重症患者应在重症监护病房治疗，绝对卧床休息，给予生命体征监测、心电监护、血氧饱和度监测。密切观察患者的神志、呼吸及运动、感觉障碍情况。询问患者有无胸闷、气短、呼吸费力等症状，注意呼吸困难的程度和血气分析指标的改变。

2. 保持气道通畅，本病早期多困呼吸肌麻痹所致，因此早期保持患者气道通畅非常关键。应鼓励患者咳嗽，翻身时进行拍背、体位引流以促进排痰，必要时吸痰。

3. 呼吸机管理，如有缺氧症状如呼吸困难、烦躁、出汗、指（趾）甲及口唇发绀，肺活量降低至20～25mL／kg体重或以下，血氧饱和度降低，动脉氧分压低于9.3千帕，宜及早使用呼吸机。护士应熟悉血气分析的正常值，随时调节呼吸机的各项指标。严格无菌操作。

4. 备好抢救物品，如呼吸困难、两侧呼吸音减弱、吞咽困难，立即通知医生。备齐抢救药品和器械，以便随时抢救。

5. 指导患者进食高蛋白、高维生素、高热量且易消化的软食，多食水果、蔬菜，补充足够的水分，尤其注意补充维生素B_{12}。吞咽困难者应及时留置胃管，进食开始到进食后30分钟分钟应抬高床头，防止食物反流和吸入性肺炎。

6. 高热时执行高热急救护理。

7. 保证患者瘫痪肢体处于功能位，病情稳定后协助患者做被动运动，防止肌肉萎缩，维持运动功能及正常功能位，防止足下垂、爪形手等后遗症，必要时用T形板固定双足。

8. 教会患者服药，告知其药物的作用、不良反应、使用时间、使用方法及使用注意事项。

（二）预防并发症

1. 患者卧床时间长，机体抵抗力低下，易发生肺部感染，每2小时翻身一次，翻身后叩背以利于排痰，痰液黏稠者给予雾化吸入，每次30分钟。定时开窗通风，限制探视，保持室内空气新鲜。加强营养，提高机体抵抗力。

2. 预防压疮，保持床单清洁干燥，骨隆突处垫软枕，或者使用电动气垫床。每2小时翻身一次，保持皮肤清洁干燥，翻身时按摩受压部位，定时温水擦浴按摩，促进局部血液循环。正确使用便盆，避免拖、拉、推等动作，骨隆突处可给予减压贴保护。

3. 患者长期卧床营养低下，还可导致深静脉血栓形成、肢体挛缩和肌肉失用性挛缩。应指导和帮助患者活动肢体，每日行四肢向心性按摩，每次10～15分钟，以促进静脉血回流，或使用气栓泵防止深静脉血栓形成。

（三）心理护理

患者常因呼吸费力而紧张、恐惧，常表现为躁动不安及依赖心理。护士应及时了解患者的心理状况，主动关心患者，尽可能陪伴在患者身边，耐心倾听患者的感受，使其情绪稳定、安心休息。

（四）用药护理

告知患者药物的作用、不良反应、使用时间、使用方法和使用注意事项。如应用糖皮质激素治疗时可能出现应激性溃疡所致的消化道出血，应观察有无胃部疼痛不适和柏油样大便等，留置胃管时应定时回抽胃液，观察胃液的颜色、性质和量。

三、健康指导

1. 指导患者及其家属掌握本病相关知识及自我护理方法，帮助分析和消除不利于疾病恢复的个人和家庭因素。

2. 避免诱因，加强营养，增强体质和机体抵抗力，避免淋雨、受凉、疲劳和创伤，防止复发。

3. 加强肢体功能锻炼和日常生活活动训练，减少并发症，促进康复。

4. 告知患者消化道出血、营养失调、压疮及深静脉血栓形成的表现以及预防窒息的方法。

5. 学会正确的咳嗽、咳痰方法，防止肺部继发感染。

6. 鼓励患者保持心情愉快和情绪稳定，树立战胜疾病的信心。

第五章　泌尿外科护理常规

一、外科一般护理常规

1. 术前护理。

（1）配合医师为患者做全面术前检查，手术前需做血、尿、便常规，出凝血时间，血型及肝、肾、心、肺功能等检查，以了解病情及身体器官的功能状态。

（2）评估患者生命体征、心肺功能、身高体重等，提出护理问题，制定护理计划。

（3）手术前一天准备：

1）彻底清洁皮肤。手术前一天手术区域按备皮范围剃去毛发，清洁皮肤，备皮动作要轻，避免刮伤皮肤。

2）手术前一天根据术中及术后可能使用的药物做好药物过敏试验并记录。过敏试验阳性应在病历上做醒目标记，并通知主管医师。

3）按手术部位、范围及麻醉方式给予不同的肠道准备。一般手术可服用酚酞2片或给予甘油灌肠剂1支塞肛，避免手术麻醉后因肛门括约肌松弛，排便于手术台上造成污染，并可减轻术后腹胀和便秘。

4）术前一天晚餐指导患者进清淡饮食，晚12小时禁食，手术前4～6小时禁水。

5）做好心理准备，消除恐惧、忧虑；指导患者保持口腔卫生，戒烟、酒；指导患者进行床上活动的练习。

6）根据不同手术情况，备好足够量的血液制品。

7）保持病室安静，护士在治疗操作时动作轻柔，为患者创造良好的休息睡眠环境。睡眠欠佳者可遵医嘱应用镇静药。

（4）手术前根据不同要求，为患者置胃管和尿管，并做必要的解释工作。督促不需放置导尿管的患者排空膀胱。患者应取下义齿、眼镜、手表及发夹、耳环、项链等饰物，交患者家属妥善保管。术前30分钟给予麻醉前用药，注意用药不要过早或过晚，以增强麻醉效果，使患者情绪安定。将患者病历、放射影像资料、手术带药等手术所需物品带入手术室。

（5）根据不同部位手术要求，铺好麻醉床，准备术后用物，如全麻护理盘、氧气、吸引器、胃肠减压器、气切包、引流袋及监护仪等。

2. 术后护理。

（1）患者返回病室后，一人托住患者头部，另两人分别站于患者两侧，用小中单托起患者至病床。搬运患者时应保护引流管及输液管，动作轻稳，协调一致，避免体位改变引起呼吸及血压的改变。随后立即测量血压、脉搏、呼吸并记录，根据医嘱连接氧气、胃肠减压、尿管、引流袋等。询问手术中有无发生可能影响手术恢复的情况及并发症、术后需要观察的特殊症状、需要立即执行的医嘱等。

（2）根据不同的麻醉方式及手术部位采用相应体位。麻醉清醒前的患者可能出现躁动不安，有拔管、坠床等危险。为保障患者安全，护士应给病床加床挡，必要时使用约束带或根据医嘱给予适量的镇静剂。

（3）护士应严密观察患者血压的变化，脉搏的次数、强弱、规律以及呼吸次数和性质。

（4）外科手术患者经常放有引流管，护士要明确各种引流管的位置及作用。妥善固定和保护引流管以保障引流通畅及引流的有效性，防止脱落。定时观察引流物的颜色、性质及量，准确记录引流量，引流量大或颜色鲜红须立即通知医师。

（5）术后6小时无麻醉反应即可少量进水及流食。另外，腹部或盆腔手术患者肠蠕动的恢复需要24小时左右；消化道手术的患者肠蠕动恢复慢，护士应询问患者有无排气及排便，并可用听诊器听诊肠鸣音来评估肠蠕动恢复情况。

（6）观察伤口敷料是否有出血及不正常的分泌物，敷料被浸湿时要注意其颜色、性质及引流液的量，及时更换并做好记录。

二、泌尿外科一般护理常规

（1）同外科一般护理常规。

（2）鼓励患者每日尿量应达到1500毫升以上，但肾功能不全，高血压，青光眼患者应限制饮水量。

（3）指导患者进行缩肛运动，锻炼盆底肌的收缩功能，进而提高膀胱括约肌的收缩力，减轻尿失禁的程度。

（4）准确记录出入量，保持出入量平衡。

（5）检查前向患者及家属做好解释工作，减轻紧张感。

（6）正确采集各项标本，及时送检。

（7）指导患者穿宽松内裤，保持会阴部清洁，勤换内裤。

三、原发性醛固酮增多症护理常规

1. 术前护理。

（1）同泌尿外科一般护理常规。

（2）注意观察尿量，保持出入量平衡；观察血生化恢复情况，待生化测定恢复正常后方可考虑手术。

（3）进食低盐饮食，鼓励患者进食含钾高的食物，如香蕉、饮茶等，并同时监测血电解质，如出现低血钾，及时通知医生，遵医嘱给予补钾，低血钾时患者四肢无力，注意防止摔伤。

（4）血压高者对症处理：口服保钾利尿剂，有减轻水、钠潴留、提高血钾浓度、降低血压的作用。同时分别记录日／夜尿量，为诊断及治疗效果的评定提供依据。

2. 术后护理。

（1）术后持续多功能心电监护，每1小时测血压、脉搏1次，平稳后改为2次／天。通常血压在1～6个月内逐步下降至正常。其间血压高者可辅以降压药物，向患者做必要的解释，减轻焦虑。

（2）肿瘤切除后仍需监测血电解质，因术后有可能发生低血钾，静脉补充钾盐时，掌握补钾原则，防止因过度补钾，出现高血钾。

（3）分别记录日／夜尿量，与术前对照，观察手术效果。

（4）鼓励患者早期活动，手术当天床上活动，术后第1天搀扶患者下地活动，利于肠蠕动的早日恢复，减轻腹胀等不适症状。

四、嗜铬细胞瘤外科护理常规

1. 术前护理。

（1）同泌尿外科一般护理常规。

（2）住院期间以卧床休息为主，外出检查应有专人陪同，避免因过度疲劳导致血压升高。

（3）术前需严密监测血压、心率、体重及末梢循环，常规每日监测平卧和站立位血压及心率，并持续监测血压，防止脑出血的发生。观察体重及末梢循环变化，体重上升，末梢循环恢复：指端皮温变暖，方可考虑手术。

（4）稳定患者情绪，取得密切合作，防止意外发生；向患者讲明按时服药的重要性；工作中要注意言语态度，避免过激语言及不良刺激；告诉患者不可激动，加强同护士之间的沟通，将不良情绪降低至最低。

（5）正确收集儿茶酚胺尿，为诊断提供依据。

2. 术后护理。

（1）嗜铬细胞瘤切除术后，应在重症监护病房监测动脉血压每15～20分钟测1次。血压过低，加快输血或补液速度，提高有效循环血量，待血压平稳后改测血压每小时一次。同时监测每小时尿量和肾功能。停用血管活性药物并血压平稳后可转入普通病房继续治疗。

（2）妥善固定胃管；定时用生理盐水20毫升冲洗胃管，保持其通畅。肠蠕动恢复，肛门排气后，即可拔除胃管，少量饮水，并逐渐过渡到正常饮食。

（3）保持静脉补液通畅建立有效静脉通路，以防病情突变；有中心静脉插管者每周更换敷料2次／天，保持穿刺部位无渗血；严格无菌操作，预防感染；补液完毕后，用肝素盐水正压封管，避免管道堵塞；保持出入量平衡。

（4）术后当天即鼓励患者床上活动；术后第1天，待血压平稳后，协助患者床边活动，避免肺部感染及下肢静脉血栓等并发症。

（5）术后血压多数恢复正常，少数患者术后1周血压及血、尿儿茶酚胺仍偏高，故术后1个月重测数值更准确。安慰患者不必紧张，配合治疗。

五、肾癌护理常规

1. 术前护理。

（1）同泌尿外科一般护理常规。

（2）向患者及家属讲解切除一侧肾脏，只要健侧肾脏功能正常，对自身各方面无影响，解除思想顾虑，取得合作。

（3）测量血压2次／天，控制在正常范围。

2. 术后护理。

（1）应用腹带减少疼痛，促进伤口愈合。术后第1天可下床活动。对采取肾部分切除因有继续出血的可能，卧床时间需延长4～5天。

（2）密切观察生命体征，注意伤口敷料及引流液性状及有无出血，及时发现，及时处理。

（3）术后常规保留尿管，注意观察尿量和血尿的情况，如术后尿量过少或排出大量血尿，需及时通知医生进行处理。

（4）术后需准确记录出入量，并根据血、尿生化检查相应调整水和电解质的摄入量，防止水、电解质紊乱，减轻健侧肾脏负担。

（5）卧床期间鼓励患者进行床上活动，可向健侧翻身，鼓励患者咳嗽，及时将痰液排出，必要时2～3次／天行雾化治疗，防止发生肺部感染，促进肠蠕动，减轻腹胀。

（6）术后禁食6～8小时，如肠蠕动恢复良好，已排气，可逐步进食，忌食或少食易胀气的食物。

（7）可应用止痛泵，观察麻醉药品副作用及止痛效果，防止脱落。

六、肾结石护理常规

1. 术前护理。

（1）同泌尿外科一般护理常规。

（2）与患者建立良好的护患关系，以解除患者顾虑和恐惧，增强患者的信心。

（3）避免活动量大，结石位置变换，发生嵌顿，加重痛苦。如出现肾绞痛，可对症解痉止痛。

（4）肾结石合并重度肾积水时卧床休息。适当应用抗生素，嘱患者大量饮水，预防泌尿系统感染。

2. 术后护理。

（1）同外科一般护理常规术后护理，严密观察生命体征。

（2）术后留置肾盂造瘘管、尿管，给予妥善固定，尤其翻身活动时避免牵拉，以防脱出。密切观察尿液的颜色、量，当肾造瘘管引流液呈鲜红色血液，应及时通知医生，给予止血药物并夹闭肾盂造瘘管。

（3）保持肾造瘘管及尿管通畅，减轻肾体的张力，促进切口愈合；同时给予静脉营养，能进食者，鼓励进食高蛋白质易消化食物，促进组织修复。

（4）取石术后需足量尽早应用抗生素预防感染；同时应注意要补足液体量，增加尿量，达到冲洗的作用。

七、膀胱癌护理常规

1. 术前护理。

（1）同泌尿外科一般护理常规。

（2）评估患者营养状况，鼓励进食高蛋白、高维生素、易消化的食物。

（3）多巡视病房，加强护患间的沟通，解除思想顾虑。向尿路改道者讲解手术的必要性及术后自我护理的方法。

（4）术前1天口服果导片2片，术晨开塞露1支塞肛。全膀胱切除肠道准备需要术前3天开始禁食补液。术前2天开始肠道准备，予导泻药（合爽）口服，2次／天，直至解出无渣便。术前1天禁水。在进行肠道准备的过程中，嘱患者大量饮水，每日3000毫升左右，观察患者排便情况，如大便颜色、排便效果等。询问患者有无头晕、乏力，预防脱水发生，保证患者安全。

2. 术后护理。

（1）密切监测生命体征，每小时测量生命体征，如生命体征平稳可行半卧位。

（2）术后各种引流管较多，通常留置胃管、左右输尿管支架管、左右盆腔（或耻骨后）引流管，应分别标明，避免混淆。保持各种引流管通畅，妥善固定，防止移位和脱出。密切观察引流液的颜色、性质和量，详细记录24小时出入量。

（3）在巡视患者时经常挤压管道，保持通畅。必要时遵医嘱用0.9％生理盐水或5％碳酸氢钠间断冲洗，防止堵塞，碱化尿液，预防高氯性酸中毒。

（4）为保证足够的营养，常需静脉营养治疗。如用外周静脉输液，需要注意血管的选择保护，防止药液外渗，预防静脉炎的发生。

（5）督促患者进行床上活动，促进肠道蠕动，早日排气，术后禁食1～3天，肠蠕动恢复后，先进流质饮食，禁忌喝牛奶、豆浆等产气的食物，逐渐过渡到半流质饮食、软饭和普通饭。

（6）对膀胱癌术后者进行膀胱灌注化疗，化疗药物可预防或推迟肿瘤复发。膀胱灌注药物后需将药物保留在膀胱内，变换体位，俯、仰、左、右侧卧位以药物与膀胱黏膜充分接触，需要观察患者对化疗药物有无过敏反应。

八、前列腺增生症护理常规

1. 术前护理。

（1）同泌尿外科一般护理常规。

（2）鼓励患者多饮水，并注意记录患者排尿情况。

（3）了解患者心肺功能；了解患者排便情况，鼓励患者进高纤维食品，改善排便情况，习惯性便秘的患者可口服缓泻药物，保持排便通畅。

（4）配合手术治疗，口服5α-还原酶抑制剂，使前列腺腺体缩小，减轻充血，减少术中出血情况。

2. 术后护理。

（1）术后给予持续膀胱冲洗，应密切观察冲出液的颜色，冲洗速度依尿管引流液的颜色而调节。如为鲜红色，混有泡沫提示有手术创面出血的可能，调快冲洗速度，保持尿管通畅，避免血块堵塞。当创面大量出血，血压下降，脉搏增快，应给予止血药治疗，必要时手术止血。

（2）术后患者出现腹部张力增加、烦躁不安，提示有前列腺包膜受损的可能，及时通知医师，停止冲洗或手术放置耻骨后引流管，防止大量冲洗液被机体吸收，造成稀释性低钠血症。

（3）术后第1天进半流食，以易消化食物为宜，多吃水果、蔬菜，并嘱患者大量饮水，3000mL／天左右，使尿液排出增加，同时防止便秘，尽量不骑车不久坐，避免骑跨性动作，导致创面出血。

（4）手术当天冲洗期间，指导患者侧身活动，下肢屈腿运动，防止下肢静脉血栓及肺栓塞的发生。停止膀胱冲洗后，协助患者离床活动，注意观察患者有无呼吸困难等肺栓塞症状。

（5）拔除尿管后，患者发生一过性尿失禁，一般几日到1个月可自行恢复，向患者及家属解释清楚，减轻思想顾虑。个别患者尿失禁时间较长，可指导患者进行缩肛训练，并配合药物治疗，一般在半年至1年可恢复正常。

九、尿道下裂护理常规

1. 术前护理。

（1）同泌尿外科一般护理常规。

（2）术前3天开始，每日用肥皂水清洁阴茎冠状沟、阴囊皮肤各1次，并用络合碘棉球局部擦拭。勤换内裤，避免漏尿引起尿疹和皮肤溃烂。

（3）观察患者有无尿频、尿急等症状，如有应用抗生素积极治疗，防止泌尿系统感染。

2. 术后护理。

（1）同外科一般护理常规。

（2）妥善固定尿管，保持通畅；尿管同时起到支架作用，操作时注意保护尿管，防止活动时牵拉脱出。

（3）密切观察阴茎局部情况，阴茎头充血、水肿、颜色发绀等提示血运不佳，及时通知医师给予处理。

（4）观察引流尿液的性质、颜色及量。保持膀胱造瘘管通畅，避免从尿道排尿，保持伤口敷料干燥。活动时防止膀胱造瘘管脱出。术后10～12天拔除尿管，鼓励患者自行站立排尿，观察排尿出口和尿线。若排尿正常可于1～2天后拔除膀胱造瘘管，若排尿困难，通知医师尽早行尿道扩张术。

（5）鼓励患者多饮水，每日1500～2000毫升以上，肛门排气后进流食，减少粪便形成，以防污染伤口。给予高蛋白、高热量、高维生素、易消化饮食，保持大便通畅，必要时给予缓泻剂。

（6）用支被架支起棉被，减轻疼痛及污染伤口的机会。术后给予雌激素治疗7天，每晚口服己烯雌酚1毫克，防止阴茎勃起而造成伤口疼痛和出血，影响伤口愈合，必要时给予止痛剂。

（7）术后1～2个月内限制剧烈活动，防止伤口裂开。术后1个月后复诊，行预防性尿道扩张1次，有尿道狭窄者定期行尿道扩张，有尿瘘者于术后半年修补。如有异常（尿线变细、尿漏等），及时就诊，以免造成尿道狭窄。

十、精索静脉曲张护理常规

1. 术前护理。

（1）同泌尿外科一般护理常规。

（2）鼓励患者接受治疗的信心和勇气，向患者讲解有关疾病的一般知识及手术前后的注意事项，可解除焦虑。

2. 术后护理。

（1）同外科一般护理常规。

（2）定时监测生命体征的变化；观察伤口情况，有无渗血。

（3）术后用沙袋压迫伤口24小时，托高阴囊，第3天可下地活动。

（4）指导患者术后3个月复查。

十一、睾丸肿瘤护理常规

1. 术前护理。

（1）同泌尿外科一般护理常规。

（2）给予富有高热量、高蛋白、高维生素的食物，绝对戒烟和禁止酗酒，避免食用刺激之物。

（3）树立战胜癌症的坚定信念，避免情绪波动，保持心情舒畅，合理安排生活起居，维持患者生存的希望。

（4）睾丸切除术肠道准备：术前1天口服果导片2片，术晨开塞露1支塞肛。根治性睾丸切除术行腹腔镜腹膜后淋巴结清扫术者，术前3天开始禁食补液。术前2天开始肠道准备，予导泻药（合爽）口服，2次／天，直至解出无渣便。术前1天禁水。

2. 术后护理。

（1）同外科一般护理常规。

（2）术后注意观察伤口有无渗血，及时通知医生给予换药。保持尿管通畅，观察尿液的量与颜色。

（3）多进食高蛋白、高维生素、营养丰富的食物，促进身体康复。

（4）加强巡视患者，多关心患者，鼓励患者早日战胜疾病，增加信心。根据医嘱术后进行复查，早期发现有无转移灶症状。

十二、包皮环切术护理常规

1. 术前护理。

（1）同泌尿外科一般护理常规。

（2）向其讲解疾病的相关知识，减轻恐惧感。

2. 术后护理。

（1）给予床上支被架，指导患者排尿时避免尿液浸湿伤口敷料，导致伤口感染；如敷料潮湿及时通知医生给予更换。术后3天卧床休息，减少活动。

（2）指导患者及时排尿，术后穿宽松棉质内裤，避免龟头摩擦衣物后阴茎勃起影响伤口愈合。

（3）术后遵医嘱使用抗生素控制感染，隔日换药1次；如切口有轻微疼痛，可口服止痛药物。

（4）术后1周内禁止饮酒和及辛辣等刺激性食物。

（5）术后保持心情稳定，30～40天内禁止同床，以防伤口裂开。

十三、勃起功能障碍护理常规

1. 保护隐私，注意语言方式，体贴，关心，尊重患者，指导性知识。

2. 遵医嘱用药，并观察不良反应。保持会阴部清洁，勤换内裤，不穿过紧的裤子。

3. 消除引起ED的危险因素，戒烟酒及辛辣刺激食物，男性应该多吃狗肉、羊肉、羊肾等动物内脏，提高性欲。

4. 积极进行体育锻炼，增强体质，并且注意休息，调整中枢神经系统的功能失衡。

十四、睾丸炎及附睾炎护理常规

1. 急性期护理。

（1）卧床休息，托高阴囊。

（2）早期局部冷敷，后期热敷或频谱照射。按时应用抗生素。

（3）发热者多饮水，必要时补液。给予清淡易消化、营养的食物，忌辛辣刺激食物。

（4）同情理解患者，增强信心，取得配合。

2. 术后护理。

（1）测体温、心率、脉搏、血压，每6小时1次，直到平稳。

（2）术后卧床休息，协助患者托高阴囊。

（3）保持伤口清洁干燥，术后3天伤口频谱照射。

十五、男性不育症附睾穿刺及睾丸活检术护理常规

1. 附睾穿刺前护理。

（1）评估营养情况，鼓励进高蛋白，高维生素饮食，含锌高的食物，提高精子活力。

（2）讲解穿刺手术的相关知识，加强护患沟通，消除顾虑。

（3）术前0.1%活力碘局部涂擦，有感染者遵医嘱合理使用抗生素。

2. 附睾穿刺后护理。

（1）术后24～72小时内要严密观察穿刺点敷料情况，有问题及时通知医生。

（2）观察体温，遵医嘱合理使用抗生素。

（3）给予卧床休息3天，抬高阴囊，术后禁止过早下床，减少走路及体力劳动。

（4）禁辛辣刺激性食物，术后1～2月限制剧烈活动。

3. 睾丸活检术后护理。

（1）给予绝对卧床休息3天，抬高阴囊，术后禁止过早下床，减少走路及体力劳动。

（2）同附睾穿刺后护理。

第六章 心胸外科疾病护理

第一节 心脏疾病病人的护理

一、先天性心脏疾病患者的临床表现

人胚胎发育时期，由于心脏及大血管的形成障碍而引起的局部解剖结构异常，或出生后应自动关闭的通道未能闭合（在胎儿属正常），称为先天性心脏疾病。先天性心脏疾病的临床表现如下。

1. 心力衰竭 由于肺循环、体循环充血、心排血量减少所致。患者面色苍白、憋气、呼吸困难和心动过速，心率每分钟可达160～190次，血压常偏低，可听到奔马律。肝大，但外周水肿较少见。

2. 发绀 其发生是由于右向左分流而使动、静脉血混合，在鼻尖、口唇、指（趾）甲床最明显。

3. 蹲踞 患有发绀型先天性心脏病的患者，特别是法洛四联症的患者，常在活动后出现蹲踞体征，这样可增加体循环血管阻力从而减少心隔缺损产生的右向左分流，同时也增加静脉血回流到右心，从而改善肺血流。

4. 杵状指（趾）和红细胞增多症 发绀型先天性心脏病几乎都伴杵状指（趾）和红细胞增多症。

5. 肺动脉高压 表现为发绀、红细胞增多症、杵状指（趾）、右心衰竭征象，如颈静脉怒张、肝大、周围组织水肿。

6. 发育障碍 先天性心脏病患者往往发育不正常，表现为瘦弱、营养不良、发育迟缓等。

7. 辅助检查心电图、胸部X射线和超声心动图检查 可以明确多数简单先天性心脏畸形的诊断。但复杂的先天性畸形，为了明确病理解剖和血流动力学改变，还需进行心导管、心血管造影、CT、磁共振成像，才能明确诊断。

二、先天性心脏病患者的术后护理

1. 做好患者病情交接 患者返回重症加强监护病房（intensive care unit，ICU）后尽快连接好呼吸机、心电监护仪、微量泵等监护仪器，查看各种管道的固定情况。同时

和手术医生、麻醉师、手术室护士做好病情交接，了解手术方式、体外循环转机时间和阻断时间、术中情况及用药。

2. 呼吸系统监护　术后应用呼吸机辅助通气，要确保患者充分镇静，防止气管插管脱出，防止因剧烈活动而致的耗氧量增加。经常听诊两肺呼吸音，观察双侧胸部呼吸动度是否一致，根据肺部听诊掌握吸痰时机。患者神志清醒，自主呼吸有力，咳嗽反射好，血流动力学稳定，血气分析正常，引流液不多，胸片正常，可逐步减少辅助呼吸次数，直至脱机，改为面罩吸氧或双鼻吸氧管吸氧。在病情允许的情况下，除了定时翻身拍背之外，还应鼓励患者早期下床活动，以增加肺活量，减少肺部并发症的发生。

3. 循环系统监护　术后常规给予心电监护及有创或无创血压监测，静脉应用强心利尿药物。遵医嘱通过补液及应用血管活性药物使术后早期血压维持在收缩压80～100mmHg（10.64～13.30千帕），舒张压50～60mmHg（6.65～7.98千帕），根据血压变化随时调整药物剂量及输液速度，保持血管功能稳定，维持良好的血压和末梢灌注是患者术后恢复的重要条件。

4. 体温检测　术后常规采用肛温作为体温检测的指标。低温的新生儿、低体重的小婴儿可以使用暖箱或辐射台。反应性高热的小婴儿以物理降温为主，可用冷水袋、温水擦浴等。术后低温会使患者出现微循环灌注不良，增加左后心后负荷，对心功能恢复不利；高温则增加心脏负担和全身耗氧量。

5. 肾功能检测　尿量能直接反应术后肾脏灌注及肾功能状况，也是反应心功能和组织灌注是否良好的重要指标之一。应每小时记录一次尿量，并密切观察尿色、量及性质，一旦出现血红蛋白尿，立即利尿、碱化尿液等处理。

6. 出凝血时间检测　体外循环术中要肝素化，转机时凝血因子被破坏，术后要检测激活全血凝血时间，观察心包纵隔引流管引流量及切口有无渗血。

7. 营养支持　术后可留置胃管进行胃肠减压引流，注意其色、质、量。气管插管拔除后6小时后可进食水，确保患者无呕吐、呛咳及胃内潴留后可循序渐进地恢复正常饮食。对于术后禁食超过2～3天者，需肠外营养或静脉营养以保证热量。

8. 维持水电解质和酸碱平衡　术后早期，严格控制静脉补液量和钠盐的摄入，改善心肺功能。定时监测动脉血气分析，维持钾、钠、钙等电解质在正常水平，避免酸中毒和碱中毒。

9. 心理护理　先天性心脏病患者术后住在监护室，由于陌生的环境和手术的创伤，对患者心理影响较大，故做好患者的心理护理，增加患者安全感，对于术后恢复具有重要意义。

三、先天性心脏病患者术后常用的监护技术

1. 呼吸系统护理。
2. 循环系统护理。

3. 婴幼儿保暖与降温。

4. 婴幼儿喂养。

5. 口腔、鼻咽及眼睛的护理。

6. 气管出血。

四、肺动脉高压的临床分型

肺动脉高压是左向右分流先天性心脏病患者常见的一种严重并发症，通常的诊断标准是肺动脉收缩压>30mmHg（3.99千帕）和／或肺动脉平均压>20mmHg（2.66千帕）。临床分型分为动力型、阻力型、动力及阻力混合型三种类型。

五、肺动脉高压患者的护理要点

1. 术前保持安静的休息环境，遵医嘱给予强心利尿药物，积极控制呼吸道感染，密切观察病情变化。

2. 术后早期呼吸机辅助期间，给予充分镇静，保证充分氧供。保持呼吸道通畅，必要时吸痰，时间不能过长，防止因缺氧导致肺动脉痉挛，甚至出现心搏骤停，吸痰后要给吸氧，增加通气量。可用漂浮导管监测肺动脉压力的变化，来指导术后治疗工作。必要时可给予钙拮抗药、前列环素和一氧化氮气体吸入。

六、房间隔缺损患者手术并发症及其术后护理要点

房间隔缺损因左、右心房之间的间隔先天性发育不全，遗留缺损而导致的存在于两心房之间的异常通路，房间隔缺损患者的术后并发症包括急性左心衰，低心排血量综合征，心律失常和残余分流，术后护理包括以下几点：

1. 按全麻、低温体外循环术后常规护理。

2. 维护左心功能限制输液速度和量，检测中心静脉压，预防急性肺水肿。

3. 应用血管扩张药物降低心脏后负荷改善心功能。

4. 动态心电监护，维持电解质和酸碱平衡，防止心律失常发生。

七、房间隔缺损患者的临床表现

1. 症状 继发孔缺损多至青年期才开始出现症状，主要为劳累后气促、心悸、心房颤动；右心衰竭或呼吸道感染。原发孔早期为明显的肺动脉高压和右心衰竭。右向左分流者，发绀或杵状指（趾）。

2. 体征 右心室明显肥大，病人左侧前胸略隆起，心搏动增强；肺动脉瓣区可听到2～3级吹风样收缩期杂音，伴第2音亢进、分裂。

八、室间隔缺损患者的临床表现

室间隔缺损是胎儿期室间隔发育不全所致的心室之间形成的异常交通。临床表现包括：

1. 室间隔缺损小、分流量小者，一般无明显症状。

2. 缺损大者在出生后即出现症状，表现为反复发生呼吸道感染、充血性心力衰竭、喂养困难和发育迟缓。能度过婴幼儿期的较大室间隔缺损则表现为活动耐力较同龄人差，劳累后气促、心悸，甚至出现发绀和右心衰竭。

3. 胸骨左缘第2～4肋间能扪及收缩期震颤，并闻及Ⅲ级以上粗糙响亮的全收缩期杂音。

九、动脉导管未闭

动脉导管未闭是主动脉和肺动脉之间的先天性异常通道，位于降主动脉峡部与肺动脉根部之间。粗细长短不等，大多外径10毫米左右，长约6～10毫米。

十、动脉导管未闭临床表现

1. 症状　导管细、分流量小者，可无自觉症状。导管粗、分流量大、肺充血、感冒、呼吸道感染、发育不良。

2. 体征　胸骨左缘第二肋间听到响亮粗糙连续性机器样杂音，向左锁骨下窝或颈部传导，局部触及震颤。

3. 周围血管体征　脉压增宽，颈部血管搏动增强，四肢动脉可触到水冲脉，听到枪击音。

十一、三种畸形的鉴别

	房缺	室缺	动脉导管未闭
发病率	25%～30%	20%～30%	15%
性别	女＞男	男＞女	女＞男
血压	正常	正常	胸骨左缘第2肋间响亮连
心脏杂音	胸骨左缘第2～3肋间，2～3级收缩期杂音，喷射性，较少震颤	胸骨左缘第3～4肋间，3～4级收缩期杂音，多伴有震颤，传导广泛	续粗糙的杂音，常有震颤，放射性传导，可有水冲脉及毛细血管搏动阳性，枪击音
X线检查	心脏扩大，右房右室为主，肺野充血，肺门舞蹈	心影正常或轻度扩大，可有左右室均扩大，肺野充血，肺门舞蹈较少见	心脏中等至重度扩大，以左室为主，肺动脉段凸出，肺门舞蹈

十二、法洛四联症的组成及严重程度

法洛四联症是包括肺动脉狭窄、室间隔缺损、主动脉骑跨和右心室肥厚在内的联合心脏畸形，是常见的复杂的发绀型先天性心脏病。法洛四联症的病情严重程度主要取决于肺动脉狭窄的程度。

十三、法洛四联症患者的临床症状和体征

（一）临床症状

1. 发绀　由于动脉血氧饱和度降低，新生儿即可发绀，哭闹时更为显著，且随年龄增大而逐年加重。

2. 气促和呼吸困难　严重者常在活动后突然呼吸困难，发绀加重，出现缺氧性昏厥和抽搐，甚至死亡。

3. 蹲踞　蹲踞是本病特征性姿势，蹲踞时发绀和呼吸困难有所减轻。

（二）临床体征

1. 多伴发育障碍，口唇、指（趾）甲床发绀、杵状指（趾）。
2. 胸骨左缘第2～4肋间能扪及震颤，并闻及Ⅱ～Ⅲ级喷射性收缩期杂音。
3. 肺动脉瓣区第二心音减弱或消失，严重肺动脉狭窄者，杂音很轻或无杂音。

（三）最突出特征

发绀是法洛四联症最突出特征，多发生在婴幼儿时期，口唇及甲床明显。

十四、法洛四联症患者的术后护理

1. 加强呼吸系统监护，防止灌注肺发生。灌注肺是法洛四联症根治术后的严重并发症，表现为进行性呼吸困难、发绀、血痰和难以纠正的低氧血症。患者使用呼吸机辅助呼吸，密切监测呼吸机各项参数，尤其是气管压力的变化。保持呼吸道通畅，及时吸出呼吸道分泌物，吸痰过程中充分镇静。严格限制入量，根据血浆胶体渗透压的变化，按医嘱补充血浆及白蛋白。

2. 加强循环系统监护，防止低心排血量综合征。低心排血量综合征是法洛四联症根治术后的常见并发症。

3. 防止出血及心脏压塞征，监测患者术后激活全血凝固时间，观察心包纵隔引流管引流量及切口有无渗血。术后经常挤压引流管，特别是术后12小时内，每15～30分钟挤压1次，应用止血药物后需特别注意挤压引流管，以免管口被血凝块堵塞造成心包压塞。怀疑心包压塞时，应马上做好二次开胸准备。

十五、冠状动脉心脏病

冠状动脉性心脏病简称冠心病，是一种常见的心脏病，指各种原因造成冠状动脉管腔狭窄，甚至完全闭塞，使冠状动脉不同程度的血流减少，心肌血氧供应与需求失去平衡而导致的心脏病，又称缺血性心脏病。

十六、心绞痛分类

1. 劳力性心绞痛。①初发劳力性心绞痛。②稳定型心绞痛。③不稳定性心绞痛。
2. 自发性心绞痛。

3. 心肌梗死。

十七、心绞痛临床分级

Ⅰ级：一般体力活动，如步行或上楼梯等，不引发心绞痛，但重度或快速运动或长时间劳累，即发生心绞痛。

Ⅱ级：一般活动受限制，例如快步行走或上楼梯、上坡、逆风遇冷或情绪严重激动，可引发心绞痛。

Ⅲ级：一般体力活动严重受限，例如一般速度上一层楼，或平地步行300～500米等。

Ⅳ级：不能从事任何体力活动，甚至安静状态下也有心绞痛发作。

十八、冠心病术前护理

1. 详细了解病人病情，明确身体状况，判断手术耐受力。
2. 提供良好环境。
3. 高血压、糖尿病患者，术前应控制。
4. 服用洋地黄及钙离子通道阻滞剂者，术前36小时停药。
5. 长期服用华法林者，48～72小时停药。
6. 术前应用对心肌无抑制作用的镇静剂，术前一天用抗生素。
7. 术前检验两周，教会病人深呼吸，有效咳嗽，说明术后翻身的重要性。
8. 稳定情绪。

十九、冠心病术后护理

1. 保持合适的体位。
2. 呼吸机辅助呼吸4～6小时，根据动脉血气分析及心功能情况逐渐脱离呼吸机并拔除气管插管。
3. 监测。
4. 术后立即摄胸片，了解心及肺部情况，同时也可了解中心静脉压（central venous pressure，CVP）与气管插管、引流情况。
5. 维持水、电平衡。
6. 术后保持适当尿量。
7. 术后次日口服阿司匹林。
8. 术前给予钙离子阻滞剂或β-受体阻滞剂者，术后继续服用。
9. 术后去大隐静脉处用弹力绷带包扎，次日活动。
10. 饮食。
11. 早日活动。

二十、冠状动脉旁路移植患者的术后护理

1. 持续心电监护　每天做全导心电图，观察T波及ST-T改变，观察各种原因引起的心肌缺血，防止围手术期心肌梗死。

2. 持续有创血压监测　术后维持适合患者自身的血压，参考患者术前血压，术前合并高血压的患者术后血压控制在不低于术前血压的20～30mmHg（2.66～3.99千帕）。使用血管活性药物时注意从中心静脉独立通道泵入，速度均匀恒定，避免意外中断或加快。因为老年患者周围血管弹性差，外周血管收缩能力差，应密切观察血压、脉搏、心率变化，防止血压骤降骤升。血压过低影响脑、肾血流量和冠状动脉的血流通畅，血压过高可引起冠脉吻合口破裂出血、脑血管意外等。

3. 监测体温　末梢循环术后早期积极复温，注意保暖。发热时及时采取降温措施。

4. 注意呼吸道管理　术后应用呼吸机辅助呼吸，视患者血气分析值、肺功能等选择潮气量、呼吸比、吸入氧浓度及呼吸频率。呼吸机使用期间，遵医嘱给予镇静剂，以减轻心脏的负荷。拔除气管插管后给予面罩给氧，及时帮助患者拍背，咳痰及雾化吸入，防止肺不张和肺水肿。

5. 肾功能维护　通过尿量、生化检测判断肾功能，有肾功能损害者，注意血钾监测。

6. 监测血糖　术后应每2～4小时监测血糖一次，对于糖尿病患者遵医嘱做好餐前、餐后血糖的监测，及时将血糖控制在正常的范围内。

7. 患肢护理　术后早期应抬高患肢，用弹力绷带扎紧术侧肢体，减少肢体水肿。并注意观察取血管处有无渗血、出血、肿胀，观察足背动脉血运是否良好，注意取血管处皮肤的颜色、湿度、温度，以了解足背及血管供血情况，防止发生动脉栓塞。

8. 鼓励患者早期活动　冠心病患者的血液黏滞度高，易发生深静脉栓塞。可轮流抬高下肢，有利于静脉回流。

9. 注意患者心理护理。

二十一、瓣膜性心脏病的致病因素

瓣膜性心脏病是指在心脏瓣膜存在结构上或功能上的异常，常见的致病因素有先天性发育不全，三尖瓣闭锁，先天性二尖瓣狭窄，二尖瓣关闭不全，后天因素有风湿热，感染性心内膜炎，二尖瓣脱垂等。

二十二、二尖瓣狭窄的临床表现

1. 症状　取决于狭窄程度。轻者静息时无症状、重者可出现气促、咳嗽、咯血、发绀等症状。

2. 体征　二尖瓣面容，脉律不齐（心房颤动），心尖区扪到舒张期震颤，闻及舒

张期隆隆样杂音。左心衰，肺水肿、右心衰。

二十三、二尖瓣关闭不全的临床表现

1. 症状　病变轻无明显症状。病变重或病程长可出现乏力、心悸、劳累后气促。

2. 体征　心尖区可听到全收缩期杂音，向左侧腋中线传导。肺动脉瓣区第二音亢进，第一音减弱或消失。晚期病人可出现心衰等体征。

二十四、主动脉瓣病变（AS）病理生理及典型症状

主动脉瓣病变病理生理：AS→左室排血受阻→后负荷↑→心肌细胞肥大→心脏增大、收缩力↓→左心衰→肺V压↑→肺水肿→右心衰。AS→体循环、冠脉供血不足→心肌纤维化。

主动脉瓣病变典型症状：晕厥、心绞痛、左心衰、传导阻滞、右心衰。

二十五、主动脉瓣关闭不全（AI）的病理生理

主动脉瓣关闭不全的病理生理：AI↑→血液返流→容量负荷↑→心脏扩大→心肌肥厚→耗氧量↑、顺应性↓→左心衰→肺V压↑→右心衰。

二十六、心腔内黏液瘤患者的临床表现

心腔内黏液瘤是最常见的心脏原发性肿瘤，占所有心脏肿瘤的50%以上，多数有瘤蒂且多与房间隔左房面相连，黏液瘤也可发生在其他心腔，成人多见。心腔内黏液瘤患者的临床表现包括以下几点。

1. 血流动力学紊乱　心腔内黏液瘤体积增大引起血流障碍，患者出现心悸、气短、端坐呼吸、晕厥和咯血等症状。

2. 动脉栓塞　肿瘤碎屑随血流漂动引起栓塞，体循环栓塞常发生在脑血管，引起昏迷、偏瘫、失语等症状。

3. 全身症状　患者出现发热、消瘦、贫血、食欲不振、乏力、血沉增快等全身表现，一般手术摘除肿瘤后，症状可缓解或消失。

二十七、主动脉瘤疾病分类及常见病因

主动脉瘤是指主动脉壁变形破坏后，形成的异常扩张和膨大部分。根据病因和病变的不同，分为真性动脉瘤（即动脉瘤）、假性动脉瘤和主动脉夹层动脉瘤三类。

常见的病因包括：

（1）动脉粥样硬化。

（2）主动脉囊性中层坏死，可能为先天性病变。

（3）胸部创伤形成创伤性动脉瘤。

（4）细菌性感染，常继发在感染性心内膜炎的基础上。

（5）梅毒患者的主动脉壁弹性纤维被梅毒螺旋体逐渐破坏，形成动脉瘤。

二十八、体外循环

将回心的静脉血从上、下腔静脉或右心房引出体外，在人工心肺机内进行氧合和排出二氧化碳，气体交换后，再由血泵输回体内动脉继续血循环。

二十九、体外循环后的病理生理变化

代谢变化，代酸、呼碱；电解质失衡，低钾；血液改变，红细胞、血小板破坏；肾功能减退；肺功能减退；脑功能障碍。

三十、低温麻醉的分类

低温麻醉：通过降低体温来降低全身各脏器组织的代谢活动、减少耗氧量和增强一些重要脏器的组织细胞对缺氧的耐受性，从而满足在心脏大血管手术时需暂时性阻断血液循环的需要。分类如下：

（1）浅低温 30～35℃。

（2）中低温 25～30℃。

（3）深低温 <25℃。

第二节　脓胸疾病病人的护理

一、脓胸

胸膜腔内的化脓性感染。

二、脓胸的分类

1. 病理发展过程　急性和慢性脓胸。

2. 致病菌　化脓性、结核性和特异病原性脓胸。

3. 感染波及的范围　局限性脓胸和全脓胸。

三、急性脓胸的病因

1. 多为继发感染，最主要的原发病灶是肺部。

2. 致病菌侵入胸膜腔并引起感染的途径直接由化脓病灶侵入胸膜腔；外伤、异物、手术污染等；淋巴途径；血源性播散。

四、慢性脓胸的病因

急性脓胸未及时治疗或处理不当；脓腔内有异物存留；合并支气管或食管瘘而未及时处理；与胸膜腔毗邻的慢性病灶感染的反复传入；有特殊病原菌存在。

五、急性脓胸患者的临床表现及处理方法

（一）临床表现

继发于肺部感染的急性脓胸往往是在肺部感染症状好转以后，又再次出现高热、胸痛、呼吸困难、咳嗽、全身乏力、食欲不振等症状，患者常呈急性病容，不能平卧或改变体位时咳嗽，严重时可出现发绀。患侧呼吸运动减弱，肋间隙饱满、增宽，叩患侧呈实音并有叩击痛，如为左侧积液心浊音界不清，如为右侧积液则肺肝界不清；纵隔向健侧移位，气管偏向健侧，听诊患侧呼吸音减弱或消失或呈管性呼吸音，语颤减弱。局限性包裹性脓胸的阳性体征多不典型，仅在病变局部有某些阳性体征，不易发现。

（二）治疗原则

对于早期包裹性脓胸可行胸腔镜检查，打开分隔，清除肺表面纤维膜，准确放置引流管。营养支持疗法可改善机体营养状况，提高机体抵抗力。

急性脓胸患者的治疗原则包括控制感染、排除脓液、全身支持治疗三个方面。

1. 控制感染　根据胸腔穿刺抽取液所做病原菌及药敏实验，选用有效足量的抗生素，以静脉给药为好，观察疗效并及时调整药物和剂量，以便尽快控制病情。

2. 排除脓液　排除脓液是脓胸治疗的关键。一岁以下的婴幼儿可用穿刺及胸腔内注入抗生素治疗，多可获得满意效果。年龄大于一岁的患者，应尽早施行胸腔闭式引流、胸腔穿刺或介入性治疗等方法排尽脓液，促使肺早日膨胀。

（1）胸腔闭式引流：急性脓胸发病快，积液多且黏稠，病情危重，有中毒症状者，胸腔穿刺后积液又迅速生成时需行胸腔闭式引流；合并有支气管胸膜瘘或食管胸膜瘘的脓气胸，也需行胸腔闭式引流。胸腔闭式引流可用套管穿刺置管法在局麻下切开皮肤约0.5厘米，将套管经肋间刺入胸腔，退出金属芯，经外套管送入引流管，再退出外套管，皮肤固定并连接引流瓶。此法操作简便，但放入的引流管受外套管的限制，一般都比较细，引流不通畅，不能满足治疗脓胸的需要，另外在退出外套管的时候，会造成引流管周围污染而引起感染，使引流管周围的密封性减退甚至消失，因而使肺的复张受到一定影响。肋间切开插管引流法局麻后切开皮肤约2厘米，用止血钳钝性分离各层肌肉，直达胸腔，再用弯止血钳夹住引流管前端，直接插入胸腔。此法可以插入较粗的引流管，但是操作较复杂，需有一定的解剖知识和经验。近年来，各种型号的胸腔闭式引流专用引流管得到广泛应用，此法是在局麻下切开皮肤1厘米，然后用专用引流管直接插入胸腔，达到一定深度后退出针芯，固定并连接引流瓶即完成胸腔闭式引流操作。此法方便快捷，引流管周围无污染，引流管的粗细可以根据需要随意选择，如脓液稠厚，可放置粗大的引流管。术后定期行X射线检查，随时调整引流管；保证引流通畅，鼓励患者多下地活动。每天记录引流量用以比较。如脓液黏稠，可经引流管壁打洞向管腔内另置入一口径2~4毫米的细塑料管达脓腔内，每天经此管滴入2%甲硝唑液或无菌生理

盐水500毫升进行冲洗，既可使脓液稀释便于引流又可保持引流管通畅。引流两周后可用无菌生理盐水测量脓腔，以后每周一次，待脓腔缩小至50毫升以下时即可剪断引流管改为开放引流，至脓腔缩到10毫升左右即可更换细管，逐步剪短直至完全愈合。

（2）胸腔穿刺术：部分急性脓胸的早期，脓液稀薄，经胸腔穿刺很容易抽出脓液。只要选好穿刺部位，均能穿刺成功。穿刺医生需了解脓胸的范围并在透视下确定胸穿部位，如果是局限性脓胸，应先取脓腔直径最大的部位进行穿刺。如果是全脓胸多选在腋后线第7肋间。穿刺时应让患者采取舒适体位，一般采取半坐位或坐在小桌前，双臂趴在桌上，以避免患者过于疲劳，并利于穿刺操作。采用2%普鲁卡因或利多卡因局部麻醉。穿刺针要选择18～22号的粗大针头，长度要5厘米以上，否则难于刺穿胸壁。穿刺要沿肋骨上缘进针，以避免损伤肋间神经血管，针尖一般指向患者的后上方，使针尖进入胸腔后贴近于胸壁，这样不易损伤肺组织。在针尖进入胸腔大量抽液之前，可将针再推入0.5～1厘米，并使针尖的斜面朝向胸壁，这样可以避免穿刺过程中针尖脱出胸腔，也可避免肺组织膨胀后阻塞针尖，便于将液体抽净。每次胸腔穿刺时均应尽可能将脓液抽净，并在抽净脓液之后，经穿刺针向胸腔内注入适量敏感抗生素。部分脓胸经反复胸腔穿刺及全身治疗可以治愈。由于致病菌不同，脓液黏稠，不易经穿刺针抽出时，可以在穿刺时经穿刺针进胸腔冲洗，在抽出部分脓液后，注入等量的生理盐水或2%碳酸氢钠溶液及溶纤维素药物，如胰蛋白酶等，反复冲洗，直到抽出液变清亮为止。注意每次注入的冲洗液量，不要超过抽出的液体的总量，以免造成胸腔内压力增高，使脓液扩散到其他部位，引起感染播散。胸腔穿刺法不易彻底治愈脓胸的原因是随着病情的逐渐好转，脓腔越来越小，穿刺定位越来越困难，有时会残留部分脓腔不能彻底消除。

（3）介入性治疗：有一些患者脓胸发生的部位不便放置胸腔闭式引流管道，可借用血管穿刺置管方法，行脓腔置管引流冲洗，获得满意疗效。用2%普鲁卡因或利多卡因局部麻醉后，用静脉穿刺针刺入脓腔，抽出脓液，证实针尖确在脓腔内后，放入金属导丝退出静脉穿刺针，沿金属导丝放入心血管造影用的猪尾形导管，经导管抽脓并反复冲洗，还可以注入抗生素及溶纤维素药物。此方法的优点是导管细且柔软，患者痛苦小，不影响平卧；导管前端为猪尾状，不会损伤组织，因此可以放心大胆地推进，而将脓腔内的纤维素分隔打开，使其成为一个脓腔便于引流；导管不透X射线，便于在透视下观察脓腔的大小；脓腔在治愈过程中逐渐缩小，导管可逐渐退出，但只要仍能抽出脓液就证实导管仍在脓腔之中，克服了反复胸腔穿刺到最后不易找到脓腔的困难；导管细，脓胸治愈后拔管时无须换药。

3. 全身支持治疗　鼓励患者进食饮水，注意补充电解质，多进高热量、高维生素、高蛋白饮食，病情危重体质虚弱的患者应给予静脉补液，必要时输入静脉营养、血浆、白蛋白或少量多次输入新鲜血液，以纠正贫血并增强抵抗力，促进早日恢复。

六、慢性脓胸患者有哪些临床表现及处理方法

（一）临床表现

急性脓胸治疗不彻底，病程超过6周，脓液黏稠并有大量纤维素，这些纤维素沉积在脏壁两层胸膜上，形成很厚的胸膜纤维板，限制肺组织的膨胀，脓腔不能进一步缩小，即形成慢性脓胸。慢性脓胸所形成高度增厚的胸膜纤维板、机化固定、胸廓塌陷、肋间隙变窄、肺活动受限，严重影响肺功能。大量脓液形成及持续发热的消耗，使患者呈现慢性消耗性的全身中毒症状，如低热、乏力、食欲不振、消瘦、营养不良、贫血、低蛋白血症等。重者表现为恶病质；有支气管胸膜瘘者，咳大量脓痰，且与体位有关；合并皮肤瘘时，有脓液自瘘口外溢。查体可见患侧胸廓下陷、肋间隙窄、呼吸运动减弱或消失，叩诊呈实音，纵隔向患侧移位，呼吸音减弱或消失，脊柱侧弯，杵状指（趾）。

（二）治疗原则

慢性胸患者多需要手术治疗，清除异物，消灭脓腔，尽可能多的保存和恢复肺功能。术前应适当补充营养，纠正低蛋白和贫血，少量多次输血，增强患者抵抗力，选用有效抗生素，控制感染。

1. 胸膜纤维板剥脱术　胸膜纤维板剥脱术是剥脱壁层及脏层胸膜增厚的纤维板使肺组织从纤维板的束缚下游离出来，重新复张，胸壁恢复呼吸运动，消灭脓腔，保持胸廓的正常形态的手术。

（1）手术适应证：血气胸治疗不当或延误治疗，胸部积血或血肿机化，纤维素膜形成或纤维板形成，或形成包裹性积液；脓胸经治疗后，脓腔仍存有高度纤维化；病程>3个月，肺压缩面积>50%者；肺内无空洞、活动性病灶、广泛纤维性病变，肺组织能够扩张者。

（2）手术方法：手术全麻气管内插管下进行，取后外侧切口，切开皮肤、皮下组织、肌肉后，切开骨膜，去除第5或第6肋，切开肋骨床，沿胸膜外间隙钝性剥离胸膜纤维板，剥开一定范围以后，用胸廓牵开器撑开切口及肋间隙，剥离胸膜纤维板，直到将全部胸膜纤维板剥除，脏壁两层胸膜纤维板反折部位有时不易辨认，可以把脓腔切开，将脓液及纤维素等清除，再仔细将脏层纤维板剥除，脏层纤维板的剥除往往比较困难，原发病灶部位剥离最为困难，为避免损伤肺组织可将部分纤维板剩下后，仅用刀刃将其余部分纵横划开呈网格状，减少对肺组织的束缚，以利肺的复张。手术中应仔细止血并缝合较大的肺漏气部位。手术失败的主要原因往往是血胸和肺漏气严重。术后放置两根粗大的引流管，一上一下，保持引流通畅，必要时术后引流管加负压吸引，可有效地预防或减少并发症的发生。

2. 胸廓成形术　胸廓成形术是将部分肋骨切除，使胸廓塌陷，压缩消灭脓腔的手

术。治疗脓胸用的是胸膜内胸廓成形术，切除数段肋骨，切开胸腔。

（1）手术适应证：胸廓成形术适用于肺内有病变，如严重的肺纤维化改变、结核病变、支气管扩张等，以及有支气管胸膜瘘的患者。

（2）手术方法：手术在全麻下气管内插管进行，如果有支气管胸膜瘘，应该双腔插管，避免术中血液经瘘口进入支气管引起病变播散。手术切口根据脓胸范围和部位来确定，全脓胸时一般先切除第5或第6肋，经肋骨床切开增厚的胸膜纤维板进入脓腔，吸除脓液及坏死组织，根据脓腔的大小再去除相应的肋骨及壁层胸膜纤维板，刮掉脏层胸膜纤维板上的肉芽组织，仔细止血并冲洗干净，根据脓腔大小安放1~2根甚至可放多根引流管，以利充分引流。松松地间断缝合切口肌肉和皮肤，然后用棉垫和多头胸带加压包扎，使胸壁的肌肉及肋间肌（包括肋骨骨膜及肋间神经血管）一起与脏层胸膜纤维板紧密贴合不留任何残腔。术后加强抗生素治疗，引流管要多放几天，至完全没有渗液外溢时再拔除，一般在术后两周左右。加压包扎一般要求5周左右。过早解除包扎会使胸壁软组织浮起而出现残腔，导致手术失败。这种改良的手术方法较原来的胸膜外胸廓成形术将胸壁肌肉、肋间肌及肋间神经血管一并切除的方法创伤小，术后仍有神经支配和血液供应，避免了术后胸壁麻木及畸形过于严重的缺点。由于胸膜外胸廓成形术不去除壁层胸膜纤维板，常不能彻底消灭脓腔而使手术失败，已很少采用。

胸廓成形术一般要求切除脓腔范围以外上下各一根肋骨，长度要求超过脓腔范围2~3厘米，如果脓腔大，手术可分期进行，第一次手术只去除第2至第6肋，二期手术时再去除第7至第10肋，以免一次手术创伤过大，患者术后恢复困难。

3. 胸膜全肺切除术　慢性脓胸合并广泛肺内疾病，如结核空洞、支气管扩张或支气管狭窄等时，胸膜剥脱术、胸廓成形术均不适用，反而会使肺内疾病恶化，此时如果健侧肺组织没有病变，则可施行胸膜全肺切除术。即把全肺及脓胸整块切除，一般不必先行胸膜剥脱，为了手术操作方便，也可先切除部分纤维板，仔细解剖游离肺门结构，注意勿损伤食管、上腔静脉等重要脏器，必要时可以打开心包，在心包内处理大血管。胸膜全肺切除手术技术复杂，出血较多，手术危险性大，需要较丰富的经验，因此，手术适应证应该严格掌握，并做好充分的术前准备，手术当中也需非常仔细，严密止血，充分估计各个脏器受牵拉移位的可能性，避免手术意外。肺及胸膜纤维板切除后，要充分彻底地冲洗胸腔，术后还要加强抗生素治疗，术后胸腔感染是手术失败的主要原因，很难控制，常需追加胸廓成形术，甚至开放换药，病期持久，患者极为痛苦。

4. 带蒂大网膜填充术　近年来一些胸科医生用带血管蒂的大网膜填充到胸腔，治疗慢性脓胸和支气管胸膜瘘，效果很好。大网膜血液循环丰富，再生能力强，又具有吸收功能，极易与周围组织粘连并形成广泛侧支循环，因而能使手术获得成功。胸部变形较小，损伤小，有利于恢复，是其最大的优点。

带蒂大网膜填充胸腔适用于治疗各种慢性脓胸，甚至是体质很差不适宜行胸廓成形术的患者，以及难以用其他方法治愈的脓胸，如两侧均有肺内病变的慢性脓胸患者。

但曾经做过腹部手术或患过腹膜炎的患者，由于大网膜粘连较重不能游离，不适宜做此手术。大网膜薄的患者，手术较困难。

手术方法是切除壁层胸膜纤维板后，刮除脓腔内的肉芽组织及坏死组织，反复冲洗脓腔，骨膜下切除前中段变形肋骨2～3根，经左侧肋膈角或者右侧皮下，将带血管蒂的大网膜上提至脓腔，有支气管胸膜瘘者，将瘘口周围清除干净后用大网膜将瘘口堵塞并缝合固定，剩余空腔用肋间肌及胸壁肌肉组织填塞，一般不放引流管，只在伤口内放两条橡皮引流条，缝合胸壁加压包扎。

5. 脓腔引流　待全身中毒症状减轻，肺恢复膨胀，脓腔缩小或闭合，脓胸可痊愈。如脓腔不能闭合消失，充分引流也是手术根治的必要准备。慢性脓胸脓液极少时，可将闭式引流管剪短，改为开放引流。开放引流后，引流管要用安全别针固定，以免落入脓腔，在逐渐将引流管退出的同时更换较细的引流管，以利于脓腔闭合。

（1）位置要合适：要选在脓腔的位置，但又不能过低，以免脓腔稍缩小就将引流管口堵塞，影响进一步引流。

（2）引流管的口径要足够大：内径要达到1～1.5厘米，深入脓腔2～3厘米，引流管需有侧孔，以利引流。慢性脓胸时肋间隙已缩窄，因此，用前述方法置入引流管有一定困难。需采用肋床切开法行胸腔闭式引流，即安放引流管时切开约5厘米，切开筋膜及各层肌肉，并切除一段肋骨，再切开肋床，切下一小块胸壁组织，做病理检查，然后穿过胸膜纤维板将引流管插入脓腔，调整合适位置后，逐层缝合胸壁切口。这样才能保证引流管不被肋骨压瘪，保持引流通畅，也不致因引流管刺激，而引起过重的疼痛。

七、脓胸患者的护理措施

1. 鼓励患者咳嗽、深呼吸、增加胸廓运动等促进肺复张，可以尽快缩小脓腔范围。通过肺的运动，一方面不断挤出胸腔中的脓液，另一方面可以使脏层胸膜上的脓痂脱落，减轻脏层胸膜纤维化的概率，有利于肺的复张及脓腔的消失。

2. 加强营养及饮食指导，慢性脓胸患者会存有不同程度的中毒症状，整体营养情况欠佳，体质较弱，需提供高热量、高蛋白质、富含维生素的饮食，可少量多餐，避免引起患者虚脱。

3. 遵医嘱给予抗生素、祛痰药、支气管舒张药，或给予雾化吸入，以利于痰液的稀释与排出。

4. 脓胸患者由于发热，唾液分泌减少，口腔黏膜干燥，大量抗生素的应用，也会导致菌群失调诱发真菌感染，因此需要在晨起、饭后、临睡前协助患者漱口，做好口腔护理。

5. 大量脓液聚集在胸膜腔会影响患者呼吸，此时可根据患者的缺氧状况给予低、中流量的持续吸氧，增加氧气吸入以弥补气体交换面积的不足，改善患者缺氧状态。

6. 脓胸患者存有呼吸困难或发热时，应卧床休息，减少氧耗，以减轻呼吸困难症状，避免疲劳。

7. 若患者进行胸腔闭式引流，需注意妥善固定引流管，定时捏挤引流管，保持引流管的通畅，密切观察引流口是否有渗出、污染，引流液的颜色、性状及引流量等。

八、脓胸术后康复训练

1. 胸廓成形术后病人需采取正直姿势。
2. 坚持练习头部前后左右回转运动。
3. 练习上半身的前屈运动及左右弯曲运动。
4. 自术后第一日起即开始上肢运动：上肢屈伸；抬高上举；旋转。

第三节　肺部疾病病人的护理

一、肺的生理功能

（一）呼吸功能

通气功能：气体流动进出肺的过程，通过肺泡与外界气体间的压力差完成。

换气功能：在肺泡和毛细血管间进行气体交换，O_2由肺弥散入血，CO_2由血弥散至肺。

（二）非呼吸功能

维持酸碱平衡：呼吸调节血浆中的碳酸含量，使血液$NaHCO_3 / H_2CO_3$维持在$20：1$。

二、肺结核

肺结核是结核分枝杆菌引起的、有较强传染性的慢性肺部疾病。

三、肺结核基本病理改变

渗出性改变、增生性病变、干酪样坏死。

四、肺结核的临床表现

1. 症状。

全身：午后或傍晚低热、盗汗、乏力、体重下降。

呼吸系统：咳嗽、咯血、胸痛、呼吸困难。

2. 体征　仅在锁骨上下、肩胛区闻及湿啰音。

五、肺结核的处理原则

1. 支持治疗　加强营养，改善全身情况。

2. 抗结核治疗　术前给予6~8个月的抗结核治疗；术后继续抗结核治疗12~18个月。

3. 手术治疗　肺叶切除术、胸廓成形术。

六、支气管扩张症

支气管扩是指直径大于2毫米的支气管由于血管壁的肌肉和弹性组织引起的慢性异常扩张。临床特点为慢性咳嗽，咳大量脓性痰，和反复咯血。患者多有童年麻疹，百日咳或支气管肺炎等病史，由于生活条件改善，麻疹和百日咳疫苗的预防接种及抗生素的应用等本病的发病率已明显降低。

七、支气管扩张的病因

支气管及其远端阻塞并发感染所致。

八、支气管扩张的病理生理改变

1. 支气管壁的纤毛、黏膜、弹力纤维等组织被破坏，后代之以纤维组织。
2. 支气管壁失去弹性，周围组织的炎症、皱缩和牵拉导致支气管扩张。

九、支气管扩张的临床表现

1. 症状　咳痰、咯血，反复呼吸道和肺部感染。
2. 体征　闻及局限的湿啰音和呼气性啰音。

十、支气管扩张的处理原则

手术是治疗的主要手段。目的是切除病变组织、保存正常肺组织、避免感染和其他并发症。一般做肺叶或肺段切除、少数需做全肺切除。

十一、对支气管扩张症患者行术前护理评估

1. 心理状况的评估　支气管扩张患者因反复咯血、感染、发热，长期经内科治疗效果不佳，患者对手术治疗效果心存疑虑，心理压力较大，需对患者进行心理状况的评估，运用心理学知识，结合患者病情，讲解手术治疗的必要性和重要性。

2. 营养状况的评估　患者由于慢性感染导致机体消耗，以及咯血，会使患者存有营养问题。根据患者自身的营养状况，制定合适的营养套餐，加强体质，调整好身体素质后及时进行手术治疗，以减轻术后并发症的发生。

3. 加强患者术前咳嗽的锻炼　患者术后会因为怕痛而不敢咳嗽，影响肺泡的复张，难以及时排除肺部分泌物，影响手术治疗效果，因此在术前应告知患者术后咳嗽的重要性以及意义，教会患者无刺激性咳嗽的方法。

4. 压疮的评估　可采用Braden量表或Norton量表对患者的一般情况、活动能力、运动能力、是否大小便等内容进行评估，必要时应联合营养评估表对压疮发生的危险指数进行评估。

5. 静脉输液的评估　手术中静脉通道的建立是手术安全的保障。术前应评估患者的皮肤状况，包括穿刺部位的皮肤、弹性、厚度、清洁度、温度、潮湿度和有无感染病灶；患者的静脉情况，包括静脉的弹性、走行、有无静脉瓣、是否在关节部位、是否经常接受静脉输液治疗等。根据评估的结果，结合手术的要求、手术部位、手术体位的要求，来选定合适的输液部位及准备输液器具。

6. 手术体位摆放的评估　评估患者的皮肤情况，如营养状况、皮肤的弹性、完整性、有无压伤、皮肤的感知觉情况，再根据患者的体型、估计手术时间的长短，选择合适的体位。必要时术前进行体位的训练，防止体位并发症的发生。

十二、支气管扩张疾病患者外科手术治疗的手术方式

一般行肺叶切除术即可，如病变累及两个肺叶可加做相应的肺叶或肺段切除术，双侧病变可行分期分侧肺叶切除。全肺切除对肺良性病变应当慎重，具有长期支气管扩张病史，多部肺叶病变，突发大咯血，药物治疗仍咯血不止，为抢救生命可行全肺切除术。术中应针对患者的实际情况，保证患者肺功能和生活质量的前提下，尽可能完全切除病灶从而获得最佳治疗效果，绝不能因过于强调保留肺组织而残留病变。择期肺叶切除术对于病变局限者能够获得理想的治疗效果。对于症状明显的双侧肺部病变，可以先切除较重一侧病变肺组织，多数患者可以通过切除严重病变的姑息性手术使症状得到改善，6个月后根据患者肺功能改善情况，再次行对侧病变肺组织切除。反复咯血且诊断明确者，应争取在咯血停止或病情稳定时手术，但对危及生命的大咯血应急诊行手术切除病变肺组织。

十三、支气管扩张患者的术后护理要点

1. 一般护理　严密观察生命体征，术毕回病房后多功能心电监护，对体温、脉搏、血压、心率、呼吸、心电图进行连续监测48～72小时。去枕平卧6小时、头偏向一侧，防止误吸。

2. 保持呼吸道通畅　因为开胸手术创面大，气管的刺激疼痛剧烈，患者惧怕深呼吸，限制了通气量。为了避免疼痛采取的低效性呼吸形态，预防全身麻醉后喉头水肿、呼吸感染。鼓励患者深呼吸、咳嗽、咳痰，定时翻身拍背，必要时协助拍背，每2～4小时拍背一次。并遵医嘱给予雾化吸入每天3次，稀释痰液。并鼓励患者早期下床活动，必要时给予镇痛药物。

3. 保持引流管通畅　术后引流管立即接负压瓶，引流瓶放置低于创面60厘米，妥善固定管道，防止折叠、扭曲、受压；定时观察引流畅通情况，有无上下波动，记录引流液的颜色、性质和量。特别注意胸膜腔引流通畅情况、肺复张后呼吸音和是否缺氧现象。常规给予吸氧。前24小时胸膜腔引流量一般为500毫升，如见大量血性液体流出，每h超过100毫升，应警惕胸膜腔内出血。应严密监护，观察单位时间引流液量、颜色、性质的动态变化，对确定有无胸膜腔内活动性出血，具有重要临床意义。

4. 营养支持　由于患者耗损很大加上开胸手术及负压引流，每天吸出的渗出物中含有大量蛋白质，患者极易造成负氮平衡。鼓励患者进高热量、高蛋白、高维生素的食物，纠正贫血。静脉补充营养物质，如血浆、蛋白质、氨基酸等，对增强免疫力、促进伤口愈合、身体早日康复有重要作用。

十四、肺癌

肺癌多数起源于支气管黏膜上皮，因此也称支气管肺癌。

十五、肺癌的病因

1. 吸烟。
2. 化学物质。
3. 空气污染。
4. 人体内在因素。
5. 其他，如基因。

十六、肺癌的病理分类

（一）按生长部位

1. 中心型肺癌　起源于主支气管、肺叶支气管，位置靠近肺门。
2. 周围型肺癌　起源于肺段支气管以下，在肺周围部分。

（二）按细胞形态及分化程度

1. 非小细胞癌。
2. 鳞状细胞癌约占50%，多见于老年男性，与吸烟关系密切，中心型多见。
3. 腺癌占25%，女性多见，多为周围型。
4. 大细胞癌约占1%，多为中心型肺癌。
5. 小细胞癌又称燕麦细胞癌。约占20%，多见于40岁左右有吸烟史的男性，中心型多见。

十七、肺癌的转移途径

1. 直接扩散　癌肿沿支气管壁向支气管管腔生长或直接扩散侵入邻近组织。
2. 淋巴转移　小细胞癌经淋巴转移扩散较早，鳞癌和腺癌也常经淋巴转移。
3. 血行转移多发生于肺癌晚期，小细胞癌和腺癌的血行转移较鳞癌常见。

十八、肺癌的临床表现

1. 原发肿瘤引起的早期症状　咳嗽最常见，刺激性干咳、血痰、胸痛、胸闷、发热。
2. 原发肿瘤引起的晚期症状　发热、体重减轻、食欲减退、乏力。
3. 肿瘤局部扩展引起的症状　膈肌麻痹—压迫或侵犯膈神经；声嘶—压迫或侵犯

喉返神经；上腔静脉压迫综合征—压迫上腔静脉；持续胸痛、胸膜腔积液—侵犯胸膜及胸壁；吞咽困难、支气管胸膜瘘—侵入纵隔、压迫食管；颈交感神经综合征—压迫颈交感神经。

4. 肿瘤远处转移症状。

脑：颅内压增高、脑疝；

骨：局部疼痛及压痛；

肝：肝区疼痛、黄疸、腹水、食欲不振；

淋巴结：淋巴结肿大。

5. 非转移性全身症状　副癌综合征：如骨关节病综合征、库欣综合征、重症肌无力、男性乳房发育等。

十九、肺癌的处理原则

1. 手术治疗　基本手术方式为肺切除术+淋巴结清扫。
2. 放射治疗　小细胞癌敏感性较高，鳞癌次之，腺癌较差。
3. 化学治疗　小细胞癌敏感性较高，鳞癌次之，腺癌较差。
4. 中医中药治疗。
5. 免疫治疗。

二十、肺癌的术后护理措施

1. 观察生命体征　术后2～3小时，每15分钟测量1次；稳定后改为30分钟～1小时测量一次，术后24～36小时，血压有波动，需严密观察；注意有无呼吸窘迫的现象；若血压持续下降，应考虑是否为心脏疾病、出血、疼痛、组织缺氧或循环血量不足所致。

2. 合适体位　麻醉未醒者，取平卧位，头偏向一侧；清醒且血压稳定者，取半坐卧位；肺段或楔形切除者，取健侧卧位；一侧肺叶切除，呼吸功能尚可者，取健侧卧位，呼吸功能较差者，取平卧位；全肺切除术者：取1／4侧卧位；血痰或支气管瘘管者，取患侧卧位。

3. 维持呼吸道通畅　给氧；观察呼吸情况，判断有无缺氧；鼓励深呼吸及咳嗽；稀释痰液；必要时吸痰。

4. 维持胸腔引流通畅　密切观察引流液的量、色及性状；全肺切除术后的胸腔引流管呈钳闭状态，酌情放出适量的气体或引流液，每次放液量不宜超过100毫升，速度宜慢；拔管，术后24～72小时病情平衡，无气体及液体引流，可拔除。

5. 伤口护理　敷料是否干燥，有无渗血；观察伤口愈合情况。

6. 维持液体的平衡　严格控制输液速度、量，全肺切除病人应控制钠盐摄入，24小时补液量控制在2000毫升内，速度20～30滴／分。

7. 健康教育　早期诊断，40岁以上者应定期进行胸部X射线普查；戒烟，了解吸烟的危害，鼓励戒烟。

疾病康复：出院后数周，坚持腹式深呼吸和有效咳嗽；注意口腔卫生，避免居住或工作区布满灰尘、烟雾及化学刺激物品的环境；指导病人坚持完成放射治疗和化学治疗；补充营养，休息与活动均衡；指导返院复诊。

8. 并发症的护理　支气管胸膜瘘：置病人于患侧卧位，用抗生素预防感染，继续胸腔闭式引流。肺水肿：立即减慢输液速度、给氧，氧气以50%酒精湿化，注意保持呼吸道通畅。

第四节　胸部疾病病人的护理

一、胸部损伤分类

1. 钝性伤、穿通伤　根据创伤性质不同，胸部创伤可分为钝性伤和穿透伤。
2. 闭合性损伤、开放性损伤　根据创伤是否造成胸膜腔与外界沟通，可分为开放性损伤和闭合性损伤。
3. 胸腹联合伤。

二、胸部损伤临床表现

1. 症状　胸痛、呼吸困难、咯血、休克、心包填塞。
2. 体征　压痛、反常呼吸、皮下气肿、叩诊鼓音或浊音、呼吸音减弱或消失、气管位置偏移。

三、胸部损伤治疗

（一）非手术治疗

1. 保持呼吸道通畅　遵循ABC原则。呼吸困难者，经鼻孔或面罩供氧，必要时，可行气管内插管术或气管切开术。
2. 镇痛，抗感染。
3. 抗休克等治疗　补液，输血等。

（二）手术治疗（剖胸探查的指征）

进行性出血、严重气管支气管损伤或肺裂伤、心脏压塞、胸腹联合伤、存有异物。

四、肋骨骨折病因

1. 外来暴力　直接暴力、间接暴力（钝器撞击、跌倒、胸部前后挤压）。
2. 病理性骨折　恶性肿瘤、营养不良、长期激素治疗。
3. 老年人骨质疏松　咳嗽、打喷嚏。

五、肋骨骨折病理生理

1. 骨折断端刺破壁胸膜和肺组织。气胸、血胸、皮下气肿或引起咳血痰、咯血。
2. 骨折断端刺破肋间血管出血。
3. 撕破动脉引起喷射性出血。
4. 多根多处肋骨骨折。连枷胸（反常呼吸运动）。

六、连枷胸

多根、多处肋骨骨折，特别是前侧局部胸壁，可因失去完整肋骨的支撑而软化，吸气时，软化区的胸壁内陷；呼气时，该区胸壁向外鼓出；此类胸廓称为连枷胸。

七、肋骨骨折临床表现

1. 症状　局部疼痛；咯血；呼吸困难等。
2. 体征　局部有压痛、肿胀，有时可触及骨折断端及骨摩擦感，反常呼吸运动，皮下气肿。胸廓挤压征阳性。

八、肋骨骨折治疗

1. 闭合性单处肋骨骨折　重点是镇痛、固定、防治并发症。
2. 闭合性多处肋骨骨折　包扎固定法；牵引固定法；内固定法；呼吸内固定法。
3. 开放性肋骨骨折　胸壁伤口须彻底清创，修齐骨折端予以固定。胸膜刺破者须作胸腔引流。

九、气胸及损伤性气胸

胸膜腔内积气称为气胸。损伤性气胸：外伤导致胸膜腔内积气。

十、闭合性气胸

空气经肺或胸壁的伤道进入胸膜腔，伤道迅速闭合，不再有气体进入胸膜腔，胸膜腔与大气不相通。

十一、开放性气胸

胸壁有开放性伤口，胸膜腔与外界大气相通，呼吸时空气可经伤口自由出入胸膜腔，引起纵隔摆动，甚至出现呼吸、循环功能严重障碍。

十二、开放性气胸处理原则

（一）急救处理

紧急封闭伤口，抽气减压。

（二）专科处理

1. 清创缝合。
2. 胸膜腔闭式引流。

3. 剖胸探查。

4. 预防及处理并发症。

十三、张力性气胸

张力性气胸又称高压性气胸，伤后伤口与胸膜腔相通，且形成活瓣，致吸气时空气从裂口进入胸膜腔内，呼气时活瓣关闭，空气只能进入而不能排出，腔内随着空气的不断增多，压力越来越大，病人出现进行性呼吸困难，大汗淋漓，休克等。

十四、张力性气胸临床表现

1. 症状。极度呼吸困难、大汗淋漓、发绀明显、烦躁不安、昏迷、休克、窒息。

2. 体征。气管和心影向健侧偏移，伤侧胸部饱满，呼吸幅度减小，皮下气肿，叩诊呈鼓音，听诊呼吸音消失。

十五、张力性气胸处理原则

（一）急救处理

迅速减压排气，危急者可在患侧锁骨中线与第二肋间连线处，

（二）专科处理

1. 胸膜腔闭式引流术3～7天。

2. 剖胸探查。

3. 应用抗生素。

十六、三种气胸的区别

	闭合性气胸	开放性气胸	张力性气胸
病因	肋骨骨折	锐器、火器、弹片	肺大疱、肺裂伤、支气管破裂
胸膜腔压力	＜大气压	＝大气压	＞大气压
特点	不再继续发展	继续漏气	进行性呼吸困难
伤口	闭合性伤口	开发性伤口	伤口形成活瓣
临床表现	中度以上不同程度呼吸困难	伤侧肺完全萎陷、呼吸困难、发绀休克	极度呼吸困难、发绀休克，胸穿有高压气体向外冲

十七、胸腔闭式引流指征

1. 气胸、血胸、脓胸持续引流，排气、排血、排脓。

2. 切开胸膜腔者，如食管癌、肺癌，术中、术后都需要。

十八、胸腔闭式引流目的

引流胸腔积气积液和积血；重建负压，保持纵隔正常位置；促进肺复张。

十九、胸腔闭式引流原理

胸膜腔闭式引流是依靠水封瓶中的液体使胸膜腔与外界隔离，当胸膜腔因积气或积液形成高压时，胸膜腔内的气体或液体可排至引流瓶内；当胸膜腔内负压恢复时，水封瓶内的液体被吸至引流管下端形成负压水柱，阻止空气进入胸膜腔。

二十、胸腔闭式引流置管位置

胸腔闭式引流置管位置：积气（患侧锁骨中线第2肋间）；积液（血胸、手术等，腋中线、腋后线第6~8肋间）；脓胸（包裹性，脓液积聚最低位）。

二十一、胸腔闭式引流护理措施

（一）保持管道的密闭

1. 使用前、使用过程中检查整个引流装置是否密闭，保持管道连接处衔接牢固。
2. 保持引流瓶直立，长管没入水中3~4厘米。
3. 胸壁伤口引流管周围用油纱布包盖严密。
4. 更换引流瓶或搬动病人送检时，需双钳夹闭引流管。
5. 妥善固定引流管，防止滑脱。
6. 引流管连接处滑脱或引流瓶损坏，应立即双钳夹闭胸壁引流管，更换整个装置。
7. 若引流管从胸腔滑脱，立即用手捏闭伤口处皮肤，配合医生进一步处理。

（二）严格无菌操作，防止逆行感染

1. 引流装置应保持无菌。
2. 保持胸壁引流口处敷料清洁干燥。
3. 引流瓶低于胸壁引流伤口60~100厘米。
4. 每周更换引流瓶一次，每日更换引流液，更换时严格遵守无菌原则。
5. 胸腔闭式引流的护理由护士完成。

（三）保持引流管通畅

1. 半卧位。
2. 定时挤压引流管，防止引流管阻塞、扭曲、受压。
3. 鼓励病人咳嗽、深呼吸及变换体位。

（四）观察和记录

1. 注意观察长玻璃管中的水柱波动。
2. 观察引流液的量、性质、颜色，并准确记录。

（五）拔管（指征、方法）

1. 指征　无气体；液体<50mL／24h，脓液<10mL／24h；X射线膨胀好，无漏气；无呼吸困难。

2. 方法　吸气末、伤口封闭、加压包扎。

二十二、血胸的定义及病因

胸部损伤引起胸膜腔积血称为血胸。病因：肺裂伤，最常见，可自行停止；胸壁血管破裂，多需手术探查；心脏和胸腔内大血管破裂，危急，短期内失血性休克死亡。

二十三、血胸的病理生理

有效循环血量减少；伤侧肺萎陷，纵隔健侧移位，严重影响腔静脉回流；少量血胸，心包、肺、膈肌运动的去纤维蛋白作用，形成不凝血；大量血胸、凝固性血胸机化影响呼吸运动。

二十四、进行性血胸的临床判断

1. 输血补液的同时，脉搏逐渐增快，血压持续↓（输血，血压↑或↑后又↓）。

2. 化验复查血红蛋白（hemoglobin，Hb）、红细胞（red blood cell，RBC）、血细胞比容，呈进行性↓。

3. 胸穿可抽不出血，胸X射线阴影逐渐增大。

4. 闭式胸腔引流的血量持续3小时观察，每小时＞200毫升或24小时＞1000毫升。

二十五、心脏挫伤

由于胸部受到撞击、减速、挤压、冲击等暴力后所致的钝性心脏损伤。多发生于右心室。

二十六、心脏挫伤的临床表现

临床表现：心前区疼痛，伴心悸，呼吸困难。

二十七、心脏破裂的临床表现

开放性损伤：出血—休克—死亡；闭合性损伤：低血容量—休克、颈静脉怒张、BECK三联症（静脉压升高；心博微弱、心音遥远；动脉压降低，脉压小）。

二十八、胸腺切除的术前准备

1. Ⅰ型　患者因其主要受累肌肉为眼部，术后出现肌无力危象的可能性甚小，因此术前只需按常规手术准备即可，但术后仍应严密观察，以免转为全身症状发生危象而危及生命。

2. Ⅱb型以上　全身肌肉受累的患者，术前应掌握用抗胆碱酯酶药物规律，了解发挥最大效应的药物浓度、作用时间，通过从小剂量开始调整用药剂量，逐渐增加至患者能维持日常活动为度。

3. 对药物治疗反应差，症状严重者，可采取血浆交换，使血中抗乙酰胆碱抗体迅速降低，减少对突触后膜的抑制作用，改善临床症状后手术。

4. 若术前患者发生危象行气管切开及呼吸机支持治疗，可在危象期手术，术后继续使用呼吸机控制呼吸，逐渐调整药量，待肌力恢复后脱离呼吸机。但危象期手术仍有一定危险性，只适用于那些对药物治疗效果不佳的患者。

二十九、重症肌无力患者的禁用药物

1. 抗生素类药物包括氨基糖苷类抗生素，如庆大霉素、链霉素等；四环素类抗生素，如四环素，土霉素等；喹诺酮类抗生素，如环丙沙星、诺氟沙星等。

2. 抗精神病药物如氯氮平、氯丙嗪、苯环丙胺等。

3. 麻醉剂包括肌松剂，如毒箭、D-箭毒碱能导致呼吸肌无力引起窒息死亡，是重症肌无力禁用的药品；膜稳定剂，如奎宁、奎尼丁、普鲁卡因等；去极化类药物，如十甲季胺等，神经肌肉接头处传导阻滞剂需小心应用；安定、吗啡、镇静剂等呼吸抑制剂也应慎用。

4. 心血管用药包括抗心律失常药物，如普鲁卡因、奎尼丁、利多卡因等；β-肾上腺受体阻滞剂，如普萘洛尔、阿替洛尔、吲哚洛尔等。

5. 激素类药物如泼尼松、甲强龙、地塞米松等药物时治疗重症肌无力的最常用药物，但在应用激素的早期应观察病情变化。

6. 解痉药物如黄酮哌酯、溴丙胺太林等解痉药物。

三十、胸腺切除术后护理观察要点

术后合理使用机械通气及药物是预防肌无力危象的关键。胆碱酯酶抑制剂及激素一般按术前剂量使用；对部分重症病例可适当延长气管插管时间，更甚者行气管切开术。慎用喹诺酮类、氨基糖苷类及解热镇痛药，以防诱发危象。及时行痰培养和药敏试验，针对性选用抗生素，防止肺部并发症，以免加重肌无力症状；加强术后48～72小时监测，包括肌无力症状、肠鸣音、心率、出汗情况、瞳孔大小、唾液及呼吸道分泌物。注意重症肌无力危象发生，凡术后突然发生呼吸肌严重无力，以致不能维持正常换气，经皮动脉血氧饱和度（percutaneous arterial oxygen saturation，SpO_2）<90%，动脉血氧分压（partial pressure of oxygen in arterial blood，PaO_2）< 60mmHg（7.98千帕），动脉血二氧化碳分压（partial pressure of carbon dioxide in arterial blood，$PaCO_2$）>50mmHg（6.65千帕）则诊断为危象。危象发作时立即予经鼻/口气管插管，或气管切开，呼吸机辅助呼吸，重新调整胆碱酯酶抑制剂及激素剂量。同时排除诱因，如肺不张、肺部感染、胸腔积液、电解质（特别是钾离子）紊乱、用药不当等。

三十一、漏斗胸

漏斗胸是儿童时期最为常见的胸壁畸形之一，男孩是女孩的5倍，表现为部分胸骨，肋软骨及肋骨向脊柱呈漏斗状凹陷的一种畸形，多自第3肋软骨到第7肋软骨，向内凹陷变形，一般在剑突的上方凹陷最深，有时胸骨偏向一侧。

三十二、漏斗胸的临床表现

绝大多数漏斗胸患者出生时或生后不久胸部便出现浅的凹陷，且多以剑突处明显。随年龄增长，一般在婴幼儿期及学龄前期凹陷进行性加深。学龄期时基本趋于稳定。但也有少数儿童胸廓凹陷出现较晚，学龄期甚至青春期随身体的快速发育而进行性加重。由于凹陷的胸壁对心肺造成挤压，气体交换受损，肺内容易发生分泌物滞留，故常发生上呼吸道感染，活动后出现心慌气短。患者食量较少，人消瘦。

多数儿童漏斗胸患者，因为年龄小，不能表达自觉症状，而且小年龄患者因为胸壁弹性以及有限的体力，经常也不能表现出运动后呼吸短促、运动量与同龄人相比明显降低等症状，以至成年后也未行胸壁畸形的矫正，直至出现了自觉症状、心肺功能的改变和心理问题，才意识到需要进行治疗。部分患者会出现轻微活动后感疲惫、呼吸急促、心悸或心动过速、前胸锐痛、压迫性的不适等。

大多数的漏斗胸患者体型瘦长，最为常见的是胸骨下3／4出现对称性或非对称性的凹陷，绝大多数伴有前胸凹、后背弓、双肩收、腹膨隆的表现。部分患者还合并有胸肌发育不良，扁平胸和叉状肋等。

三十三、Nuss手术的手术适应证

1. 手术年龄>2岁为宜，最佳年龄为6～12岁。

2. 肺功能提示限制性或阻塞性气道病变，易患上呼吸道感染，剧烈活动耐受量降低，跑步或爬楼时气喘。

3. 心脏受压移位，心电图，超声心电图检查发现不完全右束传到阻滞，二尖瓣脱垂等异常。

4. 中重度漏斗胸畸形，凹陷深度>2厘米或置水容量>20毫升或漏斗指数>0.12；CT检查Haller指数大于3.25。

5. 外观畸形影响患者生活及并发自卑等心理问题。

三十四、Nuss手术植入物的取出时间

时间一般在2年以上，因为2年以后胸廓才有足够的力量可以支撑起胸骨，如果2年以内取出，很容易引起复发，对于大龄儿童及成人漏斗胸Nusss手术后的患者，钢板的放置时间还要更长一些，治疗的效果更为可靠。

三十五、Nuss手术后的护理要点

1. 患者进入术后监护室，听取麻醉师介绍手术情况及注意点，行心电、血氧监

测，妥善固定留置导尿管，听双肺呼吸音，观察血压、脉搏、呼吸，保持输液通畅。手术当天禁食，镇静，平卧，雾化吸痰。

2. 正确的体位护理对预防矫形支架的移位和倒塌，保证手术效果有着非常重要的临床意义。患者全麻术后平卧24小时取斜坡卧位，病情稳定可下地活动，活动时需保持上身平直。

3. 加强呼吸道理疗，防治呼吸道感染。静脉应用抗生素抗感染，可配合祛痰药物。

4. 术后患者保持背部伸直避免弯腰、扭髋。

5. 术后一周内不屈曲，不转动胸腰，不滚翻，保持平卧。起床时最好有人协助。

6. 如体温正常，伤口愈合好，一般5～7天患者不需帮助就能行走时即可出院，出院前拍胸片复查。

7. 术后使用硬膜外阻滞或静脉镇痛泵止痛，减少不必要的活动，以减轻患者疼痛。

8. 如有呕吐，可禁食减压，静脉输液支持；如便秘可使用缓泻剂，以上症状可能与使用麻醉剂止痛有关。

第七章　气管食管疾病

第一节　气管、支气管外伤

在颈、胸部严重外伤中，常并发气管、支气管损伤。吸入化学物质、过热气体也是气管、支气管致伤的原因。它们的临床表现及治疗方法不同，故分别阐述。

一、气管、支气管机械性外伤

气管、支气管损伤大多发生在胸部严重压伤，气管、支气管可以完全断裂，两断端间可有长达数厘米的距离，也可部分断裂，两端仍部分连接。临床上突出症状是患者呼吸困难，咳血痰。

（一）病因

气管、支气管损伤可由穿通伤和闭合伤引起。战时的穿通伤如子弹、爆炸的弹片、刺伤，这种损伤常并发心脏或大血管损伤，多死于现场。平时则由支气管镜检查、气管内锐性异物所致。闭合伤多见于交通事故、塌方、高压坠落等。这种损伤常并发胸、腹部其他脏器损伤，但也有不少病例为单纯的气管、支气管损伤。

（二）临床表现

1. 早期表现

（1）呼吸困难：气管、支气管破裂早期，由于呼吸道血液及分泌物堵塞，一侧或双侧气胸造成的肺不张，肺挫伤引起的肺间质水肿，均可造成严重的缺氧，表现为呼吸困难、气急、发绀、烦躁不安等。

（2）咳嗽及血痰：由于损伤出血，使呼吸道积存大量血液，加上支气管分泌物不能顺利排出使呼吸道阻塞，纵隔气肿的压迫和刺激，患者剧烈咳嗽、咳痰、痰中带血或血块。

（3）体征：气管、支气管破裂引起纵隔气肿，并迅速向颈、胸、面部扩散，形成广泛的皮下气肿，检查可触及握雪感或捻发感，纵隔胸膜破裂后出现一侧或两侧气胸，可呈张力性气胸表现，导致气管、纵隔移位，胸部叩诊呈鼓音，听之呼吸音减低或消失。同时可伴有不同程度的血胸表现。特别是安放胸腔闭式引流后，气体持续不断排出而呼吸功能仍不能改善，就要考虑气管、支气管破裂的可能。

2. 晚期表现　有的患者可因血块堵塞裂口，气管裂伤未被及时发现，急性期过后，逐渐纤维化，形成瘢痕性狭窄，甚至完全阻塞，使远端通气障碍，造成部分或完全肺不张。气体交换面积减少，患肺的低氧血进入体循环等，可产生胸闷、气短、发绀等。如继发感染，则出现发热、患侧叩浊、呼吸音减低或消失。部分阻塞比完全阻塞容易发生感染，引起肺脓肿、支气管扩张。如支气管完全断裂，两端由肉芽组织、上皮组织愈合，因远端肺组织不与近端气管相通，几个月乃至几年也不发生感染，给支气管重建提供了条件。

（三）实验室及其他检查

急性损伤的患者，不便于进行更多的检查，应当以急救为主。待病情较稳定后，可进行支气管碘油造影，明确断裂部位及裂口的大小。纤维支气管镜检查对于确定诊断及了解病情均有帮助。

（四）治疗

对急性期伤员，首先做胸腔闭式引流，以解除张力性气胸对伤员生命的威胁。为了减低气管内阻力，改进呼吸功能和进行辅助呼吸，有时需同时做或先做气管切开。待伤员情况稳定，争取早期开胸做气管修补，支气管横断应在彻底清创后做对端吻合。对于晚期的完全性或非完全性断裂，都可以做对端吻合。若肺内已有不可复原的感染，则需做肺切除手术。

二、气管、支气管化学性腐蚀伤

化学工业在生产过程中，如硝酸、硫酸、盐酸、氯、氨等，由于设备及防护不足，产生许多有害的刺激性气体，污染空气，使厂内工人及邻近居民长期大量吸入或在意外事故中大量吸入，对人体气管支气管危害甚大。刺激性气体的毒性和灼伤，主要侵害呼吸道黏膜，因其水溶性的程度不同，造成呼吸道病变的部位和临床表现也不一样。同一种气体，由于吸入的时间长短和浓度的不同，所发生的症状也不一样。

（一）临床表现

1. 上呼吸道刺激症状　由于氯、氨等刺激性气体在水中的溶解度较大，一旦吸入上呼吸道，即溶解于呼吸道黏膜表面的黏液中，形成酸性或碱性物质刺激局部组织，发生喷嚏、咽喉刺痒、咳嗽有痰等上呼吸道刺激症状。并伴有胸部疼痛、烧灼感。严重时，如喉部黏膜水肿，可致声音嘶哑、吸气性呼吸困难。

2. 气管、支气管、肺部炎症　氮氧化物、硫酸二甲酯等溶解度较小的刺激性气体，易进入呼吸道深部，损伤气管、支气管黏膜，使黏膜红肿、糜烂或伪膜形成。若肺泡受损，可引起肺组织的炎症反应，出现咳嗽、气急、大量咳痰、胸闷等症状。

3. 肺水肿　吸入有害气体后，严重时致气管、支气管黏膜，广泛性坏死，造成大面积肺水肿，出现呼吸浅速、咳出泡沫样痰等症状。听诊两肺满布湿啰音。

4. 全身中毒症状 有机磷农药可使胆碱酯酶丧失分解乙酰胆碱的能力，使体内乙酰胆碱蓄积而致神经功能紊乱。引起头痛、头昏、嗜睡、视力模糊、言语不清等临床症状，严重时可发生中枢性呼吸衰竭。

（二）实验室及其他检查

1. 血气分析 有害气体侵入呼吸道后，可引起不同程度呼吸困难。肺水肿时因肺容量缩小，可致动脉氧分压降低，二氧化碳分压升高，取动脉血做血气分析，有助于了解缺氧及二氧化碳潴留情况。

2. 胸部X线检查 吸入有害气体导致肺水肿时，应及时诊治，以免病情加重。诊断肺水肿除依靠临床症状外，胸部X线检查则显示肺纹理增多，边缘欠清，肺野常有片状模糊阴影。及时复查胸片，通过对照，有助于了解肺水肿的严重程度及病情演变情况。

（三）治疗与护理

1. 迅速撤离有害气体的现场。根据全身情况酌情给予吸氧、抗休克等治疗。

2. 给予雾化吸入相应的化学物质，如吸入5%碳酸氢钠溶液可中和酸性气体；对碱性物质可用3%硼酸溶液雾化吸入，以减轻上呼吸道刺激症状。尽早使用地塞米松雾化吸入也有减轻上呼吸道刺激症状的功效。

3. 保持呼吸道通畅。喉部水肿致喉阻塞症状明显时，宜及早做气管切开术。若因气管、支气管内伪膜形成致呼吸不畅时，酌情做支气管镜检查，并清除假膜。

4. 应用激素，可减轻气管、支气管黏膜的肿胀反应。给予抗生素，防止肺部感染。

5. 积极控制肺水肿的发展，当并发肺水肿时，除及时给氧外，应给予呋塞米（速尿）等利尿剂，必要时加用地塞米松等肾上腺皮质激素，以减轻肺水肿，改善呼吸情况。此外，应适当控制输液量。

6. 阿托品有拮抗乙酰胆碱对中枢神经系统和副交感神经的作用，可用来治疗有机磷农药中毒。由于这类患者对阿托品的耐受量增加，故应用剂量应大于常规用药量。

第二节　气管、支气管异物

气管、支气管异物（foreign body in airpassage）是耳鼻咽喉科常见急症，可以数分钟内因窒息死亡于现场，也可长期隐匿于体内达数月甚至数年之久。气管、支气管异物多见于儿童，3岁以内的幼儿约占一半。老人因咽喉反射迟钝，气管异物发生率也较高。异物依其大小、形状及性质，可存留于不同部位。较大者可存留于气管，稍小则落于支气管，细小者则进入基底肺段支气管；异物光滑则易落入下部，异物有刺带钩则易钩挂于大径气管或支气管；光滑异物易成活动性，随呼吸呛咳而上下移动，因而症状最明显，危险性也最大，可嵌于声门裂，出现喉痉挛而致窒息。

一、病因

1. 小儿因牙齿发育不完善，不能将瓜子、花生、豆类等物充分细嚼，加之咳嗽反射不健全而又无自制能力，易将异物吸入呼吸道内。

2. 进食或将异物置于口内玩耍时，因惊吓、跌倒、啼哭或嬉笑时将其吸入气管内，如塑料笔帽或小儿玩具。

3. 成人在工作时违犯操作规程，口含小钉、别针时可于说笑或稍有疏忽不慎将其吸入呼吸道内。

4. 重病、昏迷、咽喉麻痹或全麻患者，如护理不当，可将呕吐物、分泌物、食物或松动的义齿等吸入呼吸道。

二、临床表现

儿童多见。有异物（金属物品、骨、花生米、豆类、葵花子、义齿、塑料笔套等）吸入史。

（一）气管异物

异物一旦进入气管很少能够咳出，即刻发生剧烈呛咳，甚至呕吐、出汗等，停留在气管内的较大异物可致窒息，活动性异物如瓜子，可随呼吸气流上下移动，在气管内有冲击声，咳嗽时颈部气管处可触及异物撞击感。

（二）支气管异物

较小异物经过总气管继续下行，由于解剖上的特点，多进入右支气管，经一段呛咳后，即转入间歇期，患者安静，多无明显症状，之后感染，出现发热、咳嗽，若忽略异物吸入史，常易误诊为支气管肺炎，尤其花生米、豆类含有游离脂肪酸，易导致感染。异物部分阻塞一侧支气管者，可发生肺气肿，完全阻塞则出现肺不张。

三、实验室及其他检查

（一）X线检查

可明确金属异物，支气管异物可出现纵隔吸气时向患侧，呼气时向健侧摆动。

（二）支气管镜取检术

如有异物存留之可疑，应做此项检查，可发现异物或其他病变，如遇异物可取出，有诊断及治疗意义。

四、诊断

1. 误吸后突然发生剧烈呛咳、憋气、呼吸困难等症时，应高度怀疑本病。
2. 气管前听诊有"击拍声"，常提示为气管异物。
3. 一侧肺的区段呼吸音减弱，其发生部位又有变动性，为支气管异物的典型表现。
4. 支气管镜和X线检查的阳性结果。
5. 对于病史不详、长期咳嗽而病因不明久治不愈者，应疑有支气管异物的可能性。

五、治疗与护理

气道异物一旦发生，能自行咳出的不到3%，故应及早通过手术取出，酌情应用抗生素，以预防和治疗继发感染。

（一）经口直达喉镜下气管异物取出术

直达喉镜或支撑喉镜下取异物，声门暴露清楚，患者痛苦少，危险性小，对喉部损伤轻，而且不需麻醉或仅行黏膜表面麻醉。适用于喉部异物及活动而不易破碎的气管异物，是我国气管异物手术的一大特点。徐荫祥等（1957）最早报道160例，成功率76.7%；吴学愚等（1978）对210例气道异物也采用这种手术方法，效果满意。手术时通过喉镜将声门充分暴露，并使其很好松弛，如声门、声带下区无异物，可将鳄鱼式异物钳伸入声门下，钳嘴上下张开，待患者剧烈咳嗽时，异物被气流冲至声门下的一刹那间，持钳的右手稍有感觉时，迅速合拢钳嘴，钳牢异物后旋转90°，退出声门区，以免被声带阻挡而滑脱。

（二）经口支气管镜下异物取出术

这是目前使用最广泛且行之有效的一种气道异物取出方法。赖先群（1986）统计报告2300余例均采用此法取气道异物。凡是在喉镜下不能摘取的气管支气管异物，特别是不活动的异物，一般均可通过本法取出。它既可在明视下确诊和钳取异物，又可同时输入氧气，还可清除肉芽、息肉、抽吸气道潴留的分泌物，解除因气道阻塞所致肺气肿、肺不张等。方法：选择合适的支气管镜进入气管后，在支气管内应保持正中位，不断转移管柄，缓缓前进，以免越过异物或将异物推向深处，若看清异物，使支气管镜远端接近异物，使其与气管在同一直线上，伸入异物钳，将异物钳张开，两叶伸入异物两侧钳住异物，大多数异物都不能通过支气管镜管腔，故夹稳取出时一般需将异物的一部分牵至镜的管口内，以资保护，将窥镜、异物钳，连同异物一并取出。在通过声门时，需适当旋转，以防滑脱下坠或嵌顿于声门区产生窒息。

（三）气管切开造口的支气管镜下异物取出术

此术仅适用于较大或形状特殊，通过声门困难的异物。

（四）开胸取气道异物

需要开胸取气道异物手术的不超过1%。主要适用于经过一切努力仍无法从内腔镜下取出的异物，特别是嵌顿性或刺入支气管壁和肺组织的异物。

（五）纤维支气管镜下异物取出术

在某些情况下，例如对于硬质支气管镜达不到或窥不到的部位，或因有咽喉下颌关节、颈椎等病变，使硬质支气管镜无法插入者，均可在纤维支气管镜窥视下摘取异物。Gunanan（1975）报告300例气道异物，行纤维支气管镜异物取出术，89%取出成功。

（六）健康教育

1. 3～5岁的小儿避免给吃花生米、瓜子、豆类等食物。

2. 改正小儿口含物的不良习惯，如发现后应耐心劝说，使其吐出，不要强行用手指挖取，以免因哭闹而吸入呼吸道内。

3. 进食时勿使小儿受惊或哭闹，以免深吸气时将异物误吸入气管内。

4. 昏迷或全身麻醉患者应将义齿取出，随时清除口内分泌物，防止呕吐物吸入下呼吸道内。

第三节　呼吸功能失常与下呼吸道分泌物潴留

维持正常的呼吸功能主要依靠有节律的呼吸运动、呼吸道的通畅、完善的肺血循环和肺泡气体交换功能。以上任何环节发生障碍时，都可引起呼吸功能失常。

一、病因

（一）呼吸系统疾病

气管支气管炎症、异物、肿瘤、各种肺炎、肺不张、呼吸道烧伤或重度胸部外伤时，由于气管支气管黏膜肿胀，分泌物增多，影响肺泡气体交换，再兼有咳嗽功能减弱，常致使下呼吸道分泌物积聚，呼吸困难，缺氧和二氧化碳潴留。

（二）循环系统疾病

肺源性心脏病、风湿性心脏病及心力衰竭时，由于肺水肿和呼吸道分泌增多，可使气体交换受阻。

（三）中枢神经疾病

脑炎、脑水肿、脑血管意外、严重脑外伤中毒、昏迷时，抑制呼吸中枢和咳嗽反射，常易发生下呼吸道分泌物潴留。

（四）外周神经疾病

多发性神经根炎、重症肌无力、破伤风可致呼吸肌功能减退或痉挛，也可导致呼吸功能失常。

二、临床表现

（一）呼吸功能失常伴有下呼吸道分泌物潴留

主要症状是呼吸困难，但与喉源性呼吸困难不同，多有呼吸频率及深度的改变。

1. 呼吸、循环系统疾病引起者，常为呼吸频率加快。
2. 中枢神经系统病变及颅内压增高时，如脑水肿、脑血管意外时，呼吸频率减慢。
3. 外周神经性疾病如多发性神经根炎时，因呼吸肌功能不良，呼吸变浅。

（二）缺氧及二氧化碳潴留

表现为心率加快，心搏出量增多，肺部小血管收缩，肺循环阻力增加。久之，可致右心衰竭。严重二氧化碳潴留，可发生肺性脑病，表现为神志淡漠、嗜睡或昏迷等。

下呼吸道分泌物潴留致呼吸功能衰竭，动脉血气分析检查，常表现为血氧分压Pa（O_2）降低，血二氧化碳分压Pa（CO_2）增高，或兼有血液pH降低。

三、治疗与护理

（一）一般治疗

除针对病因进行治疗外，应保持呼吸道通畅，给氧，积极纠正缺氧及二氧化碳潴留。

（二）药物治疗

用雾化吸入，给予解痉、化痰及帮助黏膜纤毛运动恢复等药物，促使痰液排出，以利气体交换。

（三）气管切开术

经药物治疗病情仍重者，可考虑气管切开术。手术时机可根据临床症状及血气分析检查结果而定。气管切开术的主要作用是：①通过气管套管，便于吸除下呼吸道分泌物，有利气体交换。②减少呼吸道无效腔50%以上，增加有效的通气量，改善呼吸功能。③降低呼吸阻力，减轻患者呼吸时体力消耗及氧耗量。④便于施行人工辅助呼吸和加压给氧。

（四）纠正酸碱平衡失调和电解质紊乱

对呼吸功能障碍，伴有呼吸性酸中毒、血液pH降低时，应根据病情予以纠正。

（五）控制呼吸道炎症

呼吸道急性感染，可加重呼吸功能障碍，诱发呼吸衰竭，应及时、足量使用抗生素，必要时加用肾上腺皮质激素类药物。

第四节　食管穿孔

食管穿孔后，由于消化道液外溢，细菌侵犯可迅速造成纵隔内或胸膜腔内广泛而严重的化脓性感染。临床表现十分重要，全身出现严重中毒症状。美国发病率较高，大多数由于严重创伤和自发性破裂引起，英国则由于广泛使用消化道内窥镜检查而发生，我国食管破裂或穿孔多见于吞入异物及自发破裂。

一、病因和发病机理

（一）医源性食管穿孔

在食管镜检查中，在食管内取活组织检查，因食管狭窄而做食管扩张过程中，以及胸内各种手术中误伤食管。此种损伤多发生在胸段食管。

（二）创伤性食管穿孔

如颈胸部枪弹伤、刀器伤皆可致食管穿孔。

（三）异物性食管穿孔

如误吞鱼刺、鸡骨、猪骨或其他尖锐硬性异物皆可刺破食管。

（四）自发性食管穿孔

常发生在暴饮暴食或酗酒后，出现剧烈呕吐，大量内容物瞬间冲入食管腔内，引起食管腔内压力突然升高，造成食管穿孔。这种穿孔部位多数在食管下段，因食管下段以平滑肌为主，肌层较薄弱，易破裂。我国食管穿孔多见于吞入异物及自发破裂。

二、病理

食管破裂与穿孔，随病程延长而加重。早期破裂口较新鲜、整齐，24小时后其炎症反应明显加重，出现水肿、淤血、坏死等病理改变，继而发生纵隔组织炎、积脓或胸膜炎，形成液气胸、脓胸等。由食管及周围疾病引起者，多为慢性炎症改变，瘘口周围肉芽组织增生，充血明显，粘连严重，附近淋巴结肿大，并有原发病特有病理性改变。往往给手术治疗带来很大困难。至于食管破裂发生部位，食管各段均有发生，但自发性破裂多见于食管下段，器械性穿孔多数在颈部食管，外伤引起者可发生在食管任何部位。

三、临床表现

有剧烈呕吐、外伤、吞咽尖锐异物、内窥镜检查史。

（一）颈部食管穿孔

容易早期发现。主要是颈部疼痛及胀感，吞咽或颈部活动时加重，也可表现为吞咽困难和呼吸困难。开放性损伤可见唾液等食管内容物流出。检查时胸锁乳突肌前缘压痛、肿胀及皮下气肿，如穿孔后食管内容物向纵隔蔓延，则出现纵隔炎症表现。

（二）胸部食管穿孔

剧烈胸痛，破入胸腔后，可有极度呼吸困难、发热、烦躁不安、极度紧张、呼吸浅快、脉搏细弱、血压下降、发绀；胸、颈、面部皮下气肿；胸部叩痛，上胸部为鼓音，下胸部为浊音；呼吸音低；上腹部压痛、腹壁紧张。

（三）腹部食管穿孔

主要是腹膜炎表现，患者主诉上腹部疼痛，转动体位时加剧。检查上腹部或全腹肌肉紧张，压痛及反跳痛。可被误诊为急腹症。

四、实验室及其他检查

（一）X线检查

可显示皮下气肿，纵隔增宽，纵隔气肿伴积液、液气胸等。

（二）食管造影

口服碘油食管造影可发现碘油自食管裂口外溢，并可确定食管裂口的部位及大小。最好不要用钡剂造影，因为钡剂可黏附在裂口边缘，手术中不易洗净，造成修补困难，影响愈合。如造影未发现食管裂口，可行纤维食管镜检查。

（三）胸腔穿刺

胸腔穿刺抽液是十分重要的检查诊断步骤，抽出带有酸、臭味的咖啡样或混有食物残渣的液体，同时淀粉酶增高颇有诊断价值。口服亚甲蓝后抽出液有染色，即可明确诊断。

五、诊断和鉴别诊断

食管自发性破裂的患者，多因病史不典型，缺乏特异性体征，一般医务人员对此认识不足，常易误诊为胃十二指肠溃疡穿孔、急性心肌梗死、肺大疱破裂、急性胰腺炎、自发性气胸、肺梗死、单纯性脓胸等。应仔细分析病史与病程关系，正确选择检查方法以资诊断和鉴别。

六、治疗与护理

急性食管穿孔确诊后应尽早开胸探查，缝合食管裂口，并用邻近胸膜覆盖。若受伤24小时后发现，应引流胸膜腔，如出现局限性纵隔脓肿，应同时引流脓肿，对颈部食管裂伤，伤口引流通畅不发生严重颈深部感染时，有望自行愈合。若裂伤较大或完全横断，需进一步手术治疗。胸部食管裂伤晚期形成纵隔脓肿或脓气胸，应进行纵隔引流或胸腔闭式引流，应用抗生素、禁食，以胃造瘘饲食，待患者情况好转后再进行食管裂口根治手术。对食管远端存在阻塞性病变，如施行食管镜检查等发生器械性穿孔时，在穿孔修补的同时应考虑原发病的处理，如恶性病变尽可能切除，即使姑息性切除也值得施行，因为此类病例单纯穿孔修补均将失败。

对食管裂口较小、感染局限纵隔内、中毒症状较轻的患者；或就诊晚，炎症已局限者，可保守治疗或仅做单纯的纵隔引流和胸腔引流，并严密观察病情变化。保守治疗无效，仍可适时改为手术治疗。

第五节　食管异物

食管异物（esophageal foreing body）也是耳鼻咽喉科临床常见急症之一，乃异物经口咽下时停留于食管内所致。其发病率略低于气管与支气管异物。食管异物虽不及气管与支气管异物症状严重，诊断上亦无太大困难，但因其就诊时间多数较迟，异物停留部的食管壁肿胀严重，以致异物取除困难，且易发生食管穿孔及大血管破裂致死的严重并发症，故应有充分的警惕性。

一、病因

食管异物的发生与年龄、性别、饮食习惯、进食方式、食管有无病变、精神和神志状态等诸多因素有关。常见的原因如下：

（一）年龄因素

食管异物最易发生于幼儿及老人。幼儿顽皮好动，喜口中衔物，或在进食时哭闹而易误咽异物。老人则由于牙齿脱落，咽反射迟钝，咀嚼功能差而易于发生。

（二）民俗习惯

有些沿海地区习惯鱼虾蔬菜混煮混食，北方粽子内包含核的大枣，以及肉骨混杂等，均为造成异物容易发生的因素。

（三）精神、神志异常

精神失常时不能自制，轻生者有意吞入异物以自杀，醉酒、昏迷或麻醉状态下易于咽下异物或活动义齿等，均可引发本病。

（四）食管因素

当食管本身有病变如肿瘤、痉挛、瘢痕狭窄时，食物或较小的异物亦易于存留在局部。

（五）医源性因素

如全麻时义齿脱落，插管时套管脱落等。

二、临床表现

（一）疼痛

其程度依异物的大小、形状而不同。较大且尖锐的异物疼痛明显，表面光滑的扁平异物疼痛较轻。异物梗于颈段食管时，在颈正中或颈侧部常有压痛。胸段食管异物则感胸骨后疼痛，并向背部放射。

（二）吞咽困难

较大的异物造成机械性阻塞出现吞咽困难，尖锐或刺激性异物致黏膜水肿、食管痉挛引起剧痛，增加吞咽困难。

（三）呼吸困难

较大异物可压迫气管后壁，或累及喉部，易发生呼吸困难。

（四）其他

部分患者因异物损伤食管壁，继发感染，引起食管周围炎和食管周围脓肿，重则导致颈部或食管周围大血管损伤等严重并发症。

三、实验室及其他检查

（一）间接喉镜检查

坐位梨状窝积液常提示有异物存留可能。

（二）X线检查

不透X线异物，在一般X线透视或照片上可明确其形态和位置，透X线的异物，可经造影剂诊断异物的位置，发现局部有充盈缺损；尖细异物刺入食管壁，可利用钡棉絮吞咽透视，棉絮挂在异物处确诊。但怀疑有食管穿孔者，应禁用钡剂。

（三）食管镜检查

此检查是诊断和治疗食管异物的重要方法。特别是病史不清、其他检查无异常，而患者不能进食，吞咽困难不见好转或加重，疑有食管异物时，应进行食管镜检查。

（四）CT检查

对疑有严重并发症的异物患者，尤其是损伤大血管或内脏、经食管取异物有危险时，应做CT检查确诊，再选择安全的异物取出方法。

四、诊断

病史及临床表现为诊断食管异物的重要依据。因此，要详细询问患者异物发生的时间及异物的形状、大小、性质。间接喉镜检查可见梨状窝积液，此体征提示有食管异物的可能。X线检查对诊断食管异物有助；对不透X线的异物来说，可直接通过X线检查观察到异物的形状、大小及存留部位；若异物透X线，可吞服浸有稀钡剂的棉絮，钡絮可挂在异物上，从而可间接显示异物存在的位置。但疑有食管穿孔者，则禁用钡絮透视。对高龄食管异物患者，要注意是否同时存在食管癌。

五、治疗与护理

食管异物的治疗原则：安全取出异物，预防并发症。

（一）食管镜取除异物

根据不同年龄选择不同长度及不同粗细的食管镜。如需取出食管上端较大异物及义齿、嵌顿较紧的异物，用25cm长且较宽大的食管镜最合适。30～35cm的食管镜则适合于取食管中段的异物。20cm长（14×8mm）的食管镜适用于1～5岁的儿童。方法及注意事项：让患者保持于博西氏位，将食管镜沿右侧梨状窝对准食管腔中央送入，若食管镜尖端已接近环咽肌而不见裂孔，可让患者做吞咽动作，使环咽肌松弛，显示食管入口，轻轻向下推进食管镜。有异物的患者，食管腔内多有大量的食物渣及黏液性分泌物，用吸引器和钳子清除食管内积存物，仔细检查食管的病变和异物的情况。由于食管肌肉痉挛和食管黏膜充血、水肿，致使异物呈嵌顿状态，应调整食管镜充分暴露和接近异物，再用异物钳夹住异物，试向上下推拉或轻轻旋转异物使其松动。对尖角向上的异物，可把尖角拉入食管腔内。对横位异物，可用钳子和食管镜协同把异物调成纵位。取出不规则尖锐异物时，要看清异物全貌，若不能从管镜腔内取出，一定将锐尖部拉入管镜腔内，以食管镜保护食管黏膜，缓缓将异物和食管镜一起退出食管。

（二）下咽食管外径路取异物

绝大多数异物可经口食管镜下取出，但对于下列情况应考虑行颈侧切口或剖胸术：①估计或已行经口食管镜无法取出的异物。②引起下咽食管壁穿孔，并发有颈部及胸腔大血管损伤的异物。③刺破食管壁进入壁外软组织的异物。④引起食管穿孔，并发有下咽食管周围脓肿或纵隔脓肿的异物。

（三）非手术方法

1. 食管气囊取异物 能容许气囊通过异物部位且无严重并发症的食管异物，可试用此法。方法：用胶皮指套缚在导尿管的远端制成可充气的食管气囊，对患者进行适当的黏膜表面麻醉和对气囊加用润滑剂后，将气囊经鼻腔放入患者食管，在预计越过异物后，将气囊充气，然后回抽气囊即可将异物带至口咽部吐出。张伯垣等用此法成功地取出了包括鸡骨、鸭骨、鱼骨、金属圈及钱币等在内的食管异物12例。

2. 其他 用胰高血糖素通过松弛和解除贲门平滑肌痉挛，使异物排出；用哌替啶、阿托品、安定等镇静、解痉剂；山东地区某医院曾做体外试验和临床试用，认为醋能沉积骨刺中的蛋白质使其变得松脆，而威灵仙可使食管肌肉松弛、蠕动改变，有利于异物松脱而下行，对小鱼刺之类症情不重的异物有一定疗效。但上述非手术疗法都有程度不同的盲目性，适应范围较窄，如果不加选择地滥用，有可能给患者带来严重后果，故应特别慎重。

（四）健康教育

1. 牙齿脱落较多或用义齿托的老人，进食时应细嚼慢咽，不要过于匆忙。

2. 教育儿童不要将小的玩具或硬币含在口中玩耍，进食或吃零食时，切忌惊吓或哭笑，以防不慎咽下异物。

3. 全麻或昏迷患者，应将活动的义齿取出。

4. 误咽异物后，切不可盲目吞服饭团、馒头等食物，以免加重损伤，增加手术困难，造成严重后果。

第六节　食管腐蚀伤

误吞或有意吞服强酸、强碱等腐蚀剂引起的食管损害称为食管腐蚀伤。若处理不当，可引起食管穿孔、食管瘢痕狭窄或食管闭锁。

一、病理

病变程度与腐蚀剂的性质、浓度、剂量和停留时间有关。碱性腐蚀剂有强烈的吸水性，并有脂肪皂化、蛋白质溶解作用，引起组织液化坏死，病变易向深层发展，穿透力强。酸性腐蚀剂易引起局部黏膜干性坏死，穿透力较弱，但高浓度的强酸腐蚀剂，也可引起严重损伤。

食管腐蚀伤按其损伤程度分为三度：

一度（轻型）：病变局限于黏膜层。局部充血肿胀，上皮坏死脱落。创面愈合后，不留瘢痕狭窄。

二度（中度）：病变深达肌层。局部溃疡形成，表面有渗出或假膜形成。以后常形成瘢痕而致食管狭窄。

三度（重度）：病变累及食管壁全层，并累及食管周围组织，可发生食管穿孔及纵隔炎等。

二、临床表现

（一）急性期

1. 局部症状。

（1）疼痛：腐蚀剂吞入后，可立即发生口、咽、胸骨后或背部疼痛。

（2）吞咽困难：主要因惧怕疼痛不敢吞咽，严重时滴水难进，常伴有唾液外溢、恶心等。

（3）声嘶及呼吸困难：若病变累及喉部，出现黏膜水肿，可出现声嘶和喉阻塞症状。

2. 全身症状　病情严重者可出现全身中毒现象，表现有发热、脱水、昏睡或休克等症状。

（二）缓解期

受伤1～2周后，一般全身症状开始好转，创面逐渐愈合，疼痛及吞咽困难缓解，饮食逐渐恢复正常，轻伤者2～3周可愈合。

（三）狭窄期

病变累及肌层者，于3～4周，或更长一些时间，缓解期过后，由于局部结缔组织增生，继之瘢痕收缩而致食管狭窄，再度出现吞咽困难，逐渐加重，轻者可进流质，重者滴水不进，出现脱水及营养不良等全身症状。

三、检查及诊断

根据吞服腐蚀剂病史及典型症状，诊断多无困难，但要详细了解腐蚀剂的性质、浓度、剂量及吞服时间。

1. 急症患者　应检查口唇及口腔、咽部黏膜是否有充血、肿胀、黏膜脱落、溃疡及假膜形成等。可酌情行间接喉镜检查，了解喉咽及喉部情况。

2. X线检查　如疑有并发症时，可行X线胸、腹透视及拍片或CT扫描检查。食管钡剂X线检查或碘油拍片一般应用于急性期过后进行，可了解病变性质、部位与程度。但疑有食管穿孔者忌用或慎用。对估计可能发生食管狭窄的患者，如第一次检查结果为阴性，2～3月内应定期复查。

3. 食管镜检查　可直接观察食管内受损情况，为一种重要的检查方法。应在急性症状缓解后进行，通常在受伤2周后进行第一次检查，过早有引起穿孔的可能。纤维食管镜较硬质食管镜更为安全。

四、治疗与护理

（一）急性期

1. 中和剂　受伤后应立即服用，超过几小时后，中和剂已不起作用。碱性灼伤，可用食醋、2%醋酸、橘汁或柠檬汁漱口或分次少量服用。酸性灼伤，可用氢氧化铝凝胶或氧化镁乳剂中和，然后再服用牛奶、蛋清、植物油等。禁用苏打水中和，以免产生大量二氧化碳，有致穿孔的危险。

2. 抗生素的应用　食管腐蚀伤发生后应尽早给予足量广谱抗生素以防止感染。

3. 糖皮质激素　使用糖皮质激素可减少创伤反应，有抗休克、消除水肿、抑制成纤维肉芽组织的形成、防止瘢痕狭窄的作用。但应严格掌握适应证及用药剂量，对于严重烧伤，疑有食管穿孔者，不宜使用；用量过大，可使感染扩散，并有致穿孔的可能。

4. 气管切开患者喉阻塞症状明显时，应行气管切开术，以保持呼吸道通畅。

5. 全身治疗　给予止痛、镇静、抗休克治疗。注意防止电解质紊乱和补充血容量不足。病情稍有稳定，可小心插入胃管鼻饲，留置一定时间，既可维持营养，又起到维持管腔的作用。

（二）缓解期

1. 视病情轻重使用抗生素及糖皮质激素数周，逐渐减量至停用。

2. 急性期过后，应做食管钡剂X线检查及食管镜检查，以了解病损情况。必要时定期复查，以早期发现有无食管狭窄，及时处理。

3. 对有引起食管狭窄的可疑者，应继续保留或尽早插入鼻饲胃管。

（三）瘢痕期

对已发生食管瘢痕狭窄的患者，可采用以下治疗方法：

1. 食管镜下探条扩张术适用于狭窄较轻、病变范围较局限的病例。探条有金属和硅胶等几种。在食管镜直视下，插入直径适当大小探条，由小到大逐渐扩张。一般每周扩张一次，以达到能较顺利进食。

2. 吞线扩张术有顺行、逆行或循环扩张法，多用后两种方法。适用于多处狭窄或狭窄段较长的患者。首先行胃造瘘术，逆行方法是经口吞下带有金属小珠的粗丝线，从胃瘘口取出，然后连接一大小适当的梭形扩张子，再将口腔一端丝线向上拉，使扩张子逆行由胃进入食管，通过狭窄处进入口腔；循环方法是将丝线两端与扩张子两端相连，形成环状，逆行拉入口腔后再拉胃造瘘一端，使扩张子下行再经食管狭窄处回到胃内，可反复循环扩张，每周2~3次，逐渐增大扩张子，对食管狭窄有一定疗效。

3. 金属钛或记忆合金支架扩张术。

4. 外科手术治疗对于烧伤严重、狭窄范围广、扩张术未成功或估计不易成功者，可考虑行空肠或结肠代食管手术。

五、健康教育

需重视食管腐蚀伤的预防工作。对于强酸、强碱等腐蚀性物质，一定要建立严格的管理制度。盛器上要有醒目的标记，并做到专人保管，上锁存放。切忌用杯、碗等盛器存放腐蚀剂，以免误吞。

第七节　食管癌

食管癌（carcinoma of the esophagus）是食管鳞状上皮的恶性肿瘤，进行性吞咽困难为其最典型的临床症状。本病是世界一些国家和地区常见的恶性肿瘤。目前我国是世界上食管癌的高发国家，也是世界上食管癌死亡率最高的国家之一，年平均死亡率为14.59／10万人口。其世界标化死亡率为23.40／10万人口。据我国相关部分城市恶性肿瘤死亡率资料，食管癌仅次于肺癌、胃癌和肝癌，列第四位。可见食管癌是中国最常见的严重危害人民生命健康的恶性肿瘤之一。

一、病因和发病机制

食管癌的病因比较复杂，目前尚无公认的结论，可能与下列因素有关：

（一）亚硝胺类化合物

国内外对这类化合物与癌的关系做了大量的研究。已肯定亚硝胺类化合物有很强的致癌作用。我国食管癌高发区林州市食物中可检出七种挥发性亚硝胺。近年来为抑制亚硝胺致癌作用，国内外实验证明，鱼肝油、干酵母、核黄素、维生素C、维生素A、胱胺酸等能阻断胺类的亚硝基化和抑制致癌作用，已在我国某些食管癌高发区给群众服这类药物。

（二）真菌的致癌作用

实验研究证实，用霉变食物可诱发大鼠或小鼠食管和胃的癌前病变或鳞状上皮癌。我国调查部分食管癌高发区的资料证明，高发区居民比低发区食用发酵和霉变的食物为多。

（三）微量元素的缺乏

高发区土壤、饮水和患者血清中钼、锌、铁、铜等微量元素偏低。

（四）饮食习惯

热食、强刺激食物及食物粗糙和进食过快等可形成长期刺激性物理刺激，引起食管上皮损伤、炎症和增生，诱发癌变。

（五）吸烟和饮酒

国内外学者认为吸烟和过度饮酒是主要的致病危险因素，香烟的烟雾和焦油中含有多种致癌物。

（六）遗传易感性

食管癌患者有阳性家族史者占23.95%～61.4%。但竟是遗传关系还是同家族中具有相同的饮食生活习惯，仍有待今后的研究证明。

（七）地理环境

从食管癌流行病学来看，食管癌常集中在某一地区，可能与气候条件、土壤性质、水质等有一定关系。

二、病理

食管癌50%发生在食管中段，30%在下段，20%在上段。以鳞癌最多见，多见于上、中段癌。腺癌次之，多见于下段。未分化癌较少见。

（一）临床分期

我国肿瘤专家建议执行1987年国际抗癌联盟公布的食管癌T.M分期标准，以便于国际学术交流。临床分期为0，Ⅰ，Ⅱ$_A$，Ⅱ$_B$，Ⅲ及Ⅳ期等。

0期：$\quad$ Tis $\quad$ N$_0$ $\quad$ M$_0$

Ⅰ期：$\quad$ T$_1$ $\quad$ N$_0$ $\quad$ M$_0$

Ⅱ$_A$期：$\quad$ T$_2$ $\quad$ N$_0$ $\quad$ M$_0$ $\quad$ T$_3$N$_0$M$_0$

Ⅱ$_B$期：$\quad$ T$_1$ $\quad$ N$_1$ $\quad$ M$_0$ $\quad$ T$_2$N$_1$M$_0$

Ⅲ期：$\quad$ T$_3$ $\quad$ N$_1$ $\quad$ M$_0$ $\quad$ T$_4$任何NM$_0$

Ⅳ期：$\quad$ 任何T任何N $\quad$ M$_1$

Tis：原位癌；T$_1$：侵及黏膜层或黏膜下层；T$_2$：侵及肌层；T$_3$：侵及食管外膜；T$_4$：侵及邻近器官。

（二）病理形态分型

1. 早期食管癌的病理形态分型　早期食管癌一般根据内镜或手术切除标本所见，可分为隐伏型、糜烂型、斑块型和乳头型。其中以斑块型为最多见，癌细胞分化较好，糜烂型次之，癌细胞分化较差。隐状型病变最早，均为原位癌。乳头型病变较晚，虽癌细胞分化一般较好，但手术所见属原位癌却较少。

2. 中晚期食管癌的病理形态分型　病理形态可分为五型：

（1）髓质型：约占70%，食管呈管状肥厚，癌肿浸润食管壁各层及四周，恶性程度高。

（2）缩窄型又称硬化型：约占4.4%，癌肿环形生长，造成管腔狭窄，常较早出现阻塞。

（3）蕈伞型：约占10%，癌肿向腔内生长，边缘明显，突出如蘑菇。

（4）溃疡型：约占6.2%，癌肿形成凹隐的溃疡，深入肌层，阻塞程度较低。

（5）腔内型：约占2.8%，癌肿呈息肉状向腔内突出，表面有糜烂溃疡，侵及肌层。

（三）组织学分类

绝大多数为鳞状细胞癌，在我国约占90%。少数为腺癌，来自Barrett食管或食管异位胃黏膜的柱状上皮。另有少数为恶性程度高的未分化癌。

（四）食管癌的扩散和转移方式

1. 在食管壁内及其周围组织中的直接扩散。
2. 沿淋巴引流的淋巴结转移。
3. 通过血液循环的远部转移。淋巴转移为主要途径，血行转移发生较晚。

三、临床表现

食管癌早期无明显临床症状。进食时偶有梗阻感或呃逆、咽部干燥紧束感或食管内有异物感。部分患者出现胸骨后闷胀不适或灼热痛，进食后心窝部饱满。症状多间歇出现，常被忽视。

临床上食管癌的典型症状为进行性吞咽困难，先是硬食咽下缓慢，继而只能进半流质、流质，严重者滴水不进并频繁呕吐黏液，患者明显脱水。癌肿引起的食管痉挛、水肿炎症消退或癌肿脱落后梗阻症状可暂时减轻。癌肿侵犯喉返神经，可发生声音嘶哑；侵入主动脉，可引起大呕血；侵入气管，可形成食管气管瘘；高度阻塞可致食物反流入呼吸道，引起进食时呛咳及肺部感染；持续性胸痛或背痛常提示癌肿已侵及食管外组织。由于进食困难，患者晚期出现消瘦、贫血、营养不良及恶病质。

体征：中晚期病例可有锁骨上淋巴结肿大，肝转移者有肝肿块、腹腔积液等。

四、实验室及其他检查

（一）食管黏膜脱落细胞检查

用双腔塑料管线套网气囊细胞采集器吞入食管内，通过病变处后充气膨胀气囊，再缓缓拉出气囊。取套网擦取物涂片做细胞学检查，阳性率可达90%以上，常能发现一些早期病例。

（二）食管X线检查

早期食管癌X线钡餐造影的征象有：黏膜皱襞增粗，迂曲如虚线状中断，或食管边缘毛刺状，小充盈缺损，小溃疡龛影，局限性管壁僵硬或有钡剂滞留。中晚期病例可见病变处管腔不规则狭窄、充盈缺损、管壁蠕动消失、黏膜紊乱、软组织影以及腔内型的巨大充盈缺损而管腔变宽的矛盾现象，其近端有轻至中度的扩张和钡剂潴留。

（三）食管CT扫描检查

可清晰显示食管与邻近纵隔器官的关系。如食管壁厚度大于5mm，与周围器官分界模糊，表示有食管病变存在。CT扫描可充分显示食管癌病灶大小，肿瘤外侵范围及程度，有助于确定外科手术方式，放疗的靶区及放疗计划。但CT扫描难以发现早期食管癌。

（四）食管镜检查

比较可靠，可直接窥视病灶和采取活组织做病理检查。

五、诊断和鉴别诊断

凡遇有上述临床症状者，必须考虑到食管癌的可能性。通过详细的病史询问、症状分析和实验室检查，确诊一般无困难。鉴别诊断包括下列疾病：

（一）食管贲门失弛缓症

患者以年轻女性为多见，病程长，临床表现为间歇性咽下困难、食物反流和下端胸骨后不适或疼痛，无进行性发展。食管反流常见，反流量较大，不含血性黏液。X线吞钡检查见贲门梗阻呈梭状或鸟嘴状，边缘光滑，食管下段明显扩张，吸入亚硝酸异戊酯或口服、舌下含化硝酸异山梨酯5～10mg可使贲门弛缓，钡剂随即通过。

（二）胃食管反流病

这是指胃十二指肠内容物反流入食管引起的病症。表现为反胃、胃灼热、吞咽性疼痛及吞咽困难。反流物经常进入食管可导致黏膜慢性炎症。内镜检查可有黏膜炎症、糜烂或溃疡，但无肿瘤证据。

（三）食管良性狭窄

一般由腐蚀性或反流性食管炎所致，也可因长期留置胃管、食管损伤或食管胃手术引起。经详细询问病史和X线钡剂检查可以鉴别，内镜检查可确定诊断。

（四）其他

尚需与食管平滑肌瘤、食管裂孔疝、食管静脉曲张、纵隔肿瘤、食管周围淋巴结肿大、左心房明显增大、主动脉瘤外压食管造成狭窄而产生的吞咽困难相鉴别。癔球症患者多为女性，是有咽部球样异物感，进食时消失，常有精神因素诱发，无器质性食管病变。

六、治疗

本病的根治关键在于对食管癌的早期诊断。治疗方法目前比较有肯定疗效的是手术和放射治疗两种。

（一）手术治疗

对早期或较早期和病灶较局限（即0期、Ⅰ期和Ⅱ期）的食管癌（包括贲门癌）患者，采用手术治疗后，相当一部分患者可获得根治和长期生存的机会。根据国内有关资料报道，其疗效一般均较国外的报道为优。因此，应尽可能早期发现，早期手术治疗。对于中段特别是中段上部食管癌，如果病程已达中期，由于癌灶周围大血管，手术切除率较低，宜术前先行放射治疗，以提高手术切除的机会。晚期病例可考虑作短路吻合、造瘘等姑息手术，以解决进食问题。

（二）放射治疗

对失去手术机会的患者，可采用放射治疗。上段食管癌的效果比中段食管癌及下段食管癌好。此外，对术前估计手术切除可能性不大者，给予术前放疗可提高切除率和存活率，并能减少术中癌肿播散的机会。

（三）化学药物治疗

化疗对一些中晚期食管癌患者不但能缓解症状，还可使瘤体缩小。但总的说来，化疗对食管癌的远期疗效还不够理想，关于化疗方案，目前较为一致意见是联合化疗而不主张单一用药。联合化疗中一种是以治疗鳞癌的BLM为主的方案；另一种是以治疗胃肠道腺癌的5-Fu为主方案。

（四）选择性食管动脉灌注化疗

食管癌的选择性动脉灌注化疗是一个重要的给药途径，国内外虽然起步较晚，但从目前仅有的资料即显示出了它的疗效和其潜在的研究价值及与手术、放疗联合应用的临床意义。

目前食管癌常用灌注药物有DDP80～100mg／m^2，CBP300～400mg／m^2，BLM20～25mg／m^2，PYM25～30mg／m^2，MMC14～20mg／m^2。ADM40～60^2，THP60～70mg／m^2，5-FU750～1000mg／m^{2}等；联合灌注方案多采用DDP+PYM、DDP+5-FU、ADM或THP+MMC、DDP+MMC+PYM等。4～5周1次，2～3次后评价疗效，然后手术或放疗。内经导管直接向肿瘤供血动脉灌注抗癌药物，可增加局部肿瘤组织中的药物浓度和作用时间，故临床疗效较全身化疗高，不良反应轻。

术前动脉插管灌注5-FU及间断注射MMC、VCR治疗贲门癌48例，然后手术，术后1、3、5年存活率分别为75%、50%和29%。与单纯手术组的60%、23%和16%相比，差异有显著意义。Matsuno比较了食管癌经动脉灌注BLM后手术切除的3、4、5年生存率分别为31%、31%和23%，而单纯手术的3、4、5年生存率分别为25%、25%和19%。

（五）生物学治疗

给食管癌患者应用生物反应调节剂，如胸腺素、干扰素等，有利于恢复机体的免疫功能。食管癌有颈淋巴结转移者可用仅干扰素及肿瘤坏死因子，每次分别以60万IU和50万IU行瘤体内多点注射，用药次数为15～16次，有近30%的病例可见瘤体缩小。

七、护理

（一）术前准备

1. 术前应尽力改善患者营养情况，协助安排其饮食，提供高蛋白质摄入。

2. 口腔护理　对口臭和呕吐后的患者要做特别护理，给予漱口。

3. 术前向患者说明手术治疗的意义、手术的概况、手术后应该注意和配合的事项，使其有充分思想准备，并能积极主动配合。教会患者做深呼吸、咳嗽排痰、练习侧卧位以及配合插入鼻胃管，并介绍插管的必要性和重要作用。

4. 必要时，术前日晨禁食，冲洗食管或洗胃，有利于减轻组织水肿，降低术后感染及吻合口瘘的发生率。

5. 护理人员应了解每个患者不同的思想情况，针对所表现的问题作细致的解释工作。热情地关心他（她）们，用科学道理对每个问题给予耐心的解答，帮助其解决一些具体困难。

6. 术前应做胸部X线检查、肺功能及动脉血气分析；要戒烟；有慢性咳嗽、痰多的患者应做痰细菌培养与药敏试验。需作体位引流排痰，选用有效的抗生素控制感染。术前有高血压、心绞痛或心律失常者，应对其心脏功能做充分的估计，并用药物控制，待情况稳定后方可手术。

（二）术后护理

1. 胸部外科术后护理。

2. 保持胃肠减压有效的负压吸引，密切观察胃液的颜色及量，及时发现吻合口出血，及时处理。如胃管脱出后应严密观察病情，不应盲目再插入，以免戳穿吻合口，造成吻合口瘘。

3. 饮食指导，术后3~4日患者吻合口处于充血水肿期，胃肠蠕动尚未恢复正常，应禁食水，按医嘱静脉补液，维持水、电解质平衡，准确记录出入量，并间断输入白蛋白，以预防吻合口瘘。如肠功能恢复可试饮水一天，次日进流质半量，如无不适，1~2天后改进流质，一般术后7天左右改进半流质。鼓励多进营养丰富，少渣易消化饮食，要坚持少量多餐。

4. 并发症的观察。

（1）吻合口瘘：吻合口瘘是食管癌手术后最严重的并发症，死亡率高达50%。多发生在术后5~17天，如患者出现高热、胸闷、呼吸困难、脉快、白细胞计数增高等立即禁食，查胸片，并观察病情变化。必要时行胸腔闭式引流，加强抗感染治疗及静脉营养支持。

（2）乳糜胸：食管、贲门癌术后并发乳糜胸是比较严重的并发症，多发生在术后3~5天，如患者出现胸闷、气短、心悸、气管移向健侧，每日有大量淡黄色或乳白色液体自胸腔引流管流出，应立即禁食，做好胸导管结扎术的准备。

（3）胸腔感染：因胸腔积液感染可引起发热、胸痛等，可应用抗生素至体温正常时止。

5. 出院时，介绍注意事项，嘱其复诊。

（三）健康教育

1. 指导患者自我调节，树立战胜疾病的信心。

2. 对于食管胃吻合术后，应告诉患者进食后可能胸闷或呼吸困难，这是由于胃已拉入胸腔，压迫肺脏之故，使患者有心理准备。

3. 严禁进硬质食物或带骨刺的鱼肉类、花生、豆类等，以防晚期吻合口瘘。

4. 食管下段癌切除术后，应告诉患者在饭后2小时内不要卧床，睡眠时把枕头垫高，否则胃液反流至食管，有恶心、呕吐症状，平卧会加重。

5. 实施结肠代食管患者，因结肠段逆行蠕动，口腔常觉粪味，半年后可获改善。

6. 改变不良饮食习惯，定期门诊随访。

第八章　儿科护理

第一节　新生儿护理

一、新生儿一般护理

（1）注意保暖，室温维持在22～24℃；相对湿度55%～65%，必要时置婴儿入温箱，护理操作集中、及时，不要过分暴露新生儿。

（2）入院头3天，测量体温4次／天；体温平稳3～4天后改为2次／天；暖箱中患儿测量体温每4小时一次。

（3）及时清除口鼻的黏液及呕吐物，避免异物堵塞新生儿口、鼻或压迫其胸部以保持气道通畅。保持合适的体位，如仰卧位时抬高头肩部10°～15°，俯卧时头偏向一侧，专人看护，防止窒息。

（4）记录每次出入量及大便次数、性状。

（5）建立消毒隔离制度，完善消毒及清洁设施；接触新生儿前后要洗手；室内及时清洁，做好各项监测工作；新生儿用品均应"一人一用一消毒"。工作人员如有皮肤病或其他传染病时，不应接触患儿。如有感冒，禁止入新生儿病室内。

（6）按医嘱进行母乳或人工喂养，不能吸吮者用滴管或鼻饲。喂奶前换尿布，喂时抱起并防止呛咳，喂毕轻拍背部排气，并使右侧卧位。喂药时亦应抬高头部，顺口角缓慢喂入，防止呛咳

（7）体重>1500克，生命体征平稳患儿每日沐浴，体重<1500克，或病情随时发生变化患儿给予油浴，保持脐部清洁干燥，脐部护理每日1～2次，若有感染发生及时处理。保持床垫柔软平整，每2～3小时更换一次体位；心电监护探头每班更换位置；皮温探头每日更换；脉氧探头每2～3小时更换部位；每2～3小时更换一次尿布；预防臀红；照蓝光时应注意遮蔽患儿眼部及会阴。

（8）避免新生儿处于危险的环境中，如可以触及的热源、电源、尖锐物品，使用暖箱者应严格执行操作规程。

二、早产儿护理

（1）严格执行保护性隔离，严禁非专室人员入内，严格控制参观及示教人数，室

内物品表面每日消毒液擦拭，患儿奶具及被服高压消毒，接触患儿前戴口罩、洗手、戴一次性手套。

（2）注意皮肤保护，床垫柔软平整，每2～3小时更换1次体位，并用U型枕固定，体重>1500克，生命体征平稳患儿每日沐浴，体重<1500克，或病情随时发生变化患儿给予油浴，脐带未脱落前每日活力碘涂后75%酒精涂脐。

（3）严格各项无菌技术操作，集中护理，动作轻柔。

（4）早产儿出生后注意保暖，一切操作均应在保暖的前提下进行，在转运途中使用转运暖箱全程注意保暖，入新生儿重症监护室（neonatal intensive care unit，NICU）后根据病情放置在辐射台或新生儿培育箱，根据胎龄及体重调节箱温，保持室温24～26℃，相对湿度55%～65%。每日监测体温4次，维持体温在36～37℃。

（5）维持适宜体位保持呼吸道通畅，在患儿颈后垫一小棉布卷，2～3小时翻身1次，头偏向一侧，注意有无呕吐，防止误吸。及时清理呼吸道分泌物。密切观察患儿有无呼吸暂停，如有及时给予弹足底、托背等触觉刺激，必要时给予加压给氧辅助呼吸。

（6）根据血气分析给予低流量氧气吸入鼻塞CPAP辅助呼吸、气管插管呼吸机辅助呼吸。注意用氧浓度，避免早产儿视网膜病变（retinopathy of prematurity，ROP）发生。

（7）提倡早喂养，首选母乳喂养，母乳不够时选用早产儿配方奶，根据患儿孕周及吸吮能力选择经口喂养或鼻饲喂养，严密观察有无腹胀及喂养不耐受情况，遵医嘱持续营养液静脉泵入，严格记录24小时出入量。

（8）减少不必要的声、光、疼痛刺激，给予发育支持护理，如新生儿抚触、非营养性吸吮、鸟巢护理等。

（9）给予心电监护全套，严密观察生命体征变化，及时记录特护记录单。

（10）患儿出院时向家长详细讲解喂养方法、感染控制方法等。

三、新生儿窒息的护理

（1）准备好新生儿复苏的物品、药品及人员。按新生儿常规护理。

（2）患儿入室后置于新生儿辐射台上，便于操作和病情观察，保持皮温在36.5～37℃，辐射台上覆盖保鲜膜，减少不显性失水。

（3）给予心电监护，密切观察患儿肌张力、哭声、眼神等病情变化，及时发现患儿有无呼吸暂停、抽搐等症状。

（4）根据患儿血气分析采取低流量吸氧或鼻塞NCPAP辅助呼吸或气管插管呼吸机辅助呼吸。

（5）保持呼吸道通畅，及时清理呼吸道分泌物，必要时给予雾化吸入、呼吸治疗。

（6）重度窒息患儿禁食3天，严格记录24小时出入量；严密观察患儿有无腹胀，观察呕吐物及粪便性状，警惕坏死性小肠结肠炎。

（7）加强早期教育及智力开发。

四、新生儿缺氧缺血性脑病的护理

（1）加强监控，控制惊厥。

（2）根据病情选择合适的方式给氧。

（3）严密监护患儿的呼吸、血压、心率、血氧饱和度等，注意观察患儿的神志、瞳孔、前囟张力及抽搐等症状。

（4）遵医嘱给予镇静剂及脱水剂，观察药物反应。

五、新生儿黄疸的护理

1．合理喂养。

（1）尽早开奶，通过刺激肠蠕动促进胎粪的排出，又可建立肠道的正常菌群，减少胆红素的肠肝循环。

（2）遵医嘱正确应用蓝光疗法，保护眼及会阴部。

（3）观察副作用，如发热、皮疹、腹泻、呕吐等，告诉患儿家人停止光疗后能自愈。

2．病情观察。

（1）评估黄疸的程度、范围及进展情况。

（2）观察患儿哭声、吸吮力和肌张力等临床表现，注意有无胆红素脑病。

（3）观察大小便次数、量、颜色及性质，如出生后不久大便呈灰白色，则提示有先天性胆道闭锁；如黄疸持续不退，大便色浅，有时呈灰白色则提示有新生儿肝炎综合征；如存在胎粪延迟排出应予灌肠处理，以促进大便及胆红素排出。

（4）注意皮肤有无破损及感染灶，脐部有无分泌物，如有异常及时协助处理。

3．健康教育。

（1）新生儿溶血病应做好产前咨询及预防性服药。

（2）胆红素脑病注意有无后遗症出现，给予康复治疗后护理。

（3）红细胞6-磷酸葡萄糖脱氢酶缺陷者，忌食蚕豆及其制品，避免接触樟脑，以免诱发溶血。

六、新生儿寒冷损伤综合征的护理

1．积极复温、消除硬肿。

（1）对肛温在30～34℃，肛-腋温差为正值的轻、中度患儿，复温方法为足月儿用温暖衣被包裹，置于25～26℃室温环境中，加用热水袋保暖；早产儿更换好温暖的棉毛衣后将患儿置于30℃的温箱中，每1小时监测肛温1次，根据患儿体温恢复情况调节温箱温度在30～34℃范围内，使患儿6～12小时恢复正常体温。

（2）对肛温<30℃，肛-腋温差为负值的重度患儿，复温方法为先将患儿置于比其体温高1～2℃的温箱中开始复温，以后每1小时监测肛温、腋温1次，同时提高温箱温度

0.5～1℃，不超过34℃，使患儿体温12～24小时恢复正常。若用远红外辐射保暖床，复温方法，将床温调至30℃，患儿放于远红外辐射床上，并用保温性能好的无色透明的塑料膜罩好（塑料膜不能直接接触患儿的皮肤，以防烫伤）及时提高床温，但一般床温不超过34℃，以后通过皮温传感器来检测辐射热，恢复正常体温后患儿于预热到适中温度的温箱中。

（3）如无条件者，可采用母体怀抱复温或热水袋、电热毯等复温，要注意温度，防止烫伤。

（4）复温过程中，密切观察患儿生命体征、尿量、温箱的温度及湿度，检测血糖、电解质及肾功能的变化。

2. 保证热能供给，细心喂养，能吸吮者可经口喂养，吸吮无力者可用鼻饲或静脉输液；控制输液量及滴速。热量供给从每日210kJ／kg（50kcal／kg）开始，逐渐增加至每日419～502kJ／kg（100～120kcal／kg），重者可输血及血浆。有明显心、肾功能损害者应严格控制输液速度及液体入量。

3. 做好消毒隔离，严格遵守操作规程。

4. 加强皮肤护理，经常更换体位，防止体位性水肿和坠积性肺炎；尽量避免肌内注射，防止皮肤破损引起感染。

5. 注意观察体温、脉搏、呼吸、硬肿范围及程度、尿量、有无出血等。做好护理记录，备好抢救药物和设备（氧气、吸引器、复苏囊、呼吸机等）。如发现患儿面色突然青紫、呼吸增快、肺部啰音增多，要考虑肺出血，应及时与医生联系进行抢救。

6. 介绍有关硬肿症的疾病知识，指导患儿家长加强护理，注意保暖，保持适宜的环境温湿度；鼓励母乳喂养，保证足够的热量。

七、新生儿肺透明膜病的护理

（1）保持环境温度22～24℃，根据患儿情况置开放暖箱或闭式暖箱中，在抢救过程中注意保暖，皮肤温度保持在36.5～37℃，相对湿度55%～65%。

（2）保证营养供应，不能经口喂养者可采用鼻饲法，重症患儿按医嘱禁食补液，每天严格记录出入量。

（3）定时拍背翻身，呼吸治疗，必要时给予雾化吸入，及时吸痰，做好口腔护理。

（4）呼吸困难者根据血气分析可分别采取吸氧、鼻塞持续正压呼吸、气管插管辅助呼吸，头罩给氧时要选择大小合适的头罩，注意给氧浓度，避免氧对眼、肺的损害，注意气体的温、湿度变化。

（5）密切观察病情变化，记录生命体征、皮肤颜色、呼吸节律、有无三凹征等。如呼吸困难加重、烦躁不安、呼吸节律不规则等及时报告医生，采取有效措施，详细记录病情变化。

（6）严格执行消毒隔离制度，预防感染的发生。

（7）满月后复查眼底、听力，加强营养，预防感染，按时预防接种。

八、新生儿败血症的护理

（1）入院后给予心电监护全套，使用抗生素前抽取血培养，及早明确病原菌。

（2）配合医生行腰穿，留取脑脊液培养。腰穿后患儿给予去枕平卧6小时，禁食1次。

（3）监测体温变化，发热者给予物理降温，体温不升者置辐射暖台或温箱保暖，末梢循环差时给予暖水袋保暖，使用暖水袋时注意安全。

（4）供给足够的营养和水分，增强患儿机体抵抗力。提倡母乳喂养，必需时给予鼻饲、经口喂养、静脉补充热量及水分。

（5）注意皮肤及口腔黏膜卫生，每日病情允许时洗澡，更换柔软宽松的衣服，注意皱褶部位及臀部皮肤的清洁保护，给予制霉菌素鱼肝油涂口1次／天。

（6）败血症患儿不能实施PICC置管术，抗生素输入疗程较长，需计划性选用周围静脉穿刺，抗生素使用时按时按量现配现用。

（7）密切观察病情变化，出现以下情况立即报告医生积极配合抢救：

1）巩膜、皮肤黄染加重，尿色深黄，粪便色白，或黄疸减退后又复现。

2）面色青灰、体温升高、喷射性呕吐、前囟饱满、阵发性尖叫、烦躁不安、眼神凝视、肌张力增高，腹胀、肠鸣音减低。

3）呼吸困难加重、烦躁、发绀或呼吸暂停者。

4）发现其他部位新的感染灶，如耳流脓、局部水肿、肢体活动受限等。

5）注意出血倾向，如皮肤黏膜出血点、瘀斑的变化、呕吐咖啡色样物及便血等。

九、新生儿坏死性小肠结肠炎的护理

（1）给予心电监护，密切观察生命体征变化，注意观察患儿有无苍白、昏睡及休克的症状及体征。严格记录特护记录单，记录24小时出入量。

（2）观察腹胀及有无肠鸣音，观察胃内残留量及引流液的性状，患儿头偏向一侧，避免呕吐物误吸。

（3）遵医嘱禁食7～14日，待病情好转，大便潜血阴性后恢复喂养，从水开始逐渐增加奶量及浓度。

（4）促进患儿舒适，保持室温22～24℃，相对湿度55％～65％。腹胀明显者行胃肠减压，禁食期间做好口腔护理，便后用温水洗净臀部，并涂抹护臀霜，预防臀红。避免拥抱患儿及触摸腹部，腹胀时尿布宽松适度。保持室内安静，操作集中进行，避免不必要的刺激。

（5）遵医嘱按时按量给予抗生素治疗，控制感染。

（6）禁食期间给予输入静脉营养液、新鲜血、血浆等治疗，加强营养支持，建立良好静脉通路，保持药物及液体及时进入。由于禁食、胃肠引流、液体丢失等易导致水及电解质紊乱，需注意保持患儿出入量平衡，体重增长稳定。

（7）观察并记录大便的次数、性状、颜色、量，了解大便变化过程，及时正确留取大便标本送检。

（8）预防并发症：

1）密切观察病情变化，及时发现肠梗阻、肠穿孔、肠出血的早期症状，发现严重腹胀、引流液增多、血便、频发呼吸暂停等症状时立即通知医生。

2）当患儿面色苍白或有休克的症状及体征、心率过快或过缓、血压下降、末梢循环衰竭时，立即通知医生抢救。

3）观察患儿有无疑血障碍的表现：皮肤是否有瘀斑、注射部位是否有渗血、有无呕血、便血、尿血等凝血障碍。

4）监测腹膜炎的症状和体征：如腹肌紧张、心动过缓、体温过低等。

十、新生儿低血糖的护理

（1）出生后能进食者尽早喂养，早期多次足量喂养，首选母乳喂养，如尚无母乳时，可给予10%葡萄糖口服，吸吮功能差者给予鼻饲喂养，同时给予非营养性吸吮。早产儿或窒息患儿尽快建立静脉通路，保证葡萄糖输入。

（2）加强保暖，保证正常体温，减少能量消耗。新生儿病室室温保持在24～26℃，相对湿度50%～60%，保证空气流通和新鲜，保证患儿体温维持在36～37℃。

（3）严格执行输注量及速度，密切监测血糖，根据血糖值及时调整输注量及泵入速度，并及时记录。

（4）密切观察病情变化，注意患儿神志、哭声、呼吸、肌张力及抽搐情况，有无震颤、多汗、呼吸暂停等，监测体温、心率、脉搏、呼吸及氧饱和度，及早发现低血糖的早期临床表现。根据患儿缺氧程度，合理给氧，发现呼吸暂停及时给予刺激恢复呼吸。

（5）每日记录出入量和体重。

十一、新生儿颅内出血的护理

（1）保持绝对安静，尽量减少头部搬动。采取头部抬高15°～30°，以减轻颅内水肿和防止呕吐物吸入气管。各种治疗、护理集中进行，动作轻柔，减少震动。

（2）注意观察体温、心率、脉搏、血压、面色、神志、囟门饱满度、瞳孔大小、反射及肢体活动、大小便情况。

（3）保持呼吸道通畅，及时清理呼吸道分泌物，有缺氧症状即给间断低流量氧气吸入。

（4）根据医嘱及时给予止血、防治脑水肿药物，严格控制输液量及输液速度。

（5）定期复查头颅CT或B超，有肢体瘫痪者，加强功能锻炼。早期干预，开发智力，加强营养，防止感染，按时预防接种。

十二、新生儿臀红的护理

（1）每次便后用清水洗净，必要时用婴儿护臀膏。依据臀红的分度进行相应的处理。

1）Ⅰ度：局部皮肤潮红伴有皮炎可局部涂鱼肝油。

2）Ⅱ度：皮肤溃破可用消毒植物油或鱼肝油纱布贴敷患处，或用氧化锌软膏涂抹局部。

3）Ⅲ度：表皮破损面积较大，伴有渗血，应暴露臀部或用烤灯。有时可继发细菌感染，可用含抗生素药膏的无菌敷料贴于患处，经常更换。臀部伴真菌感染者可涂克霉唑软膏、达克宁霜等。

（2）烤灯照射时需要注意：使用40～60瓦灯泡，距离臀部30～50厘米（防止烫伤），时间为15～30分钟；每日2次，严重者可加1次。在烤灯照射过程中应注意保暖。

第二节　儿童常见病护理

一、儿科一般护理

（1）病室温度以18～20℃，湿度以50%～60%为宜，定时开窗通风。保证患儿充足睡眠与休息，保持病室安静，防止烫伤、坠床、走失。

（2）按不同年龄与病种、感染与非感染性疾病，分别收治，防止交叉感染。

（3）新入院时测体温、心率、脉搏、体重，7岁以上测量血压并记录。

（4）饮食按医嘱执行，注意饮食卫生，做好婴幼儿喂养指导。

（5）根据病情，按分级护理要求做好晨晚间护理，每周剪指甲1次，每周换床1次，保持床单清洁整齐。

（6）认真执行医嘱，按时给药及治疗。严格执行查对制度及时留取各种标本。

（7）患儿入院4小时内，护士应对患儿全面评估并填写评估表，及时记录护理记录单。

（8）值班人员定时巡视病房，密切观察病情，遇有病情变化，立即通知医生积极配合抢救。输液、输血时，应注意滴液速度，是否通畅，局部有无肿胀及输液、输血反应的发生，以便及时处理。

（9）出院前向患儿及家长做好出院指导。

二、腹泻病患儿的护理

（1）凡疑似或确诊为致病性大肠杆菌或鼠伤寒杆菌感染者住单间病房，做好床旁隔离，接触患儿前后严格做好手的消毒，对患儿的衣物、食具、尿布及便具应分类消毒处理。

（2）监测患儿体温、脉搏、呼吸、血压的变化；观察皮肤黏膜有无干燥脱水，皮肤弹性及口渴情况，注意患儿面色、神志、瞳孔、末梢循环情况；观察患儿有无腹痛、呕吐、低钾、低钙表现，及时与医师联系。

（3）详细记录出入量，入量包括补液量及饮食量，观察并记录呕吐、粪便的次数、性质和水分的多少。发现粪便性状改变，如腥臭、有黏液、脓血时，立即送粪便常规检查并做培养。

（4）按医嘱禁食者，给予口服或静脉补液。禁食补液期间，患儿烦躁哭闹的可遵医嘱适当给予镇静剂，如冬眠Ⅱ号、10%水合氯醛等。恢复期给易消化、营养丰富的饮食，少量多餐，由淡到浓，由稀到稠，逐渐过渡到正常饮食。

（5）静脉补液时，要准确调整滴速，观察输液是否通畅，有无液体外渗以及有无输液反宜。输液原则先快后慢，先盐后糖，先浓后淡，见尿补钾。同时应注意脱水、酸中毒的纠正情况；口服补液者按时完成口服液量。

（6）勤换尿布，每次便后用温水洗净，保持臀部清洁、干燥，以预防臀部感染、尿布疹和泌尿系感染。慢性腹泻营养不良者，定时翻身，预防压疮。

（7）做好对症护理如腹胀、呕吐、高热等，做好口腔护理及皮肤护理，避免臀红。

（8）患儿出院时，指导家长合理喂养，注意饮食卫生，预防肠道内外感染，并注意腹部勿受寒。

三、肺炎患儿的护理

（1）避免交叉感染，将急性期与恢复期、细菌性与病毒性感染的患儿分室居住，对绿脓杆菌、金黄色葡萄球菌感染患儿要执行呼吸道隔离，住单间病房。

（2）保持病室空气新鲜、阳光充足、安静、舒适、定时通风（注意避免对流风），室温以18～20℃为宜，相对湿度保持在55%～65%，以利于呼吸道分泌物排出。

（3）急性期卧床休息，呼吸困难者取半卧位，经常变换体位以减少肺部瘀血，促进炎症吸收。急性期经常拍背部，恢复期多抱起活动，促进分泌物排出，增加肺通气。

（4）给予高热量、高维生素、易消化的流质饮食，喂奶时抬高婴幼儿头部或抱起哺喂，并让患儿间歇休息，无力吸吮者改用滴管喂奶或鼻饲。

（5）保持呼吸道通畅，增加肺泡通气量，及时清除鼻痂及鼻腔分泌物，痰液黏稠不易咳出时给予雾化吸入，每次不宜超过20分钟，每日2～4次，避免肺泡内水肿，必要时用吸痰器吸痰。

（6）密切观察生命体征及病情变化，如出现双吸气、点头样呼吸、呼吸暂停等，提示呼吸衰竭，立即通知医师，立即吸痰保持呼吸道通畅，做人工呼吸，备好呼吸兴奋剂，必要时按医嘱使用人工呼吸机。

（7）患儿出现嗜睡、惊厥或昏迷，提示可能发生中毒性脑病，及时通知医师，备好止惊剂及脱水药。

（8）患儿面色苍白、烦躁不安、喘憋加重、给氧及镇静剂不能改善，心率加快（婴幼儿160～180次／分），肝脏短时间内急剧增大，提示心力衰竭，应及时报告医师进行处置。

用洋地黄制剂时要注意严格按要求时间给药，剂量一定准确，用药前、后0.5小时数心率，儿童低于70次／分，婴幼儿低于90次／分时通知医生停药。注意观察洋地黄的毒性反应，如恶心、呕吐、心律不齐、嗜睡、乏力、黄视等。

（9）加强体格锻炼，增强体质，合理喂养，提高预防疾病的能力。注意气候变化，及时增减衣服。

四、急性肾小球肾炎患儿的护理

（1）起病2周内卧床休息，减轻心脏负荷，改善肾脏血流量，防止严重病例发生。有高血压和心力衰竭者，则要绝对卧床休息，至水肿消退、血压正常、肉眼血尿消失，可在室内轻度活动；病后2～3个月尿液检查每高倍视野红细胞10个以下，血沉正常可上学，但要免体育活动；爱迪计数正常后，可恢复正常活动。

（2）给予高糖、高维生素、适量蛋白质和脂肪的低盐饮食。急性期1～2周内，应控制钠的摄入，每日1～2克，水肿消退后每日3～5克，水肿严重、尿少、氮质血症者，应限制水及蛋白质的摄入。水肿消退、血压恢复正常后，逐渐由低盐饮食过渡到普通饮食。

（3）观察病情：

1）每周测体重2次，水肿严重时每天测体重一次，观察水肿的变化程度。每周留晨尿2次，进行尿常规检查。准确记录24小时出入量。

2）每天测血压2次，定时巡视病房，观察患儿有无头痛、呕吐、眼花等症状，发现问题及时通知医生。

3）密切观察患儿生命体征的变化，水肿严重者如出现烦躁不安、呼吸困难、心率增快、不能平卧、肺底湿性啰音、肝脏增大等，提示心衰发生，要立即报告医生，同时让患儿半卧位给予吸氧，遵医嘱给药，降低循环血量，减轻心脏负荷，必要时给予洋地黄制剂，剂量宜偏小，症状好转后停药。

4）通过休息、利尿，血压仍不能控制者可给予降压药。用药时需监测血压变化。

（4）医护人员应向家长及患儿讲解有关肾炎知识，增强战胜疾病的信心。

五、肾病综合征患儿的护理

（1）泌尿系统疾病的急性期症状比较严重，如高血压、水肿等，在此期间患儿常自动卧床。在疾病恢复期可适当增加活动，按照患儿实际情况安排合理的生活规律，使患儿既得到充分休息，又生活得比较有乐趣。

（2）饮食治疗目的是保证营养供应，减轻肾脏的工作负担，减少钠、水潴留及代谢产物的积聚。严格按照医嘱给予必要的饮食治疗，有高血压、水肿时应限制盐的摄入，有氮质血症时应限制蛋白入量，并给予含有必需氨基酸的优质蛋白；肾功能减退，明显少尿时严格限水。

（3）监测生命体征，记录出入量。观察浮肿变化，每日测体重1次。每周测体重2次（每周三、六早餐前），水肿严重、少尿患儿应遵医嘱每日测体重1次。严格限制液体入量，最好使用输液泵，确保液体准确进入。遵医嘱给予利尿剂，记录尿量，注意电解质的变化，特别是钾的水平。

（4）预防、控制感染：注意保暖，防止受凉和其他感染，及早识别可能的潜在感染，特别是水痘、带状疱疹病毒感染以及腹膜炎征象。

（5）经常沐浴更衣，保持皮肤清洁、干燥，预防皮肤感染。对水肿部位加强护理，避免擦伤和受压，经常翻身并按摩受压部位。阴囊肿大时，可用阴囊托带托起。严重水肿阶段尽量避免肌内注射。

（6）部分泌尿系统疾病患儿病情严重而且复杂，如高血压脑病、急性肾功能衰竭、电解质紊乱等，需要密切观察生命体征及病情变化，如发现烦躁、头痛、心律紊乱等及时报告医师。

（7）对长期食用低盐饮食者在利尿期易发生电解质失调，发现异常及时报告医师处置。

（8）观察处理药物副作用：泼尼松大剂量服用会出现库兴综合征、高血压、骨质疏松，应观察其发展，对症治疗。免疫抑制剂首选环磷酰胺，其副作用为白细胞降低、胃肠道反应、脱发、出血性膀胱炎、感染加重等，偶有肾小管损伤、致癌作用及性腺损害。应注意观察，对症处理。

（9）本病为慢性疾病，病程长，帮助家长及患儿树立战胜疾病的信心，嘱坚持长期服药，不得随意停药。预防感冒，加强营养，密切观察药物副作用，定期复查24小时尿蛋白定量及尿常规。

六、先天性心脏病患儿的护理

（1）根据患儿的病情不同，制定适合患儿活动量的生活制度。轻型无症状者应与正常儿童一样生活；有症状患儿应限制活动，避免情绪激动和剧烈哭闹，以免加重心脏负担；重型患儿应卧床休息，给予妥善的生活照顾。

（2）向患儿及家长介绍自我保护、防止感染的知识，避免与感染性疾病患者接触。居室要空气新鲜，穿着衣服冷热要适中，防止受凉。一旦发生感染应积极治疗。

（3）给予高蛋白、高热量、高维生素饮食，以增强体质。适当限制钠盐摄入，还要给予适量的蔬菜类粗纤维食品，以保证大便通畅，重型患儿喂养困难，应特别细心、耐心、少食多餐，以免导致呛咳、气促、呼吸困难等，必要时静脉营养。

（4）注意观察心率、心律、脉搏、呼吸、血压及心脏杂音变化，必要时心电监护。

（5）关心患儿，建立良好护患关系，充分理解家长及患儿对检查、治疗、预后的期望心情，介绍疾病的有关知识、诊疗计划、检查过程、病室环境，消除恐惧心理，说服家长和患儿主动配合各项检查和治疗，使诊疗工作顺利进行。

七、病毒性心肌炎患儿的护理

（1）急性期或重症患儿绝对卧床休息，待心脏功能恢复后再逐渐增加活动量。呼吸困难者给予半卧位，并给予氧气吸入。

（2）密切观察心率、心律的变化，给洋地黄制剂时注意有无恶心、呕吐、头痛、黄视等，婴幼儿心率<90次／分，儿童心率<70次／分，及时报告医生。

（3）使用微量泵输液以精确输液量及输液速度。

（4）给予高热量、高维生素、低脂饮食，少食多餐，避免过饱加重心脏负担。心功能不全时限制钠盐和水分的摄入。保持大便通畅，防止便秘。

（5）注意保暖，防止受凉，适当体育锻炼，注意劳逸结合，积极预防病毒性感冒，加强营养，增强抵抗力。长期服用激素者，观察药物副作用发生，如高血压、低钾、消化道溃疡等，及时就诊。

八、白血病患儿的护理

（1）白血病患儿常有活动无耐力现象，需卧床休息，但一般不需绝对卧床。长期卧床者，应常更换体位、预防压疮。

（2）感染是导致白血病患儿死亡的重要原因之一。预防感染可采取以下措施：

1）白血病患儿应与其他病种患儿分室居住，有条件者置于超净单人病室、空气层流室或单人无菌层流床。病室需定期进行紫外线照射、戊二醛熏蒸。限制探视者的人数及次数，工作人员及探视者在接触患儿之前要认真洗手。以免交叉感染。

2）保持口腔清洁，避免损伤口腔黏膜引起出血和继发感染。如有黏膜真菌感染可用氟康唑或依曲康唑涂擦患处。勤换衣裤，每日沐浴有利于汗液排泄，减少发生毛囊炎和皮肤疖肿。保持大便通畅，便后用温水或盐水清洁肛门，以防止肛周脓肿。

3）观察感染的早期表现：每天检查口腔及咽喉部，有无牙龈肿胀、咽红、吞咽疼痛感，皮肤黏膜有无破损、红肿等，发现感染先兆时，及时处理。

4）严格执行无菌操作技术，避免医源性感染。

（3）出血是白血病患儿死亡的又一主要原因。出血护理参阅本章原发性血小板减少性紫癜的护理措施。

（4）掌握化疗方案、给药途径、密切观察化疗药物的毒性反应。鞘内注射时，药物浓度不宜过大，药液量不宜过多，应缓慢推入，术后需平卧4～6小时以减少不良反应。化疗药物多为静脉途径给药，且有较强的刺激性。药物渗漏会引起局部疼痛、红肿及组织坏死，注射时需确认静脉通畅后方能注入。药物配制和输入时，操作者做好防护措施，以免遭化疗药物污染。

（5）骨髓暂时再生低下是有效化疗的必然结果。白血病在治疗过程中往往需成分输血或输全血进行支持治疗。输注时应严格执行输血制度。输血过程中应密切观察输血引起的不良反应。

（6）鼓励患儿进食高蛋白、高维生素、高热量饮食，保证营养。

（7）向家长及年长患儿介绍白血病有关知识，宣传儿童白血病的预后已有很大改善，让家长及患儿建立战胜疾病的信心。鼓励患儿学习，注意体格锻炼，增强抗病能力。使患儿的疾病、心理均获得治愈。

（8）白血病完全缓解后，患者体内仍有残存的白血病细胞，这是复发的根源，还需坚持化疗。化疗间歇期可出院，按医嘱给药及休养。已持续完全缓解1～2年者，化疗间歇期可上学，但应监测治疗方案执行情况，并教给家长进行护理的技术。持续完全缓解停止化疗者，应嘱定期随访，以便及时发现复发征象。

九、缺铁性贫血患儿的护理

（1）与患儿家属一起为患儿制定活动计划，体力不支的患儿需卧床休息，减少活动。提供高蛋白、高维生素、易消化饮食，必要时静脉输入血制品。减少对患儿的刺激，尽量避免患儿哭吵、激动及情绪紧张。

（2）协助患儿进行洗漱、进食、大小便等个人卫生活动。吃奶的患儿，喂养时宜竖抱起，或抬高头部，吃奶时间以20分钟为宜，少量、多餐，必要时喂奶前后吸氧15分钟。

（3）病室每天通风换气，限制探视人员。白细胞过低者给予单独隔离房间。医务人员严格执行无菌操作规程。

（4）保持床单清洁、整齐，衣被平整、柔软。保持口腔卫生，指导年长儿晨起、饭后、睡前漱口，避免用硬毛牙刷。婴幼儿应加强臀部护理，预防红臀。

（5）指导家属掌握预防感染的方法与措施。向家属讲解引起此疾病的原因，做好喂养指导。（婴儿提倡母乳喂养；幼儿指导及时添加含铁丰富的食品，如猪肝、鸡蛋黄、肉类、豆类、菠菜等）。

十、化脓性脑膜炎患儿的护理

（1）保持病室空气新鲜、流通，湿度在50%～60%。空气干燥时，室内可喷洒水以增加湿度。

（2）给患儿多喂水，保证足够液体量，防止因体液不足致分泌物黏稠而不易排出。

（3）病情许可时将患儿头部抬高30°，偏向一侧，便于吐痰，痰多、稠不易咳出时，遵医嘱超声雾化后及时拍背、吸痰。

（4）密切观察患儿面色、口唇及呼吸的频率、节律等。

（5）患儿有咳嗽动作时，指导年长患儿有效地排痰。

（6）婴儿进食或喂奶后，应抱起拍背，排出胃内空气，然后置右侧卧位，头偏向一侧，以防溢奶或呕吐致误吸。

十一、病毒性脑炎患儿的护理

（1）监测体温、观察热型及伴随症状。出汗后及时更换衣物。体温>38.5℃时给予物理降温或药物降温、静脉补液。

（2）保持安静，因任何躁动不安均能加重脑缺氧，必要时可使用镇静剂。

（3）保持呼吸道通畅，必要时给氧。置患儿头高脚低卧位，上半身可抬高20°～30°，一侧背部稍垫高，头偏向一侧，以便于分泌物排出，利于静脉回流，降低脑静脉窦压力，降低颅内压。适当使用气圈、气垫等，预防压疮。

（4）对昏迷或吞咽困难的患儿，应尽早给予鼻饲，保证热卡供应，并做好口腔护理。

（5）做好心理护理，增强患儿自我照顾能力和信心。卧床期间协助患儿洗漱、进食、大小便及个人卫生等。使家长掌握协助患儿翻身及皮肤护理的方法。

（6）病情稳定后，及早督促患儿进行肢体的被动或主动功能锻炼，保持瘫痪肢体于功能位置，活动时要循序渐进，加强保护措施，防止碰、擦伤。

十二、麻疹患儿的护理

（1）麻疹患儿需进行呼吸道隔离，无并发症隔离至出疹后5天，并发肺炎者隔离至出疹后10天。

（2）病室内应保持空气新鲜、通风，室温不可过高，以18～20℃为宜，相对湿度应维持在50%～60%。室内光线不宜过强，可遮以有色窗帘，以防止强光对患儿眼睛的刺激。

（3）应给予营养丰富、高维生素、易消化的流食、半流食，并应注意补充充足的水分，可给予果汁、鲜芦根水等，少量、多次喂服。脱水、摄入过少者给予静脉输液，注意维持水、电解质平衡。恢复期应逐渐增加饮食质和量。

（4）注意观察体温、脉搏、呼吸及神志，如出现体温过高或下降后又升高、呼吸困难、发绀、躁动不安等，均提示可能出现并发症；出疹期应注意观察出疹顺序、皮疹颜色及分布情况，如出疹过程不顺利，提示有可能发生并发症，需报告医生及时处理；观察有无脱水、酸中毒及电解质紊乱表现；观察支气管肺炎、喉炎等并发症表现。

（5）对发热的护理应注意麻疹特点，在前驱期尤其是出疹期，如体温不超过39℃可不予处理，因体温太低影响发疹。如体温过高，可用微温湿毛巾敷于前额部或用温水擦浴（忌用酒精擦浴），或服用小剂量退热剂，使体温略降为宜。

（6）因麻疹患儿常伴有结膜炎，分泌物较多应每日用生理盐水冲洗双眼2～3次，冲洗后滴入眼药水，以防继发细菌感染。

（7）随时清除鼻腔分泌物，应保持鼻腔通畅。麻疹患儿鼻腔分泌物多，易形成鼻痂堵塞鼻腔，影响呼吸，发现有鼻痂应用温水轻轻擦拭，避免强行抠出，以免损伤黏膜。

（8）彻底清洗口腔2～3次／天，每次进食后用温水清拭口腔，以保持口腔清洁、黏膜湿润。口唇或口角干裂者，局部涂润唇膏。

（9）并发症是麻疹患儿的主要死亡原因，应密切观察，及时发现。患儿不思饮食、精神萎靡、咳嗽频繁、呼吸急促、鼻翼翕动，提示肺炎的可能。皮疹稀疏、心率增快与体温上升不成比例，应警惕心功能不全。哭声嘶哑，甚至失声，咳嗽呈犬吠样提示并发喉炎。并发肺炎、喉炎时，给予雾化吸入，以稀释痰液，减轻肺部炎症。喉炎患儿喉阻明显，应增加雾化吸入次数并加用地塞米松缓解喉头水肿，并做好气管切开的准备。

（10）告之家长及时接种麻疹疫苗，流行期间避免易感儿到公共场所。注意居室内的空气流通，保持空气新鲜。加强饮食调节，保证营养，增强抵抗力。

十三、结核性脑膜炎患儿的护理

（1）单室隔离，保持病室空气新鲜、流通，温度在50%～60%。空气干燥时，室内可喷洒水以增加湿度。

（2）密切观察体温、心率、脉搏，体温>38.5℃，给予物理降温或药物降温，并观察热型及伴随症状。出汗后及时擦干汗液，更换内衣裤。密切观察瞳孔及呼吸，防止因移动体位致脑疝形成和呼吸骤停。

（3）保持呼吸道通畅。置患儿头高脚低卧位，上半身可抬高20°～30°，一侧背部稍垫高，头偏向一侧，以便于分泌物排出，利于静脉回流，降低脑静脉窦压力，降低颅内压。适当使用气圈、气垫等，预防褥疮。

（4）对昏迷或吞咽困难的患儿，应尽早给予鼻饲，保证热卡供应；做好口腔护理。

（5）病情稳定后，及早督促患儿进行肢体的被动或主动功能锻炼，活动时要循序渐进，加强保护措施，防止碰、擦伤。在每次改变锻炼方式时给予指导、帮助和正面鼓励。

十四、特发性幼年类风湿患儿的护理

（1）急性期（发热，关节肿胀，疼痛明显）应绝对卧床休息。

（2）为减少疼痛可适当应用镇痛解热剂，睡眠不好可用镇静剂。遵医嘱给予抗炎药物，并告诉患儿饭后服用。

（3）注意保持关节功能位，防止关节肌肉萎缩。应经常变换体位，睡眠时帮助患儿采取舒适体位，膝下放一平枕，并使膝关节处于伸展位，鼓励患儿使用放松娱乐等方法减轻疼痛，即使急性期也应适当注意关节活动，防止关节挛缩。

（4）气候变化时应注意增减衣物，同时注意关节局部保暖。饮食应注意营养，热卡要充足，同时注意维生素的补充。急性期应以流质及半流质为主。

（5）保持皮肤清洁，出汗多时应用干毛巾轻擦，防止感冒。

（6）急性期过后应尽早开始理疗及体疗，进行训练，恢复关节功能，防止关节畸形，运动后关节疼痛和肿胀加重，可暂时终止活动。

（7）密切观察药物副作用，如长期服用水杨酸制剂及肾上腺皮质激素时，应注意胃肠道症状及易感倾向。

（8）鼓励患儿正确认识疾病，树立与疾病斗争的信心，并应争取家长配合，要有较长期与疾病斗争的思想准备。

（9）根据需要提供适当的辅助工具，鼓励患儿穿合适的鞋子行走，指导患儿在炎症急性期避免过度活动，加强关节的保护措施，在坐、立、行或卧位时保持正确的体位或姿势。

十五、过敏性紫癜患儿的护理

（1）密切观察皮肤紫癜出现的数量、性状、分布情况，以及紫癜与饮食、药物有无关系等，若发现问题，应及时查找原因，并报告医师。如发现疱状紫癜或血性粪便，应加强预防感染的措施，如有可疑过敏的食物或药物，应立即停用，并做详细记录。

（2）观察消化道症状，注意观察腹痛的性质、部位、肠蠕动的情况及有无呕吐、腹泻等。密切观察粪便性状、颜色、气味的变化。如有肠道出血，应立即通知医师，并做好止血、输血及抢救的准备工作，并注意禁食。

（3）过敏性紫癜可引起肾脏损害（出现血尿、水肿、氮质血症和肾性高血压，严重者甚至出现无尿或高血压脑病等）。通过观察尿量及尿色的变化，能预知肾功能受损的程度，防止并发症的发生。

（4）皮肤紫癜为本病的主要特征之一，多见于四肢，下肢及臀部尤多，由于皮疹常有血浆渗出，可使紫癜呈疱疹状。在关节附近的皮疹处，有时呈血性大疱，为避免皮肤紫癜受磨损，局部勿受压，床铺保持洁净、平整、干燥，注射时避开皮肤紫癜处。已破损的疱疹防止感染。

（5）为了寻找食物变应原，先禁食所有动物蛋白，待恢复期再逐渐试加动物蛋白食物，以利于鉴别有无食物过敏。当确定变应原后避免食入、接触，平时少吃辛、辣、硬、冷等刺激性食物并做好交接班工作。

（6）根据患儿病情合理安排治疗、护理、休息及娱乐活动。如患儿有腹痛、肠道出血时，绝对卧床休息，以防加重出血。有大关节肿痛的患儿，活动时疼痛加重，一切生活必须由护士协助，在治疗和护理操作中动作宜轻，待关节肿痛消失后，逐渐增加活动。肾脏有受累的患儿病后2~3周出现血尿、蛋白尿，为减轻肾脏受累的程度，应卧床休息。

十六、糖原累积病患儿的护理

（1）指导患儿及家长正确的食用生玉米淀粉，遵医嘱每6小时准时（两餐之间和夜间）准量进食玉米淀粉，必须用凉开水冲服，且生玉米淀粉与凉白开水的混合比为1：2。注意只能使用不含乳糖、蔗糖和果糖的白开水冲服，可与无糖饮料、牛奶、酸奶等混合，在不影响患儿血糖的情况下促进患儿食欲。

（2）给予患儿高蛋白，低脂肪、富含维生素和无机盐的饮食，但总热量不宜过高。指导患儿首选各种谷物、瘦肉、蛋、鱼、蔬菜等食物。禁食糖果、甜点等含糖量高的食品。合理饮食，根据不同年龄和血糖浓度及时调整食物种类，保证必要营养物质供给。鼓励患儿少食多餐。

（3）熟悉低血糖的症状和体征，如果发生低血糖，应立即静点葡萄糖液，待缓解后再渐过渡到口服生玉米淀粉治疗。

（4）与感染患儿分室而居病室每天通风换气，定时进行空气消毒。接触患儿前彻底洗手，并教会患儿正确的洗手方法，告诉患儿手卫生知识。

（5）加强口腔护理，每次进食后均应漱口；鼻腔保持清洁湿润，必要时可涂液状石蜡以防干裂；观察患儿全身皮肤情况，特别是注射部位。

（6）监测体温，定期检测血常规，一旦发现患儿有感染迹象，及时给予积极治疗，以免发生或加重低血糖和酸中毒。

（7）患儿的病床要加护栏，避免发生坠床。保持地面干燥，防止滑倒。保证房间设施的安全性，清除可能碰触患儿的危险设施。同时注意培养患儿的独立意识，使患儿能够对自己的行为做出正确的选择。

（8）积极地与患儿家长交流，帮助家长未来建立起切合实际的信心；积极与患儿沟通，鼓励患儿表达出自己的感情，做好患儿的心理护理，增强其心理承受力，增强患儿及家长战胜疾病的信心。

（9）向家长和患儿讲解低血糖发生时的早期表现以及预防低血糖发生的知识；嘱患儿保持个人清洁卫生，预防感染，尽量避免到公共场所；嘱其按时随诊，定期复诊，若出现发热、出血等症状及时就诊。

第三节　危重患儿护理

一、应用呼吸机治疗患儿护理

（1）使用呼吸机前要仔细检查呼吸机的管路连接是否正确、有无漏气，检查指示灯、压力表是否完好，接好模肺按要求调试呼吸机的工作参数。

（2）气管插管时医护配合，护士备好插管用物，将患儿头移至床边，颈下垫软枕使头略后仰，接吸痰管吸净口鼻腔分泌物，协助医生固定患儿体位，在声门暴露不佳时轻压环状软骨处使气管向下以暴露声门裂，气管导管插入后，护士立即连接复苏气囊加压给氧，确定好位置后协助固定好气管插管，并给患儿摆好舒适的体位，连接呼吸机。

（3）观察并记录患儿体温、呼吸、血压、脉搏，注意观察患儿面色、口唇、肢端有无发绀，判断氧合情况。注意观察胸廓起伏情况、两侧呼吸是否对称、自主呼吸强弱，与呼吸机是否同步。

（4）观察患儿精神、神志情况，保持患儿安静，烦躁不安时遵医嘱给予镇静剂，平卧时肩颈部垫一软枕使气道伸直，注意头部不能过于后仰。

（5）常规放置胃管，行胃肠减压，引流胃内容物及气体。

（6）根据血气监测情况随时调整呼吸机的压力、频率、呼吸比例、吸入氧浓度等各项参数。

（7）每班交接并记录气管插管体外管端的长度、温湿化情况、管路连接情况，插管固定情况，固定插管胶布污染松动时随时更换胶布。每三日更换气管插管及呼吸机管路。

（8）保持气道通畅，加强呼吸道护理，每2小时翻身、吸痰1次，吸痰前后升高吸氧浓度，使血氧升高，吸痰时严格无菌操作。如痰液黏稠，或长期应用呼吸机的患儿可以从气管插管内注入生理盐水0.5～1毫升，呼吸治疗后给予吸痰，先吸净插管内分泌物，再吸净鼻、口内分泌物，观察并记录痰量、色、性质，判断呼吸道感染情况。

（9）遵医嘱给予生理盐水口腔护理或氟康唑涂口2次／天，防止二重感染。

（10）当呼吸机出现报警时，首先检查患儿情况是否异常，再检查呼吸机环路管道有无、松脱漏气，气源压力是否符合要求。呼吸机故障时患儿脱离呼吸机，用气囊加压给氧，并立即排除故障。

（11）插管时动作熟练、轻柔，医护配合娴熟默契，避免气管黏膜损伤出血；插管时刺激会厌、气管内黏膜感受器引起副交感神经兴奋，引起心率减慢，注意心率变化，减慢时暂停插管，待心率回升后再继续气管插管。备好胸腔闭式引流瓶及穿刺针头，注意观察呼吸及胸廓变化，预防气胸。

（12）患儿可以脱离呼吸机时，注意拔管时边吸引插管内分泌物边拔出气管插管，并保持气管插管不被污染，无菌操作下剪断管尖端送培养。拔管后侧卧位并头罩给氧。注意观察呼吸情况及氧饱和度。

（13）严格无菌操作。喉镜及喉镜头用75％酒精擦拭消毒后放入消毒器械盒内备用。呼吸机管道及温湿化器更换后送消毒供应中心消毒备用。

二、蓝光治疗患儿的护理

（1）在蓝光箱内加水湿化，接通电源预热。调节箱内温度至30～32℃，相对湿度为50％，调节上下灯管，使灯管至患儿的距离为33～50厘米。

（2）了解患儿诊断、日龄、体重、黄疸的范围和程度及胆红素结果。测患儿生命体征1次，进行皮肤清洁，剪短指甲，防止抓伤皮肤，戴护眼罩，系好尿布，裸体置于蓝光箱中，记录开始时间，经常巡视检查眼罩及尿裤是否松脱，禁止给光疗患儿涂爽身粉及透明油剂，禁止放物品遮挡光线。

（3）每2小时记录特护1次，监测箱温及体温变化，每4小时测体温1次或根据病情、体温情况随时测量；观察黄疸消退程度、胆红素值变化；注意有无呕吐与大小便情况（包括性质、次数和量）。在治疗过程中出现轻泻，如排深绿色稀便，泡沫多，尿色深黄等，属于正常反应，可随病情好转而消失；观察皮肤有无皮疹和颜色改变；密切观察患儿的精神状态、肌张力。

（4）保证足够液体摄入，2次喂奶期间可喂水1次，不能经口喂养者要保证静脉补液量，详细记录出入量，每日测量体重。

（5）若单面光照，每2小时改变体位1次，俯卧时专人看护，避免口鼻压迫影响呼吸；双面光照可以不翻身，但要注意骨突处皮肤受压情况，并给以积极处理。

（6）记录蓝光灯使用时间，一般蓝光灯管800小时需要更换新灯管。光纤灯泡2000小时更换，每日清洁灯箱、灯管及反射板，保持灯箱、灯管及反射板清洁。

（7）治疗结束后测体重，沐浴，检查皮肤有无损伤及眼部感染情况，记录灯管照射时间。

三、应用暖箱患儿的护理

（1）凡出生体重在2000克以下和异常新生儿，如新生儿硬肿症、体温不升者入暖箱。

（2）入箱前须清洁暖箱，检查功能是否正常。铺好婴儿床，注意棉垫不能填塞床的四周空隙，箱内一切用物（布类）均须经过高压消毒。

（3）在水槽内加灭菌注射用水至水位处，接通电源，打开电源开关，设定箱温（根据早产儿体重与出生日龄调节适中温度），相对湿度为55%～65%。

（4）入暖箱患儿宜裸体或穿单衣，以便散热，并包好尿布。注意暖箱消毒清洁，使用期间每日用消毒液擦拭箱体及操作孔，若遇奶渍、葡萄糖等污渍时随时擦拭。每3日更换暖箱并彻底消毒1次，水箱内的灭菌注射用水每日更换，患儿出箱后的暖箱做终末消毒备用。每月做使用中及备用中暖箱水槽、操作孔的目标性监测。暖箱内的空气过滤棉每3月更换一次。

（5）使用时的暖箱不宜放在太阳下直射及冷风直吹之处，以利于保持恒温。暖箱放置呈水平位，防止振动，以免自动控制失灵。

（6）护理人员一切操作均在箱内进行，操作后注意检查床台四面的护板是否安插牢固，箱门是否关闭好，以防患儿滑落。注意监测体温，每4小时测量1次，随时观察暖箱使用效果，有报警信号时及时查找原因及时处理。

（7）冬天在患儿出箱前应将患儿衣被暖好后再更换。

（8）体重已达2000克以上，体温稳定3天以上，且能用奶瓶或胃管喂养，一般情况良好者和室温维持在24～26℃时能在停止加温的暖箱内保持正常体温者停用暖箱。

四、脐静脉插管患儿的护理

（1）常规消毒用物，脐静脉包、脐静脉插管被服包，根据患儿体重选择导管型号、输液泵、三通、肝素盐水等。

（2）操作前护士将患儿置仰卧位，并固定患儿上下肢，避免肢体活动污染无菌区域。

（3）保持患儿安静，烦躁不安时遵医嘱予以镇静。接受脐血管插管的患儿多为早产儿，体重小，病情危重，并且病情变化大，操作中因无菌巾遮挡了患儿，如有病情变化不易被发现，因此，护士应密切观察患儿的情况，并注意呼吸器、心电监护仪的各项指标，发现问题及时给予处理。避免操作中患儿病情突然变化而发生意外。插管时及插管后应注意观察患儿下肢皮肤颜色，如有发白，系动脉痉挛所致，应及时处理。

（4）插管成功后行床旁X线射片确定位置。肢体适当约束制动。

（5）密切观察，防止导管脱出、压迫、打折，保证脐血管插管的有效使用。

（6）每日用75%酒精清洁脐周4次，保持脐周清洁、干燥，并注意观察局部有无红肿炎症等迹象。

（7）频繁地从脐静脉插管中取血做各种化验检查或给药物，容易造成血栓、气栓或导管堵塞，可引起肾栓塞、肠坏死等腹腔脏器的损害，并且不易被发现。因此，在操作前，要认真检查，排出注射器、三通与脐插管衔接处的气体，确保脐导管中无空气及小的血凝块。

（8）取血及各种治疗护理操作时应严格无菌技术操作，脐插管所连接的泵管、注射器、三通等，应每24小时更换1次，同时注意所用物品的清洁消毒以及环境的清洁，避免交叉感染。

（9）当患儿病情平稳后，不需要频繁血气监测，完成了所需要的操作后，或者出现血栓、气栓、感染等并发症时，应拔管。拔管后止血钳夹闭半小时，保持局部清洁干燥，注意观察脐部有无出血。

五、经外周静脉穿刺的中心静脉导管（peripherally inserted central venous catheter，PICC）置管患儿的护理

（1）输液前盐水冲洗导管，禁止从导管内抽回血，输脂肪乳等药物后，应脉冲式冲管。

（2）禁止用静脉点滴的方式冲管，禁止用高压注射泵推注造影剂，导管必须选择大于10毫升注射器冲管，输液后应脉冲式冲管，正压封管。每日肝素盐水冲管1次，浓度1毫升生理盐水1U肝素。

（3）置管后24小时换药1次，以后每3天换药1次，换药时严格遵守无菌操作，禁止胶布直接贴于导管体上，换药时记录导管刻度，每天记录输液泵速，严禁导管体外部分移进，使用无菌透明贴膜固定，如需用纱布，应用于透明贴膜下，所有透明贴膜上应该清楚地记录更换敷料的时间。

（4）避免盆浴、泡浴，保持局部皮肤清洁干燥，带有PICC一侧手臂适度制动，避免体外管路剐蹭。

（5）每班交接填写PICC交接班表，交接导管外留长度及臂围，注意观察穿刺点有无异常。

（6）使用正压接头，每3天更换，使用无菌技术打开接头的包装，用生理盐水预充一下正压接头，消毒导管接头的外面反折导管与接头连接上部软管处，去掉旧的正压接头，连接新的正压接头，以脉冲方式用10毫升含生理盐水的注射器冲洗导管，牢固固定正压接头和连接处。

六、小儿经皮肾穿刺活检术的护理

1. 术前准备。

（1）向家长和患儿讲解肾穿刺检查目的及相关知识，解除思想顾虑和恐惧心理，给予安慰和鼓励。

（2）协助医生做必要的检查：

1）B超检查，检查双肾大小、厚度、形态及定位、探测皮肤到肾包膜的厚度。

2）血常规、血小板计数及尿常规检查。

3）出凝血时间，凝血酶原活动度及血型鉴定，备血200毫升。

（3）嘱患儿注意休息，避免剧烈活动，练习床上排大小便。

（4）进行必要的体位和呼吸屏气动作训练，训练患儿俯卧位时能用腹式呼吸，听口令先吸后呼再屏气动作，屏气要到十秒钟，以利于术中很好配合。

（5）备齐肾穿刺物品：碘酒、酒精、无菌方纱、龙胆紫、胶布、耦合剂、不锈钢盒、小铁尺、固定器、刀柄、刀片、肾穿针、2%普鲁卡因2毫升×4支、治疗盒、手套3付、腹带、1千克沙袋。

（6）术前需遵医嘱肌注1次止血针。

2. 术中护理。

（1）协助患儿摆好体位，安抚患儿，减轻患儿恐惧。

（2）密切观察患儿面色及生命体征，如有不适，应暂停手术。

3. 术后护理。

（1）术后先采取俯卧位4小时，肾穿刺部位包裹腹带及沙袋加压止血，4小时后取下沙袋，采取仰卧位至24小时，此期间排尿、排便不宜起床。

（2）密切观察患儿面色及血压情况。开始每15分钟测血压1次，共2次，随后每半小时1次，共2次，1小时1次共2次，以后每2~4小时1次，若血压有所下降，应警惕有出血倾向，及时与医师联系。

（3）患儿若有腹痛、腰痛等情况，警惕肾穿部位出血。

（4）观察患儿是否有肉眼血尿，并分别留取术后前3次尿，做常规检查，检查有无红细胞，及时了解有无出血。

（5）根据患儿术中及术后出血情况，适当给予止血剂，如酚磺乙胺、维生素K_1等。

（6）鼓励患儿多饮水，多排尿，以达到清洁尿路的目的（以免血块堵塞输尿管），必要时给予静脉补液（10%葡萄糖500~1000毫升）。

（7）预防感染，保持室内空气新鲜，定时通风，继续给予抗感染治疗，且严格执行无菌操作规程。

（8）术后24小时可撤去腹带，下床轻微活动，如有出血延长卧床时间至出血完全停止。

（9）术后观察1周可出院，近期避免剧烈活动。

七、儿童惊厥的护理

（1）惊厥发作时，立即平卧解开衣扣，头偏向一侧，防止分泌物吸入，用拇指按压人中穴或针刺人中穴，并立即通知医生，配合抢救工作。

（2）保持呼吸道通畅，清除口腔内食物或分泌物。惊厥时将纱布包绕压舌板置于上下齿间，以防止舌咬伤。窒息者行人工呼吸，给予氧气吸入，必要时吸痰。

（3）患儿未清醒之前，暂禁食，以免造成窒息，加强口腔护理。

（4）保持环境安静，避免强光、噪音刺激，治疗护理操作尽量集中进行，动作轻柔、敏捷。

（5）注意安全，防止碰伤及坠床，必要时使用约束带。加强皮肤护理，定时翻身，预防肺部感染及压疮的发生。

（6）密切观察病情，详细记录惊厥次数，发作时间及有关情况，以助诊断和治疗。根据病因进行治疗、护理。

第九章　老年人运动系统常见疾病的护理

第一节　老年人骨折的护理

老年人和绝经后的妇女由于全身骨量的迅速减少，骨质疏松后骨的脆性增加，轻微的外伤即可发生骨折。因此，骨折（bone fracture）是老年人常见的损伤。老年人骨折后由于骨折愈合差，并发症多，常常危及病人生命。因此，认真做好老年人骨折后的护理，对减少其疼痛，促进骨折的愈合，恢复肢体功能，提高病人独立生活能力和生存质量有重要意义。

一、术前护理

1. 观察病人生命体征的变化。

2. 注意观察骨折处皮肤颜色、感觉、温度、是否疼痛、肿胀、功能障碍、畸形、异常活动和骨摩擦音等症状。

3. 做好手术范围备皮，生活能自理者协助其洗浴，不能自理者，应为其进行床上擦浴。

4. 硬膜外麻醉或全麻病人，术前一日晚遵医嘱清洁肠道。

5. 遵医嘱做药物过敏试验，做好心肺、肝和肾功能的检查。

6. 手术前一日遵医嘱禁食禁水。

7. 做好耐心细致的解释工作，使病人对所要进行的手术有充分的认识，关心病人，介绍术前术后的注意事项，解除病人紧张情绪。

二、术后护理

1. 将病人平稳地抬上床，保护手术肢体，卧硬板床。四肢手术取平卧位，平卧6小时后取舒适卧位，患肢抬高、制动。脊柱手术取平卧位，保持脊柱平直，按时给予轴向翻身。

2. 注意监测生命体征的变化，直至平稳。

3. 观察伤口出血、引流管引流情况及引流液的性质、颜色和量。

4. 注意观察患肢感觉、运动及血液循环情况。

5. 术后禁食6小时，进食时，给予高钙，高维生素、高蛋白质、低盐低脂、易消化的饮食。

6. 术后伤口疼痛，遵医嘱给予止痛剂。

7. 老年人抵抗力差，皮肤弹性差，所以要加强口腔及皮肤护理，每日清洗口腔2次，温水擦浴，定时翻身，按摩，骨突出处垫软垫。

8. 早期协助指导病人进行功能锻炼，按摩四肢，保持良好的肢体位置，防止肌肉萎缩。早期进行手指及腕关节屈伸活动，有利于减轻肿胀，行内固定术的病人，术后即可进行肘关节屈伸活动。

三、手法复位外固定的护理

1. 严密观察患肢末梢血液循环及感觉，认真听取病人主诉，若诉固定肢端疼痛、跳痛、麻木感、肿胀、青紫、桡动脉搏动减弱甚至消失，应及时告知医生处理，并经常检查石膏边绿及骨突出处，防止压伤。

2. 观察有无神经损伤的表现，如手腕畸形、指关节不能伸直、感觉异常等。

3. 抬高患肢并制动，其他部位可自由活动。石膏固定后应让患肢高于心脏水平，以利于静脉血及淋巴液回流，减轻肢体肿胀。

4. 石膏未干不要搬动，不要按压，石膏完全干后，应按其凸凹的形状垫好枕头，预防石膏折断。

5. 保持石膏清洁，防止被水、尿、粪便浸渍和污染。

6. 在医生的指导下，协助病人进行功能锻炼，因为老年人骨的脆性大，所以锻炼时动作要轻柔，以主动为主，被动为辅，循序渐进，伤后2周内进行手指和腕关节屈伸活动和上臂等长收缩，伤后3周进行屈伸肩关节活动。

四、牵引术的护理

1. 观察患肢的血液循环：肢端皮肤颜色、温度、动脉搏动及指（趾）端活动情况，注意倾听病人主诉。

2. 经常检查牵引带是否松散或脱落，防止牵引锤接触地面，牵引绳断裂或滑脱，保持病人处于正常的牵引体位，牵引重量适度。

3. 针孔处应用无菌纱条包绕，保持皮肤及床铺的清洁，不要触碰或移动牵引针。每日在牵引针处滴70%酒精2次。

4. 经常按摩受压部位，抬高臀部，鼓励病人深呼吸及用力咳嗽、咳痰。

5. 鼓励病人多饮水，多吃水果和粗纤维食物，并指导按摩腹部，增加肠蠕动，防止便秘，必要时遵医嘱给予缓泻剂。

五、健康指导

1. 向病人说明功能锻炼的重要性，指导病人坚持进行肌肉等长收缩运动及关节运动。

2. 鼓励病人继续加强小指、腕关节、肘关节、肩关节的屈伸活动。

3. 3月后复查X线片，骨折已达完全愈合可拔出内固定。

4. 积极治疗原发疾病。

第二节　老年退行性骨关节病病人的护理

退行性骨关节病（degenerative osteoarthritis）又称老年性骨关节炎。是由于关节软骨发生退行性变，引起关节软骨完整性破坏以及关节边绿软骨下骨板病变，继而导致关节症状和体征的一组慢性退行性关节疾病。此病好发于髋、膝、脊椎等负重关节以及肩、指间关节等，高龄男性髋关节受累多于女性，手骨性关节炎则以女性多见。本病随年龄的增长发病率也随之升高，65岁以上的老年人患病率达68％。

一、病情观察

注意观察疼痛的部位、性质、是否有关节肿胀、活动受限及关节畸形。

二、休息与活动

患退行性关节炎的老年病人宜动静结合，急性发作期限制关节的活动，一般情况下应以不负重活动为主，因为规律而适宜的运动可有效预防和减轻病变关节的功能障碍。对肥胖老年病人更应坚持运动锻炼，尽量选择运动量适宜、能增加关节活动的运动项目，如游泳、做操、打太极拳等。

三、饮食护理

应注意尽量减少高脂、高糖食品的摄入，从而达到减脂的目的。

四、减轻或缓解疼痛

对髋关节骨性关节炎的病人来说，减轻关节的负重和适当休息是缓解疼痛的重要措施，可手扶手杖、拐、助行器站立或行走。疼痛严重者，卧床牵引限制关节活动。膝关节骨关节炎的病人除适当休息外，上下楼梯、站立时借助扶手支撑的方法减轻关节软骨承受的压力，膝关节积液严重时，应卧床休息。另外，局部理疗与按摩都有一定的镇痛作用。

五、功能锻炼

通过主动和被动的功能锻炼，可以保持病变关节的活动，防止关节粘连和功能活动障碍。不同关节的锻炼根据其功能有所不同。

（一）髋关节训练

早期训练踝部和足部的活动，鼓励病人尽可能做股四头肌的收缩，除去牵引或外固定后，床上练习髋关节的活动，进而扶拐下地活动。

（二）膝关节训练

早期训练股四头肌的伸缩活动，解除外固定后，再练伸屈及旋转活动。

（三）肩关节训练

练习外展、前屈、内旋活动。

（四）手关节训练

主要锻炼腕关节的背伸、掌屈、桡偏屈、尺偏屈。

六、增强自理能力

活动受限者，根据其自身条件及受限程度，运用辅助器具保证或提高病人的自理能力，如地板要防滑、平坦；过道、楼梯、厕所、浴缸外加装扶手；对视力不良的老年病人，应在特定区域（如楼梯的防滑带或有高度变化处）以不同的颜色加以区分。

七、用药护理

如关节经常出现肿胀，不能长时间活动或长距离行走，X线片显示髌骨关节面退变，则可在物理治疗的基础上结合药物治疗。常用药物包括：

（一）非甾体抗炎药

主要起到镇痛的作用。建议使用吡罗昔康、双氯芬酸、舒磷酸硫化物等镇痛药，因为这几种药不但副作用小，而且双氯芬酸、舒磷酸硫化物对软骨代谢和蛋白聚合糖合成具有促进作用。尽量避免使用阿司匹林、吲哚美辛等副作用大，且对关节软骨有损害作用的药物，如若使用，应在炎症发作期使用，症状缓解后停止服用，防止过度用药。对应用按摩、理疗等方法可缓解疼痛者，最好不服用镇痛药。

（二）氨基葡萄糖

能修复损伤的软骨，减轻疼痛，常用药物有硫酸氨基葡萄糖、氨糖美辛片、氨基葡萄糖硫酸盐单体等。硫酸氨基葡萄糖最好吃饭时服用氨糖美辛片饭后即服或临睡前服用效果较好。

（三）抗风湿药

通过关节内注射，利用其润滑和减震功能，对保护残存软骨有一定作用。用药期间应加强临床观察，注意监测X线片和关节积液。

八、手术护理

对症状严重、关节畸形明显的晚期骨关节炎老年病人，多行人工关节置换术。术后护理因不同部位的关节而有所区别。髋关节置换术后患肢需皮牵引，应保持有效牵引，同时要保证老年病人在牵引状态下的舒适和功能；膝关节置换术后患肢用石膏托固定，应做好石膏固定及患肢的护理。

九、心理护理

1. 为病人安排有利于交际的环境，如床距窗户较近，窗户的高度较低，房间距老年人活动中心较近等，增加其与外界环境互动的机会。

2. 主动提供一些能使病人体会到成功的活动，并对其成就给予诚恳的鼓励和奖赏，加强病人的自尊，增强其自信心。

3. 为病人分析导致无能为力的原因，协助病人使用健全的应对技巧，鼓励病人学会自我控制不良情绪。

十、健康指导

（一）宣传教育

结合老年人的自身特点，用通俗易懂的语言介绍本病的病因、不同关节的表现、X线片结果、药物及手术治疗的注意事项。

（二）保护关节

1. 注意防潮保暖，防止关节受凉受寒。多做关节部位的热敷，热水泡洗、桑拿。

2. 尽量应用大关节而少用小关节，如用屈膝屈髋下蹲代替弯腰和弓背；用双脚移动带动身体转动代替突然扭转腰部。

3. 选用有靠背和扶手的高脚椅就座，且膝髋关节成直角。

4. 枕头高度不超过15cm，保证肩、颈和头同时枕于枕头上。

5. 避免从事可诱发疼痛活动，如长期站立等，减少爬山、骑车等剧烈活动，少做下蹲动作。

（三）指导关节活动

进行各关节的功能锻炼，还可指导患颈椎病的老年人于症状缓解后做颈部的运动体操。具体做法是：先仰头，侧偏头颈使耳靠近肩，再使头后缩转动。每个动作后头应回到中立位，再做下个动作，且动作宜慢。

（四）用药指导

用明显的标记保证老年人定时、定量、准确服药，并告知药物可能有的副作用，教会病人监测方法。

（五）心理指导

告知此病如果早期采取可行的措施，坚持功能锻炼，大多预后良好，从而增强老年人战胜疾病的信心。

第三节　老年腰椎间盘突出症病人的护理

腰椎间盘突出症（lubar intervertebral discprotrusion）是因椎间盘变性，纤维环破裂，髓核突出刺激或压迫神经根马尾神经所表现的一种综合征，腰椎间盘突出症中约80％的病人可经非手术疗法缓解或治愈。已确诊的腰椎间盘突出症病人，经严格非手术治疗无效，或马尾神经受压者可考虑行髓核摘除术。

一、非手术治疗的护理

（一）休息与活动

卧硬板床休息和制动，取自由体位，一般以3周左右为宜。牵引、推拿均应卧床休息，离床时宜用腰围保护，使疗效得到巩固。

（二）牵引治疗的护理

1. 牵引重量　一般相当于病人体重或增减10％以内为宜。所用牵引重量通常从30kg起，按病情和自觉症状递增至体重水平。

2. 牵引中病人应感到疼痛减轻或有舒适感。如疼痛反而加重或难以忍受，应检查牵引是否正确或是否适合用牵引治疗。

3. 功能锻炼　指导床上活动，四肢以及腰背肌功能锻炼。

4. 鼓励多饮水，进食纤维素丰富的饮食。

5. 协助做好生活护理。

6. 心理疏导　倾听病人主诉，关心同情病人

7. 观察腰腿痛程度，必要时加用止痛药。

二、手术治疗的术前护理

1. 心理护理　病人经多种方法保守治疗无效，对此次手术寄予了很大的希望。对病人提出的问题，做出全面正确的解答，将病人的心理调整到最佳状态。给予心理疏导，讲解既往成功病例，消除病人紧张情绪。

2. 训练床上大、小便。

3. 遵医嘱完成常规术前准备。

三、术后护理

（一）体位护理

术后去枕平卧6小时后可每2～3小时翻身1次，翻身时保持躯干稳定，以免脊椎扭

转或屈曲。平卧时，脊柱两侧垫软枕，以减轻伤口疼痛。

（二）病情观察

1. 密切观察血压、脉搏、呼吸变化，直至平稳。

2. 注意观察伤口有无渗血。保持伤口负压引流管通畅，观察引流液颜色、性质及量。

3. 观察有无脑脊液漏现象。如出现伤口大量渗液，引流液明显增多，为淡红色或黄色，应考虑脑脊液漏。护理上应注意抬高床尾15～30cm，观察引流液颜色、量的变化并记录，避免咳嗽、便秘等情况，以免腹压增高。

4. 观察双下肢感觉运动情况，注意术后有无神经功能障碍，或原有神经功能障碍恢复情况。

（三）功能锻炼

术后48小时指导病人作直腿抬高运动，术后1周指导病人作腰背伸运动。腰背肌锻炼方法有：

1. 三点支撑法　病人平卧，头及双足置于床上，其余部位腾空，用力撑起腰背部。

2. 四点支撑法　病人平卧，双肩胛部及双足置于床上，头部及其余部位腾空，用力撑起腰背部。

3. 五点支撑法　病人平卧，头、双肩胛部、双足置于床上，其余部位腾空，用力撑起腰背部。

4. 燕式支撑法　病人俯卧，双上肢及双下肢用力向上，头部用力抬起。

（四）饮食护理

多食水果和含纤维素丰富食物，保持大便通畅。

（五）健康指导

1. 术后卧床3周可带腰围适当下床活动。3月内避免弯腰抬物动作。

2. 坚持腰背肌锻炼　病人锻炼腰背肌，注意经常保持良好的姿势。锻炼要点如下：

（1）站立：头抬起下巴内收，肩平直，挺胸收腹，腰后微凹。

（2）坐姿腰要挺直，双脚到地，小腿自然下垂，臀后靠，可动腰部。

（3）起床时，应转为侧卧，屈起双膝，放下床边，然后用双手将上身撑起，以避免腰部承受不必要压力。

（4）尽量避免弯腰，养成屈膝蹲下的习惯。日常生活中可多利用高椅、适宜的椅子来协助。

（5）提举重物时，物体要靠近身体，取下蹲屈髋屈膝姿势，且不可一次提举太重的物件。

（6）腰背肌功能锻炼：当腰痛减轻后，适当的腰部运动并持之以恒，对减轻腰背痛很有帮助。基本锻炼方法有：手撑墙壁挺胸伸腰锻炼；桥式法；单侧下肢后伸锻炼法；飞燕式背伸锻炼法；单侧下肢外展锻炼方法等。

3. 不适随诊。

第四节　老年颈椎病病人的护理

颈椎病（cervical syndrome）是指颈椎间盘退行性变，及其继发性椎间关节退行性变所致脊髓、神经损害而表现的相应症状和体征。

一、非手术治疗的护理

1. 病情观察　观察神经根压迫症状，注意有无上肢麻木、放射痛、肌力下降、腱反射异常等。

2. 病人卧硬板床，协助医生做好枕颌带牵引及相应护理：注意观察呼吸；保证牵引的效能；下颌及耳周垫棉垫；翻身时保持头、颈、躯干呈一直线。

3. 应用颈托或颈围制动，以限制颈椎过度活动。

二、术前护理

1. 心理护理　做好术前解释，讲明手术意义，以便配合。

2. 进行深呼吸训练　颈前路手术术前3天进行气管推移训练。

3. 注意保暖，防止受凉。

4. 床边备气管切开包。

5. 完成术前准备，包括重要器官功能检查、备皮、皮试、导尿、灌肠、禁饮食。

三、术后护理

（一）卧位护理

术后取平卧位，用颈围固定颈部或放置沙袋于两侧颈肩部。

（二）病情观察

1. 观察病人面色及呼吸情况。

2. 观察颈部有无肿胀。如出现呼吸困难、烦躁、发绀及时报告医生，并协助医生敞开伤口，清除血肿。

3. 观察伤口有无渗血。大量渗血时及时汇报医生并协助医生采取止血措施。

（三）咳嗽护理

鼓励病人深呼吸、咳嗽、咳痰，必要时雾化吸入，咳嗽时用手轻按颈前部。

（四）翻身护理

协助病人定时翻身，加扭曲颈部。

四、健康指导

用颈围固定颈部。2～4周来院复查。

第十章 老年人常见精神疾病的护理

第一节 老年抑郁症病人的护理

老年抑郁症（ddepression in elderly）是发生在老年期以情绪持续低落、焦虑为主要特征的综合征。患者内心体验多为不幸和无望，并使心理功能下降和社会功能受损害。个体内心有沉重感，整日忧心忡忡、愁眉不展。重者忧虑丧气，唉声叹气，悲观失望，感到生活无味，甚至认为生不如死，这种情绪体验为情感低落。

一、病情观察

细心观察病人的各种表现，寻找抑郁的原因，评估抑郁的程度。

二、饮食护理

饮食既要营养丰富，又要清淡。多吃高蛋白、富含维生素的食品，如瘦肉、鸡蛋、牛奶、豆制品、水果、蔬菜等。限制脂肪摄入。

三、休息和睡眠

鼓励病人规律生活，入睡前热水泡脚或洗热水澡，为病人创造舒适安静的入睡环境确保病人充足睡眠。

四、适当的运动

鼓励和引导病人参加各种娱乐活动和适当的体育锻炼，适合老年人的运动有散步、慢跑、游泳、健身操和太极拳等，每周不少于3次，每次30分钟。原则是循序渐进，持之以恒。

五、预防自杀

自杀观念与行为是抑郁病人最严重而危险的症状。病人往往计划周密，行动隐蔽，甚至伪装病情好转以逃避医护人员与家属的注意，并不惜采取各种手段与途径，以达到自杀的目的。

（一）识别自杀动向

首先应与病人建立良好的护患关系，在与病人的接触中，能识别自杀动向，如在近期内曾经有过自我伤害或自杀未遂的行为，或焦虑不安、失眠、沉默少语，或抑郁的情绪突然"好转"，在危险处徘徊，拒食、卧床不起等，应给予心理支持避免意外发生。

（二）环境布置

病人住处应光线明亮，空气流通、整洁舒适，墙壁以明快色彩为主，挂壁画，插鲜花调动病人良好的情绪，热爱生活，积极生活。

（三）专人守护

对有强烈自杀企图的病人要专人24小时看护，不离视线，尤其在夜间、凌晨、午间、节假日等情况下，要特别注意防范，以防意外。

（四）工具及药物管理

自杀多发生于一瞬间，凡能成为病人自伤的工具及药物要妥善保管，以免病人自伤或一次性大量吞服药物，造成急性药物中毒。

六、心理护理

（一）鼓励病人倾诉

严重抑郁病人思维过程缓慢思维量减少，甚至有虚无罪恶妄想。在接触语言反应很少的病人时，应以耐心、缓慢以及非语言的方式表达对病人的关心与支持，鼓励病人表达内心的痛苦，指出真实的情况，给予希望，通过活动逐渐引导病人注意外界，利用沟通技巧，协助病人表述其看法。

（二）阻断负向思考

抑郁病人常会不自觉地对自己或事物保持负向的看法，护士应协助病人确认负向思考，帮助病人回顾自己的优点、长处、成就来增加正向思考。指导病人与自己信任的人一道做事、交流，不要孤立、封闭自己。参加一些能使自己开心的活动，如轻微的户外运动，看电影，简单的家务，维持日常的常规生活，帮助病人暂离痛苦的思绪。要协助病人检验其认知、逻辑与结论的正确性，修正不合实际的目标。此外，协助病人完成某些建设性的工作，参与社交活动，减少病人的负向评价，提供正向增强自尊的机会。

（三）学习新的应对技巧

为病人创造和利用各种人际沟通机会，以协助病人改善处理问题、人际互动的方式，增强社交的技巧。并教会病人亲友识别和鼓励病人的适应性行为，忽视不适应行为，从而改变病人的应对方式。

七、用药护理

（一）密切观察药物疗效和可能出现的不良反应

目前临床上应用的抗抑郁药主要有：

1. 三环类和四环类抗抑郁药，如多塞平、阿米替林、马普替林、米安色林等。上述药物应用时间较久，疗效肯定，但可出现口干、便秘、视物模糊、直立性低血压、嗜睡、心动过速、无力、头晕、心脏传导阻滞、皮疹、诱发癫痫等副作用，对老年病人不作首选药物。

2. 选择性5-羟色胺再摄取抑制剂，主要有氟西汀、帕罗西汀、氟伏沙明、舍曲林及西酞普兰等。常见副作用有头痛、影响睡眠、食欲缺乏、恶心等，症状轻微，多发生在服药初期，之后可消失，不影响疗的进行。

3. 单胺氧化酶抑制剂和其他新药物。因前者毒副作用大，后者临床应用时间不长，可供选用，但不作为一线药物。

（二）坚持用药

抑郁症药物治疗时间长，有些药物有不良反应，病人往往对治疗信心不足或不愿治疗，可表现为抗拒用药、藏药或随意增减药物。要耐心说服病人严格遵医嘱服药，不可随意增减药物，更不可因药物不良反应而中途停服。另外，由于老年抑郁症容易复发，因此，强调长期服药，对于大多数病人应坚持服两年，而对于有数次复发的病人，服药时间应更长。

八、健康指导

（一）鼓励老年人与子女同住

子女不仅要在生活上给予照顾，同时要在精神上给予关心，提倡精神赡养。和睦、温暖的家庭和社交圈，有助于预防和度过灰色的抑郁期。避免和减少住所的搬迁，以免老年人不适应陌生环境而感到孤独。

（二）培养兴趣

进入老年期要逐步适应退休生活，面对现实，合理安排生活，与社会保持密切联系，不间断学习，并参加一定限度的力所能及的劳作，按照自己的志趣培养爱好，如种花、钓鱼、书法、摄影、下棋、集邮等。

（三）社会重视

社区和老年护理机构等应创造条件让老年人进行相互交往和参加一些集体活动，针对老年期抑郁症的预防和心理健康促进等开展讲座，有条件的地区可设立网络和电话热线进行心理健康教育和心理指导。

第二节 老年焦虑症病人的护理

老年焦虑症（gerontism anxiety disorders）是发生在老年期以焦虑、不安、紧张、恐惧的情绪障碍伴有自主神经系统症状和运动不安等为特征的一种病定。

一、休息、睡眠与活动安排

对睡眠障碍者晚上除保证环境安静、减少刺激、指导病人放松、减少对睡眠障碍的担心外，按医嘱适当给予帮助入睡的药物。病人常感睡眠浅、入睡困难或醒后不解疲乏等，因而白天常卧床，但无法真正休息，反而更疲倦，所以护理人员要鼓励病人白天起床活动，安排以娱乐为主的文体活动并引导患者参加。

二、饮食护理

病人可能出现食欲减退，胃肠不适、腹胀等躯体不适，体重下降情况，其原因可能是焦虑等负性情绪影响，护士应鼓励病人进食，帮助选择营养丰富、易消化和色香味俱有的可口的食物。

三、协助照顾个人卫生

严重焦虑、恐惧可能导致病人生活自理能力下降，护士应耐心引导、改善和协助病人做好沐浴、更衣、头发、皮肤等的护理。

四、心理护理

1. 与病人建立良好的护患关系以和善、真诚、支持和理解的态度接触病人，耐心地协助病人，使病人感受到自己被接受、被关心。

2. 接受病人，承认病人的感觉，充分理解病人的焦虑心态，协助病人认识存在的问题，解除心理压力。当病人主诉躯体不适时应做到确实的身体评估，虽然有时找不到器官的证据解释其症状的存在，护理人员应以接受的态度倾听。因为对病人而言，躯体症状是真实的，不是病人自己可以控制的。

3. 鼓励病人表达自己的焦虑和不愉快地感受，这有利于病人释放内心储积的焦虑能量，帮助病人认识自己的焦虑，也帮助护士发现病人的心理问题，护士在与病人交流时，应音调柔和、速度慢、字句简明，使他们感受到被尊重，并学习自我表达，提升其自我价值感。

4. 与病人共同探讨与疾病有关的压力源，协助病人解决问题护理人员应从病人的描述中，倾听出其中所隐藏的信息，包括病人生活中的压力源及其焦虑。护士还应从病人的言行中发现代表内在焦虑的一些生理信号，如不安、出汗和脸红等，把病人内存的焦虑提升到意识层面，让病人对目前的处境有进一步的认识。这对病人来说是迈出改变的第一步，可以让病人了解焦虑与健康之间的关系，并找出有效方法去解决某些会引起焦虑的压力源。帮助分析问题时，应协助确立解决问题的办法，但护士不能代替病人做决定，而应鼓励病人自己做出决定。

五、健康指导

1. 指导并鼓励老人走出家门，参加社区活动，广交朋友，在人与人交往中，可以交流思想，抒发感情，相互安慰鼓励，学习交流生活经验。这样使老人感到生活充实，心情愉快，在生活中感受自己的价值。老年人在松弛环境中可分散对情感的过分关注成少焦虑。

2. 鼓励老人及家属面对压力源时积极寻找应对技巧的信息和资料，主动寻求帮助。指导老人合理使用应对技巧，采取自我护理行为，树立信心，完成角色调整，过理想的晚年生活。

第十一章 一般急症急救护理

第一节 多发伤急救护理

多发伤是指在同一致伤因素作用下，机体有两个或两个以上解剖部位或脏器同时或相继遭受严重损伤，且其中至少有一处损伤可危及生命或并发创伤性休克。

一、评估要点

（一）病因评估

评估患者是何种原因造成的伤害（常见的有交通伤、挤压伤、坠落伤、地震伤等），根据外力作用的方向，了解脏器有无损伤及损伤程度。

（二）症状体征评估

1. 评估生命体征、肢体活动情况、尿量变化、气道是否通畅、是否有通气不良、有无鼻翼扇动、胸廓运动是否对称、呼吸音是否减弱、有无气胸或血胸等。病情复杂、伤势严重，多表现为生理功能急剧紊乱，如脉搏细弱、血压下降、氧合障碍等。

2. 评估循环情况，有无活动性出血，出血量多少，判断是否休克。

3. 根据不同部位、脏器和损伤程度，早期临床表现各异：颅脑伤表现为不同程度的神志改变和瞳孔变化；胸部伤多表现为呼吸功能障碍、循环功能紊乱、低氧血症和低血压等；腹部伤早期表现为腹内出血、腹膜刺激征、腹膜后大血肿或低血压等；脊柱、脊髓损伤可出现肢体运动障碍或感觉障碍等；长骨干骨折可表现肢体变形或活动障碍等。

4. 并发症 创伤性休克、脂肪栓塞综合征、应激性溃疡出血、急性肾衰竭、创伤后应激障碍、下肢静脉血栓等。

二、急救护理

1. 开放气道，松开衣领，头偏向一侧，迅速清除口鼻咽腔分泌物，保护颈椎的同时，防止舌后坠，解除呼吸道梗阻，确保氧气顺利吸入，必要时给予气管插管、气管切开、机械通气。

2. 迅速建立两路以上有效的静脉通道，确保液体顺利输入，补充有效循环血量，积极进行抗休克治疗；必要时配血，快速输血；留置导尿管，观察尿量。

3. 及早控制出血，有活动性出血者，迅速控制外出血，加压包扎、用止血带止血等；有内出血者，查明内出血原因并予以消除，必要时行急诊手术。

4. 对于胸部开放性创口，应迅速用各种方法将创口暂时封闭；对于张力性气胸，应尽快穿刺，行胸腔闭式引流术，必要时行开胸手术。

5. 有颅脑损伤者，应注意防止脑水肿。可用20%甘露醇、地塞米松或甲泼尼龙等，并局部降温。防止吸入呕吐物。一旦明确颅内血肿，应迅速钻孔减压。

6. 疑有腹腔内出血时，应立即行腹腔穿刺术或B超检查，并尽快输血，防止休克。做好剖腹探查准备。

7. 对伤员的断离肢体，应用无菌包布或干净布包好，外套塑料袋，周围置冰块低温保存，冷藏时防止冰水侵入断离创面或血管腔内。切忌将断离肢体浸泡于任何液体中。断肢随伤员一同送往医院，及早做再植手术。

8. 伤口内异物不要随意取出。创面有外露的骨折断端、肌肉、内脏等，严禁将其回纳至伤口内；有骨折时应临时固定；脑组织脱出时，应先在伤口周围加垫圈保护脑组织，不可加压包扎。

三、健康教育

1. 宣传创伤带来的死亡与残疾的严重后果及其预防的重要意义，引起患者的重视。

2. 严格执行各种工、农业安全生产制度及措施，自觉加强安全防护，防止发生人身伤亡事故。

3. 严格执行交通管理制度，限制车辆高速行驶，减少事故的发生。

4. 指导患者遵医嘱按时用药，配合各种治疗。

5. 加强对患者及其家属的心理指导，增强患者康复的信心。

6. 加强营养，合理膳食，促进伤口愈合及疾病的恢复。

7. 出院后，继续加强预防压疮及肺部并发症的护理措施，勤翻身、叩背，指导患者深呼吸，有效地咳嗽排痰。

8. 指导患者循序渐进地加强肢体的功能锻炼。

第二节　颅脑损伤急救护理

颅脑损伤可分为头皮损伤、颅骨损伤、脑损伤，三者可单独或合并存在。头皮损伤包括头皮裂伤、头皮血肿、头皮撕脱伤等。颅骨损伤包括颅盖骨折及颅底骨折。脑损伤可分为脑震荡、脑挫裂伤、脑水肿、颅内血肿等。对预后起决定作用的是脑损伤的程度及其处理效果。

一、评估要点

（一）病因评估

评估受伤史，了解受伤时间、致伤原因、暴力性质、头部着力点等。

（二）症状体征评估

1. 意识变化　是判断病情变化的重要指标，由轻至重分为嗜睡、意识模糊、昏睡、浅昏迷、深昏迷。通过对话、呼唤、给予痛觉刺激，观察有无咳嗽及吞咽反射，以及睁眼和眼球转动情况来判断意识障碍的程度。判断有无立刻昏迷，有无中间清醒期等。如清醒患者突然躁动，再次出现意识障碍，提示病情恶化，有颅内继发出血可能，应及时处理。

2. 瞳孔的变化　正常瞳孔2～5毫米，等大等圆，对光反应灵敏。若出现瞳孔一过性缩小，另一侧瞳孔进行性散大，对光反射迟钝或消失，同时伴有意识障碍加重，常提示有脑疝。

3. 头痛及呕吐　频繁呕吐、进行性加重的剧烈头痛常为颅内压增高的早期表现，典型的生命体征变化是"二慢二高"（脉搏慢、呼吸慢、血压高、体温高）。此时应警惕颅内血肿和脑疝的发生。

4. 呼吸有鼾声、叹息及抽泣样提示病危；体温升高提示体温调节中枢障碍；偏瘫及反射消失，提示对侧脑组织受压；四肢瘫痪提示广泛脑组织挫裂伤或脑干损伤。伤后立即出现运动障碍，说明是由原发性脑损伤所致；伤后无运动改变，随着病情变化而出现运动障碍，则提示继发损害。头部着力点有巨大血肿者，应考虑有颅骨骨折。伤后即出现脑膜刺激征及脑脊液漏，是蛛网膜下腔出血的表现；颈项强直或有强迫头位而无下肢运动障碍者，则提示颅后窝损伤。

5. 并发症　肺部感染、压疮、便秘、泌尿系统感染、暴露性角膜炎、废用综合征、外伤性癫痫、消化道出血等。

二、急救护理

1. 正确判断伤情，严密观察意识状态、瞳孔及生命体征变化，并及时记录。

2. 保持呼吸道通畅，防止误吸。清除呼吸道分泌物，开放气道，必要时置口咽通气管或气管插管，并预防感染。颅脑损伤患者多有昏迷、咳嗽及吞咽反射减弱或消失、呼吸道分泌物堵塞，或舌根后坠，导致窒息，应及时吸痰、吸氧，必要时行气管切开术；痰液黏稠难以吸出者，要做好超声雾化吸入，以利于痰液排出，定时翻身、拍背，预防坠积性肺炎。

3. 优先处理危及生命的合并伤。有脑组织从伤口膨出者，外露的脑组织周围用无菌纱布卷保护，再用纱布架空包扎，避免脑组织受压。对插入颅腔的致伤物，不可贸然撼动或拔出，以免引起颅内大出血。需急诊手术者，做好术前准备，如备皮、备血、导尿等。开放性颅脑损伤，应争取6小时内清创缝合，原则上不超过72小时。控制出血，加压包扎伤口，遵医嘱应用止血药物，纠正休克。

4. 建立静脉通道，遵医嘱应用抗生素及破伤风抗毒素，合理应用脱水药和利尿药，可选用20%甘露醇快速滴注，准确记录出入水量，消除脑水肿，预防和处理颅内压增高和脑疝；加强营养，留置胃管或静脉输入营养液。

5. 颅脑损伤患者多需保守治疗，卧床休息，头部抬高15°～30°，避免颈部扭曲，以利于颅内静脉回流，减轻脑水肿，降低颅内压。同时预防压疮，给予气垫床应用，勤翻身，至少每2小时一次，保持皮肤清洁干燥，保持床单平整，勤整理、勤更换。

6. 高热者，首选物理降温，并注意保暖。

7. 加强口腔护理。每天用生理盐水或漱口水清洗口腔2次，张口呼吸的患者，用生理盐水纱布覆盖口唇，避免口腔炎及黏膜溃疡的发生。

8. 预防泌尿系统感染。注意无菌操作及会阴部清洁，每日2次清洁消毒。进行早期膀胱训练，缩短留置导尿管时间，防止尿路感染。

9. 肢体偏瘫者，保持肢体功能位，防止足下垂，给予被动肢体按摩及功能锻炼。

10. 眼睑闭合不全的患者，应注意保护眼睛，遵医嘱涂眼药，防止角膜溃疡。

11. 预防颅内感染：取半坐卧位，头偏向患侧。保持局部清洁，每日消毒外耳道、鼻腔或口腔，告知患者勿挖鼻、抠耳。脑脊液漏者，禁忌堵塞、冲洗鼻腔和耳道，禁忌经鼻腔、耳道滴药，禁忌做腰椎穿刺，严禁从鼻腔吸痰或放置鼻胃管。

三、健康教育

1. 加强营养，限制烟酒及刺激性食物，促进康复。

2. 对有生活自理障碍的患者，做好看护工作，防止意外的发生。

3. 加强安全知识及交通法规的宣传教育，提高患者的安全意识，预防颅脑损伤。

4. 遵医嘱服用抗生素、止血药、止痛药。外伤性癫痫患者，遵医嘱按时服药，症状完全控制后，再坚持服药1～2年，逐步减量后才能停药，不可突然中途停药。不能单独外出、登高、游泳等，防止发生意外。

5. 对脑外伤后遗症患者，做好心理指导。对重度残疾者，做好康复锻炼，如语言、记忆力等方面的训练，提高患者的自理能力及社会适应能力，帮其树立生存的信心。

6. 颅内压增高的患者，应避免剧烈咳嗽、便秘、提拉重物等，防止颅内压骤然增高而引起脑疝。

7. 颅骨骨折达到骨性愈合需要一定时间，线性骨折一般成人需2～5年，小儿需一年。

8. 控制不良情绪，保持心态平稳，避免情绪激动。

9. 颅骨缺损者应避免局部碰撞，以免损伤脑组织，嘱患者在伤后半年左右做颅骨成形术。

第三节　胸部创伤急救护理

胸外伤多由暴力挤压、冲撞、跌倒、坠落、钝器击打所致。主要包括肋骨骨折、损伤性血胸、损伤性气胸等。

一、评估要点

（一）病因评估

受伤的方式和受力点，可提示胸部损伤的类型、部位及程度。一般根据是否穿破壁层胸膜，造成胸腔与外界沟通而分为闭合性损伤和开放性损伤。闭合性损伤多因车祸、高处坠落、暴力挤压或钝器打击胸部所致，高压水浪、气浪冲击肺部则可致肺爆震伤。开放性损伤多因利器、火器、弹片等穿破胸壁造成。

（二）症状体征评估

1. 评估生命体征　重点观察呼吸情况，如呼吸频率、节律，有无反常呼吸及缺氧现象。评估有无胸痛、呼吸困难、咳嗽、咯血、皮下气肿、开放性气胸、张力性气胸、血气胸等。严重的胸部损伤，可伴有休克、急性创伤性呼吸功能衰竭。评估循环情况及有无心包压塞症状。

2. 并发症　肺部、胸腔感染和呼吸窘迫综合征。

二、急救护理

1. 保持气道通畅，及时清除气道分泌物。如为严重的胸外伤、肺挫伤患者，可根据病情给予气管切开。遵医嘱给予吸氧，必要时应用人工呼吸机辅助呼吸。

2. 建立静脉通路并保持输液通畅。控制出血，迅速补充血容量，纠正休克。积极抗感染治疗，有外伤患者及时注射破伤风抗毒素。

3. 镇静止痛。患者疼痛严重时，可遵医嘱给予口服或肌内注射镇痛药物、行肋间神经阻滞、应用镇痛泵。如有肋骨骨折，应给予胸部多头带包扎固定，方法为由下向上，呈叠瓦式固定，以减少胸壁浮动，抑制反常呼吸，并可减轻疼痛。

4. 纠正营养不良，给予高蛋白、高维生素、高热量饮食，诊断不明确或病情危重者暂禁食。嘱患者保持口腔卫生，戒烟戒酒。

5. 变开放性气胸为闭合性气胸，即用无菌敷料加压包扎开放损伤，阻止外界空气通过伤口进入胸腔而压迫心、肺和大血管，危及生命。有血胸、气胸，应及时行胸膜腔穿刺、胸腔闭式引流、剖胸手术或胸腔镜手术探查，开放性胸壁损伤者要紧急手术治疗。

6. 术后密切监测生命体征，观察患者的神志、面色等情况。监测血压：血压增高可能是疼痛、缺氧、输血或输液过快导致；血压下降可能为血容量不足、心功能不全、心律失常等所致。注意监测心率，若持续增快，应查明原因，对症处理。术后应观察创口有无出血、漏气、皮下气肿及胸痛情况。

7. 体位　置患者于半卧位，合并休克者平卧位；全身麻醉（简称全麻）清醒6h后半卧位，注意抬高床头30°左右，减轻局部充血和水肿，同时使膈肌下降，增加肺活量，以利于气体交换和引流。

8. 呼吸治疗　术后继续给予患者鼻导管吸氧至生命体征平稳。协助患者拍背咳痰，指导患者做深呼吸训练，可按压患者胸骨上窝处气管，以刺激咳嗽排痰，必要时给予吸痰。遵医嘱给予雾化吸入，每天2次。训练患者吹气球、使用呼吸训练仪。

9. 胸腔闭式引流的护理。

（1）利用重力引流，排出胸腔内的气体和液体，重建胸腔负压使肺复张，平衡压力预防纵隔移位。观察引流液的性质、颜色和量。引流瓶低于胸壁引流口平面60～100厘米，禁止高于胸部，水柱上下波动的范围为4～6厘米，胸管长度应适中，维持引流系统密封，长管插至液面下3～4厘米，接头固定。胸管过短，在患者咳嗽或深呼吸时，胸腔积液可能回流导致感染；过长则可能扭曲，增大气道无效腔，不易引流，从而影响肺复张。注意：患者翻身活动时应防止胸管受压、打折、扭曲、脱出。保持胸管通畅，每15～30分钟挤压1次。每日更换无菌生理盐水500毫升。

（2）如每小时引流血量超过200毫升，并持续2～3小时以上，提示胸腔内有活动性出血，应及时报告医生，积极处理。

（3）拔管指标：一般置管48～72小时后，肺完全复张，胸部X线显示肺膨胀良好，无漏气，听诊呼吸音清晰，24小时引流液量少于50毫升、脓液少于10毫升，无气体溢出且引流液颜色变浅，患者无呼吸困难或气促。拔管后用凡士林纱布封闭胸壁伤口，并包扎固定，以防气胸。同时注意观察患者有无胸闷、呼吸困难、皮下气肿、渗液等。拔管后，尽早下床活动。

三、健康教育

1. 加强对劳动保护、安全生产、遵守交通规则知识的宣传，避免意外损伤的发生。

2. 文明守法，不打架斗殴。

3. 指导患者做腹式呼吸及有效咳嗽。咳痰时保护伤口、减轻疼痛：伸开双手，五指合拢，越过中线，双手分别置于患者胸部前后，压紧伤口，待患者咳嗽时稍加用力。

4. 指导患者早期循序渐进地活动，可在床上活动四肢、抬臀、锻炼患侧肢体。恢复期仍可伴有疼痛，但不影响患侧肩关节功能锻炼，但气胸痊愈期1个月内不宜参加剧烈运动，如打球、跑步、抬举重物等。

5. 多吃蔬菜、水果，增加粗纤维摄入，保持排便通畅，必要时应用缓泻剂，以防止用力排便而影响通气。忌食辛辣、生冷、油腻食物，以防助湿生痰，多饮水。

6. 定期复诊，肋骨骨折患者在3个月后应复查胸部X线，以了解骨折愈合情况。出现高热、呼吸困难，应随时就诊。

第四节　腹部创伤急救护理

腹部外伤是较为常见的一种外科急症，临床上常根据腹部皮肤的完整性是否被破坏，分为闭合性和开放性两大类。闭合性创伤误诊、漏诊率高。病情严重程度取决于所涉及的腹腔脏器是否有多发性损伤。

一、评估要点

（一）病因评估

刀、剑等锐器刺伤，枪、弹等火器伤，多导致腹部开放性损伤；高处坠落、撞击、压砸、钝性暴力打击等多造成腹部闭合性损伤；剧烈爆炸引起的气浪或水浪的冲击、跌打、吞食异物（金属类）、接触化学性物质如腐蚀性的强酸、强碱或毒物等，也会造成腹部外伤。评估外伤史，根据致伤因素进行分类。

（二）症状体征评估

1. 单纯腹壁损伤的症状和体征　一般较轻，常见为局限性腹壁肿痛和压痛，有时可见皮下瘀斑。

2. 腹痛情况　腹痛呈进行性加重或范围扩大，甚至遍及全腹时，考虑内脏损伤，早期压痛明显处即是受伤脏器所在部位。损伤实质脏器如肝、脾、肾或大血管时，腹痛呈持续性，常导致内脏出向，以致发生失血性休克；损伤空腔脏器如胃、肠、胆囊、膀胱时，其内容物如胃液、肠液、胆汁、尿液等流入腹腔，造成剧烈腹痛，常伴有腹部压痛、反跳痛和肌紧张等腹膜刺激征。但如果患者出现意识障碍、合并多发伤或使用镇痛药物后，腹部症状可不明显。

3. 注意胃肠道变化　有无反射性恶心、呕吐、腹胀、呕血、便血等。

4. 内出血　肝、脾、胰、肾等实质性脏器或大血管损伤时，以腹腔后或腹膜后出血症状为主，表现为面色苍白、脉率加快，甚至发生出血性休克，表现为神情淡漠、面色苍白、脉搏细速、血压下降等。腹腔内脏器损伤，内容物流入其内，可引起腹腔感染，甚至出现感染性休克。

二、急救护理

1. 对开放性腹部损伤，应妥善处理伤口，如伴有腹腔内脏器或组织自腹壁伤口突出时，可用无菌容器覆盖保护，勿强行回纳。对闭合性损伤，应在较短的时间内争取手术探查，以处理破裂的内脏出血、修补损伤的脏器、引流腹腔控制感染。拟行手术者，应及时完成腹部急症手术的术前准备，如备血、备皮、做药物过敏试验、导尿等。

2. 指导患者配合治疗，卧床休息，必要时吸氧，避免不必要地搬动患者，待患者病情稳定后，改为半坐卧位。遵医嘱应用镇痛药物，诊断未明确前禁用吗啡、哌替啶等镇痛药物。留置导尿管并记录24小时出入量。禁忌灌肠。

3. 监测生命体征，动态监测红细胞计数、血红蛋白含量和血细胞比容，密切观察有无急性腹膜炎、休克等并发症。

4. 术后引流管护理。给予妥善固定，保持通畅，观察引流液的性状和量，观察有无出血、肠瘘、胆瘘等情况。如引流量较多或有消化道瘘形成，应考虑延长引流时间，按时换药，适时拔管。

5. 禁饮食、胃肠减压。一般术后需禁食及胃肠减压2～3天，通过静脉输液，维持水、电解质平衡和营养补给，对伤情较重、手术较大者，遵医嘱输入全血、血浆、复方氨基酸、白蛋白或脂肪乳等。待肠蠕动恢复、肛门排气后，拔除胃管。胃肠道功能恢复后，及时提供易消化、营养丰富的流质饮食，并逐渐过渡到高蛋白、高热量、高维生素、易消化的普通饮食，以保证能量供给，利于伤口愈合及机体康复。

6. 遵医嘱应用抗生素，直至腹膜炎症状消失，体温恢复正常后考虑停药。

7. 全麻6小时内，去枕平卧；术后6小时，取半卧位，以利于腹腔引流，减轻腹痛，改善呼吸循环功能。鼓励患者早期下床活动，以减轻腹胀，促进肠蠕动，防止肠粘连。

8. 观察全身状况，保护肝肾功能及机体防御功能，防治并发症。

三、健康教育

1. 加强对劳动保护、安全生产、交通规则知识的宣传，避免意外损伤的发生。

2. 了解和掌握各种急救知识，在发生意外事故时，能进行简单的急救或自救。

3. 发生腹部外伤后，一定要及时去医院进行全面检查，不能因为腹部无伤口、无出血而掉以轻心，延误诊治。

4. 出院后要适当休息，加强锻炼，增加营养，促进康复。

5. 若有腹痛、腹胀、肛门停止排气排便等不适，应及时到医院就诊。

第五节　急腹症急救护理

急腹症（又称急性腹痛）是以突然剧烈腹痛为首要症状的疾病的总称，具有发病急、进展快、病情重、需要早期诊断和紧急处理的临床特点。

一、评估要点

（一）病因评估

腹腔及其邻近器官的病变，全身的代谢紊乱，以及毒素、神经因素等都可导致急腹症，应以腹痛为重点，评估病史。

（二）症状体征评估

1. 腹痛的特征　包括腹痛的病因、诱因、开始部位、性质、转变过程、程度等。急性阑尾炎患者右下腹痛转为全腹痛往往是合并穿孔的征兆；阵发性绞痛是肠梗阻的表现，当转为剧痛、持续性疼痛时提示肠绞窄、肠坏死的可能。

2. 伴随的症状　体温升高、呕吐频繁、腹胀加重、大便转为血性便及尿量锐减等常常是病情恶化的表现之一，应提高警惕，善于识别。

3. 并发症　肺部感染、左心衰竭、右心衰竭、全心衰竭、血栓、脑出血、肠粘连、肠梗阻、手术切口感染等。

4. 辅助检查　白细胞计数提示有无炎症和中毒；红细胞、血红蛋白可用于判断有无腹腔内出血；尿中大量红细胞提示泌尿系统损伤或结石；尿胆红素阳性提示梗阻性黄疸；疑有急性胰腺炎时，血、尿或腹腔穿刺液淀粉酶明显增高；腹腔脓性穿刺液涂片镜检，革兰氏阴性杆菌常提示继发腹膜炎，溶血性链球菌提示原发性腹膜炎，革兰氏阴性双球菌提示淋菌感染；人绒毛膜促性腺激素（HCG）测定对诊断异位妊娠有帮助。

二、急救护理

1. 严密观察病情变化，监测生命体征。

2. 腹痛的处理　诊断不明者慎用吗啡类镇痛药，以免掩盖病情；明确原因后遵医嘱应用镇痛药物。

3. 非手术治疗　禁食、胃肠减压；维持水、电解质及酸碱平衡，纠正营养失调；适当给予镇静药；密切观察患者的症状、腹部体征、实验室检查的结果。

4. 手术治疗　尽可能对原发病灶做根治性处理，清除腹腔积液、积脓，并合理放置引流管。

5. 饮食与体位　病情较轻者给予流质饮食或半流质饮食，并控制进食量。胃肠减压的患者，胃管拔出、肛门排气后开始进食。一般采取半坐卧位，使腹腔渗液积聚在盆腔，便于吸收或引流，且有利于呼吸、循环功能。合并休克者宜采取中凹卧位或平卧位。

6. 做好静脉输液通路及各种引流管的护理，注意引流管是否通畅，观察引流物性质和量的变化。

7. 四禁　禁服泻药、禁止热敷、禁止活动、禁止灌肠，以免增加消化道负担或造成炎症扩散。

8. 对症护理　缺氧者给予氧疗；呼吸困难者早期机械通气辅助呼吸；合并黄疸者，给予维生素K和保肝药物；急性出血坏死性胰腺炎，应及时补钙。

9. 抗感染　遵医嘱应用抗生素，严格执行给药制度，观察疗效及不良反应。

10. 抗休克　及时补充水、电解质、维生素、蛋白质，准确记录24小时出入水量。

三、健康教育

1. 养成良好的卫生和饮食习惯，戒烟戒酒。

2. 均衡膳食，少食多餐，禁食刺激性及变质食物。

3. 积极控制诱因，有溃疡病者，应遵医嘱服药；肠胃功能差者，避免服用阿司匹林、吲哚美辛、皮质类固醇等；胆道疾病和慢性胰腺炎患者，需适当控制油腻饮食；反复发生粘连性肠梗阻者，应当避免暴饮暴食及饱食后剧烈活动；月经不正常者，应及早就医。

4. 手术患者应该早期下床活动，防止肠粘连。

5. 劳逸结合，保持良好心态，定期门诊随访，如有不适，及时就诊。

第六节　水、电解质紊乱急救护理

人体内水的容量和分布以及溶解于水的电解质的浓度都是由人体的调节功能加以控制，使细胞内、外液的容量，电解质浓度，渗透压等都能够经常维持在一定范围内，即水、电解质平衡。当这种平衡由于疾病、创伤、感染等侵袭因素或不正确的治疗措施而遭到破坏时，机体无力进行调节，或这种破坏超过了机体可能代偿的程度，便会发生水、电解质紊乱。

一、评估要点

（一）病因评估

了解水、电解质紊乱的程度，寻找并消除原发病因，防止或减少水和电解质的继续丧失，消除导致体液紊乱的根本原因。

1. 高渗性缺水 水、钠同时缺失，但失水多于失钠，血清钠高于150mmol／L。主要病因是摄入水分不足或失水过多，见于高热大量出汗、大面积烧伤暴露疗法、大面积开放性损伤、创面蒸发等。

2. 低渗性缺水 水、钠同时缺失，失钠多于失水，血清钠低于135mmol／L。主要病因是消化道液体大量或长期丢失，只补水不补钠，或使用利尿药等。

3. 等渗性缺水 水、钠等比例丢失，血清钠在135～150mmol／L。主要病因是消化液迅速大量地丢失，见于急性肠梗阻、急性腹膜炎、大面积烧伤早期大量体液渗出时，是外科等渗性脱水最常见的原因。

4. 水中毒 抗利尿激素（ADH）分泌过多或肾脏排水功能低下的患者输入过多的水分时，则可引起水在体内潴留，并伴有包括低钠血症在内的一系列症状和体征，即所谓水中毒。主要病因是ADH分泌过多、肾排水功能不足、摄入水分太多。

5. 低钾血症 血清钾浓度低于3.5mmol／L。主要病因是摄入不足、排泄增加，见于长期禁食、频繁呕吐、胃肠道瘘患者等。

6. 高钾随症 血清钾浓度大于5.5mmol／L。主要病因是钾潴留，见于钾摄入过多，肾小管分泌钾的功能缺陷，细胞内钾释出过多，如酸中毒等。

7. 低镁血症 血清镁浓度低于0.75mmol／L。主要病因是摄入不足、吸收障碍等。镁缺乏者常同时伴有其他微量元素缺乏。

8. 高镁血症 血清镁浓度高于1.25mmol／L。主要病因是摄入过多，肾功能不全，肾排镁减少。

9. 低钙血症 廓清蛋白浓度正常时，血钙低于2.25mmol／L。可发生于急性重症胰腺炎、坏死性筋膜炎、消化道瘘和甲状旁腺功能受损的患者。

10. 高钙血症 血清钙浓度高于2.75 mmol／L。主要见于甲状旁腺功能亢进，其次为骨转移性癌。

（二）症状体征评估

密切观察生命体征变化，了解体内水、电解质平衡是否紊乱。

1. 高渗性缺水。

（1）轻度脱水：主诉口渴，其他缺水症状、体征均不明显。

（2）中度脱水：口渴更明显，尿少，尿比重高，皮肤弹性差，口唇干燥，眼眶凹陷等，同时伴发运动功能下降，如四肢无力等。

（3）重度缺水：有意识障碍，表现为躁狂、幻觉、谵妄、昏迷等，还可表现为血压下降，甚至休克。

2. 低渗性缺水。

（1）轻度缺钠：血清钠130mmol／L左右，患者自觉疲乏、手足麻木、厌食，尿量正常或增多，尿比重降低。口渴不明显。

（2）中度缺钠：血清钠120mmol／L左右，表现为恶心、呕吐、直立性晕厥、心率加快、脉搏细弱，血压开始下降，浅静脉瘪陷。尿量减少，尿中几乎不含 Na^+、Cl^-。

（3）重度缺钠：血清钠110mmol／L左右，常伴有休克，主要表现为严重周围循环衰竭、低血容量性休克、意识障碍、神经肌肉应激性改变。

3. 等渗性缺水　轻中度患者常有口渴、尿少、尿比重高、皮肤弹性差、疲乏、厌食、恶心、呕吐、心率快、脉搏细弱而快、血压上下波动继之下降。重度患者表现为不同类型的意识障碍。

4. 水中毒　主要表现为急性水中毒，常见精神神经症状有凝视、失语、精神错乱、定向失常、嗜睡、烦躁等，并可伴有视神经盘水肿，严重者发生脑疝而致呼吸、心搏骤停。

5. 低钾血症　最早期表现为肌无力，精神萎靡，反应迟钝，定向力减退，严重者可呈嗜睡、木僵状，肌肉呈迟缓性麻痹。也可表现为传导阻滞或心律失常，严重者可出现心室颤动或心脏停搏于收缩期。易发生高血糖、负氮平衡，还可引起代谢性碱中毒。

6. 高钾血症　主要表现为对心脏和神经系统的毒副作用。患者由兴奋转为抑制状态，表现为神志淡漠、感觉异常、四肢软瘫、腹泻、低血压、皮肤苍白、心动过缓、心律不齐等。

7. 低镁血症　对神经肌肉的影响表现为小束肌纤维收缩、震颤；中枢神经系统出现反应亢进，对声、光反应过强；平滑肌兴奋可致呕吐、腹泻；在心脏导致心律失常；还可引起低钙血症和低钾血症。

8. 高镁血症　表现为嗳气、呕吐、便秘、尿潴留、嗜睡、昏迷、房室传导阻滞、心动过缓、肌肉无力甚至弛缓性麻痹。

9. 低钙血症　表现为手足抽搐、肌肉抽动等。

10. 高钙血症　表现为便秘和多尿。

二、急救护理

（一）去除病因

采取有效的预防措施或遵医嘱积极处理原发病，以减少体液继续丢失。

（二）病情观察

1. 一级护理，绝对卧床休息；测量体温、脉搏、呼吸和血压等生命体征。

2. 准确记录24小时出入水量；注意观察尿量，每小时尿量少于30毫升时，及时通知医生。

3. 烦躁不安者，适当给予约束或加床挡，防止坠床。

4. 轻度脱水患者可口服生理盐水，重者遵医嘱给予生理盐水或碳酸氢钠静脉补液。补液原则：先盐后糖，先晶后胶，先快后慢，见尿补钾。遵循定时、定量、定性原则。低渗、等渗脱水时避免大量喝开水，以免加重休克。及时采血化验，防止血钠过高。

5. 轻度缺钾患者，多吃含钾丰富的食物（如橘子原汁、鱼、蘑菇、香蕉等）或口服10%氯化钾溶液，重者遵医嘱静脉补钾。补钾时不宜过浓（500毫升液体中不超过15克10%氯化钾溶液）、不宜过快（每小时不超过1克）、不宜过量（24小时不超过6克）、不宜过早（每小时尿量在30毫升以上或每日尿量700毫升以上方可补钾）。静脉补钾时注意观察病情，发现有高钾血症时立即停止补钾，遵医嘱给予钙剂、碳酸氢钠、胰岛素等应用。

6. 患者四肢抽搐、血钙低于正常时，遵医嘱静脉注射或滴注钙剂，速度宜慢，避免外渗。

7. 遵医嘱严格掌握输液速度，以免输液过多过快而发生肺水肿，或滴速过慢达不到目的。

（三）对症护理

1. 等渗性脱水　寻找并消除原发病因，防止或减少水和钠的继续丧失，并积极补充。

2. 低渗性脱水　积极治疗原发病，静脉滴注高渗盐水或含盐溶液。

3. 高渗性脱水　尽早去除病因，防止体液继续丢失。鼓励患者多饮水，通过静脉补充非电解质溶液。

4. 水中毒　轻者只需限制水摄入，严重者除严禁水摄入外，还需静脉滴注高渗盐水，以缓解细胞肿胀和低渗状态。

5. 低钾血症　寻找和去除引起低钾血症的原因，减少或中止钾的继续丧失，根据缺钾的程度制订补钾计划。

6. 高钾血症　除积极治疗原发疾病和改善肾功能外，还要立即停用含钾药物，避免进食含钾量高的食物；对抗心律失常；降低血清钾浓度。

7. 低镁血症　症状轻者可口服镁剂，严重者可自静脉输注硫酸镁溶液。

8. 高镁血症　立即停用含镁制剂，静脉缓慢注射10%葡萄糖酸钙或10%氯化钙溶液，同时积极纠正酸中毒和缺水，必要时采用透析疗法。

9. 低钙血症　以处理原发疾病和补钙为原则。

10. 高钙血症　以处理原发病及促进肾排泄为原则。

三、健康教育

1. 高温环境作业者和进行高强度体育活动者出汗较多时，应及时补充水分且宜饮用含盐饮料。

2. 有进食困难、呕吐、腹泻和出血等易导致水、电解质紊乱症状者，应及早就诊治疗。

3. 长时间禁食者、长期控制饮食摄入者或近期有呕吐、腹泻、胃肠道引流者，应注意及时补钾，以防发生低钾血症。

4. 肾功能减退者和长期使用留钾利尿药者，应限制含钾食物和药物的摄入，并定期复诊，检测血钾浓度，以防发生高钾血症。

5. 合理补充微量元素，增加户外活动，补充日光浴，合理膳食。

第七节　酸碱平衡失调急救护理

适宜的体液酸碱度是维持人体组织、细胞正常功能的重要保证。人体在代谢过程中不断产生酸性和碱性物质，使体液中H^+溶液发生改变，机体通过体液中的缓冲系统、肺和肾进行调节，以维持pH值在7.35～7.45。当体内产生的酸碱物质超过机体的代偿能力，或调节功能发生障碍，平衡状态即被打破，导致酸碱平衡失调。常见的酸碱平衡失调有代谢性酸中毒、代谢性碱中毒、呼吸性酸中毒和呼吸性碱中毒。以上四种类型可单独存在，也可两种以上并存，后者称为混合型酸碱平衡失调。

一、评估要点

（一）病因评估

了解酸碱失调的根本原因，积极处理原发病和消除诱因。

1. 代谢性酸中毒　常见病因有体内有机酸形成过多；肾功能不全，使酸性物质潴留；丧失HCO_3^-，见于腹泻、肠瘘、胆瘘等。代谢性酸中毒是最为常见的酸碱平衡失调。

2. 代谢性碱中毒　常见病因有酸性胃液丧失过多（如严重呕吐、长期胃肠减压等）、碱性物质摄入过多（如长期服用碱性药物）、缺钾、某些利尿药的作用。

3. 呼吸性酸中毒　常见病因有肺部疾病如哮喘、肺气肿、肺不张，或因呼吸中枢受抑制、呼吸肌麻痹等引起呼吸功能不全，不能充分排出体内存在的二氧化碳（CO_2），致使血液中H_2CO_3原发性增多，血液酸度增高。

4. 呼吸性碱中毒　常见病因是因肺泡通气过度，体内生成的CO_2排出过多，以致血的PCO_2降低，引起低碳酸血症，见于癔症、精神过度紧张、发热、使用呼吸机不当等。

（二）症状体征评估

重点评估代谢性酸中毒、代谢性碱中毒、呼吸性酸中毒、呼吸性碱中毒的临床表现。

1. 代谢性酸中毒　轻者常被原发病的症状所掩盖，重者有疲乏、眩晕、嗜睡，可伴有感觉迟钝或烦躁。最突出的表现是呼吸深而快，呼气中有时带有酮味（烂苹果味）。患者面部潮红，心率加快，血压偏低，可出现神志不清或昏迷。患者有对称性肌张力减退，常伴有严重缺水的一些症状。代谢性酸中毒患者易发生心律不齐、急性肾功能不全和休克等。

2. 代谢性碱中毒　轻者无明显症状；较重者抑制呼吸中枢，患者呼吸浅而慢，出现头昏、烦躁、激动、定向力丧失，甚至嗜睡、谵妄或昏迷。由于碱中毒时，血清钙减少，可出现手足抽搐等症状，可伴有低钾血症和缺水的临床表现。

3. 呼吸性酸中毒　患者出现胸闷、呼吸困难、躁动不安等，因缺氧而出现头痛、发绀等；严重时可有血压下降、谵妄、昏迷等。

4. 呼吸性碱中毒　较重者可有神经肌肉兴奋性增高表现，如肌肉震颤、手足麻木、抽搐等。有时可有头昏、晕厥、表情淡漠或意识障碍，呼吸初期加快，随后浅慢或不规则。

二、急救护理

（一）纠正病因

积极纠正及治疗引起酸碱平衡失调的病因，绝对卧床休息。

（二）病情观察

1. 严密观察生命体征，观察有无呼吸浅快、脉搏细速、心率增快、脉压减小<20mmHg、收缩压<90mmHg或较前下降20～30mmHg、随氧饱和度下降等表现。

2. 严密观察患者的意识状态（意识状态反映大脑组织血液灌注情况），瞳孔大小和对光反射，是否有兴奋、烦躁不安或神志淡漠、反应迟钝、昏迷等表现。

3. 密切观察患者皮肤颜色、色泽，有无出汗、苍白、皮肤湿冷、花斑、发绀等表现，了解有无休克等并发症出现。

4. 观察中心静脉压（CVP）的变化。

5. 严密观察每小时尿量，是否<30毫升，同时注意尿比重的变化。

6. 注意观察电解质、血常规、由血气分析、凝血功能及肝肾功能等检查结果的变化，以了解患者其他重要脏器的功能，了解有无并发症，如低钾血症、高钾血症等。

7. 密切观察用药治疗后的效果及不良反应。

（三）对症护理

1. 代谢性酸中毒　纠正高热、腹泻、缺水、休克，积极改善肾功能，保证足够的热量供应，避免因脂肪分解而产生酮体增多。轻度者血浆 HCO_3^- 在16～18mmol／L时，只要消除病因，代谢性酸中毒就可以自行纠正；中、重度者须补充碱中和体内积聚酸，在用药后2~4小时复查动脉血气及血浆电解质浓度，根据测定结果边观察边调整，逐步纠正酸中毒。

2. 代谢性碱中毒　积极治疗原发病，恢复血容量，纠正Ca^{2+}、K^+不足，严重时补充酸性溶液，注意滴速，以免造成溶血等不良反应。

3. 呼吸性酸中毒　解除气道梗阻，恢复或改善通气功能，鼓励患者深呼吸，合理吸氧，促进排痰，采用体位引流、雾化吸入等辅助措施，必要时行气管插管或气管切开术。合理使用抗生素控制感染。

4. 呼吸性碱中毒　处理痉挛抽搐，密切观察，注意防护，防止受伤。遵医嘱使用钙剂，手足抽搐时用10%葡萄糖酸钙溶液10毫升等量稀释后，缓慢静脉注射。

三、健康教育

1. 告知患者应积极预防和治疗导致酸碱代谢失衡的原发疾病及诱因。

2. 注意饮食卫生，防止出现呕吐、腹泻、感染、饥饿等导致代谢性酸碱平衡失调的诱发因素。

3. 告知患者若在原有疾病的基础上出现呼吸改变、精神状态改变等，应及时到医院就诊。

第八节　休克急救护理

休克是指机体受到强烈致病因素侵袭后，有效循环血容量锐减、组织血液灌注不足所引起的以微循环障碍、代谢障碍和细胞受损为特征的病理性症候群，是严重的全身性应激反应。此时，机体处于细胞缺氧和全身重要器官功能障碍的状态。

一、评估要点

（一）病因评估

了解休克的原因，根据不同的病因采取相应的治疗措施，评估有无因此而导致的微循环障碍、代谢改变及内脏器官继发性损害等。

1. 低血容量性休克　常因大量出血或体液积聚在组织间隙导致有效循环r量减少所致。如大血管破裂或脏器（肝、脾）破裂出血，或各种损伤（骨折、挤压综合征）及大手术引起血液及血浆同时丢失。前者为失血性休克，后者为创伤性休克。见于严重创伤、大出血、严重呕吐、严重腹泻、严重烧伤等。

2. 心源性休克　主要由心功能不全引起的，见于急性心肌梗死、严重心肌炎、心包压塞等。

3. 梗阻性休克　见于心脏压塞、张力性气胸、肺栓塞等。

4. 感染性休克　多由严重感染、体内毒性物质吸收等所致。

5. 过敏性休克　系对药物或免疫血清等过敏而引起。

6. 神经源性休克　见于外伤骨折、剧烈疼痛和脊髓麻醉过深等。

（二）症状体征评估

休克早期体征是体内各种代偿功能发挥作用的结果，晚期体征则是器官功能逐渐衰竭的结果。

1. 临床休克分期。

（1）第一期（代偿性休克期）：患者神志清醒，但可有烦躁不安、恶心、呕吐，脉搏细速，收缩压正常或偏低，舒张压轻度升高，脉压减小。因外周血管收缩，面部皮肤苍白，口唇和甲床发绀，毛细血管充盈时间延长，肢体湿冷，出冷汗，尿量减少。此时体内各种代偿与防御机制正在积极发挥作用，如及时发现并给予有效治疗，则可使病情好转，否则将进一步恶化，进入失代偿期。

（2）第二期（失代偿性休克期）：代偿机制已不能补偿血流动力学紊乱，患者出现重要器官灌注不足的临床表现，如乏力、表情淡漠、反应迟钝、脉搏细速、呼吸表浅、皮肤湿冷、肢端青紫，收缩压下降至60～80mmHg，脉压减小，表浅静脉萎陷，每小时尿量少于20毫升，严重时可陷入昏迷状态，呼吸急促，收缩压低于60mmHg，无尿。此时若不积极救治，将发展为不可逆性休克。

（3）第三期（不可逆性休克期）：过度和持续的组织灌注减少将导致弥散性血管内凝血（DIC）的发生和多器官损害，引起出血倾向和心、脑、肾、肺等重要器官功能障碍的临床表现，甚至进一步发展为多器官功能衰竭而死亡。

2. 不同类型休克的特征性症状。

（1）低血容量性休克：外周静脉塌陷，脉压减小，血流动力学改变，中心静脉压和肺毛细血管楔压降低，心排血量减少，外周血管阻力增加。

（2）心源性休克：有血流动力学改变，心排血量减少，中心静脉压和肺毛细血管楔压升高，外周血管阻力增加。

（3）梗阻性休克：肺栓塞时出现剧烈胸痛、呼吸困难、颈静脉怒张、肝脾大及压痛等；心包压塞患者可出现奇脉，听诊心音遥远。

（4）感染性休克：有发热、寒战；早期四肢皮肤温暖，血压正常或偏高，心动过速；晚期四肢皮肤湿冷，血压下降。

（5）过敏性休克：接触某种过敏原后迅速发生呼吸困难、皮肤红肿或发绀、心动过速和低血压等。

（6）神经源性休克：由于剧烈的神经刺激引起血管活性物质释放，血管调节功能异常，外周血管扩张，从而导致有效循环血量减少，组织器官灌注不良及功能受损。

二、急救护理

（一）病情观察

1. 严密观察生命体征的变化，观察有无呼吸浅快、脉搏细速、心率增快、脉压减小< 20mmHg、收缩压<90mmHg或较前下降20～30mmHg、氧饱和度下降等表现。

2. 严密观察患者的意识状态，瞳孔大小和对光反射，是否有兴奋、烦躁不安或神志淡漠、反应迟钝、昏迷等表现。

3. 密切观察患者皮肤颜色、色泽，有无出汗、苍白、皮肤湿冷、花斑、发绀等表现。

4. 观察中心静脉压（CVP）的变化。

5. 严密观察每小时尿量，是否<30mL，同时注意尿比重的变化。

6. 注意观察电解质、血常规、血气分析、凝血功能及肝肾功能等检查结果的变化，以了解患者其他重要脏器的功能。

7. 密切观察用药治疗后的效果及不良反应。

（二）对症护理

1. 体位　去枕平卧，取床头抬高10°～20°、床尾抬高20°～30°的中凹体位，保持患者安静，在患者血压不稳定的情况下不能随意搬动患者。心力衰竭或存在肺水肿者可采用半卧或端坐位。

2. 供氧　保持气道通畅，高流量（6～8L／min）供氧，及时清除口、鼻、气道分泌物，避免误吸。对于昏迷并呼吸衰竭患者，配合医生行气管插管或气管切开术，做好人工气道的护理。

3. 建立静脉通路　补液是抗休克的基本治疗手段，应尽快建立静脉通路；外周静脉萎陷穿刺困难者可选择外周大静脉穿刺置管、静脉切开甚至中心静脉置管等；必要时行血流动力学监测以指导补液治疗。保持静脉通路通畅，并妥善固定，防止休克初期患者躁动而意外拔管。

4. 补充血容量　血容量的补充应以能够维持心脏适当的前、后负荷为度，可根据临床指标（意识、血压、心率、尿量等）和CVP逐步输入晶体溶液，应注意防止输液过多过快而诱发医源性心力衰竭。在休克治疗后期，循环状态逐渐稳定后，常易发生补液过量导致容量负荷过重，出现肺水肿，应及时给予利尿、脱水治疗j创伤及大出血的患者应尽快止血，并遵医嘱尽早输入血制品：注意配伍禁忌、药物浓度及滴速，用药后要及时记录药物疗效。

5. 纠正酸碱平衡失调及电解质紊乱　应及时发现各种酸碱平衡失调及电解质紊乱并尽快纠正。休克时代谢性酸中毒最常见，若改善通气及补足血容量后休克症状缓解不明显时，可给予100～250毫升碳酸氢钠溶液静脉滴注。

（三）药物护理

遵医嘱给予多巴胺、去甲肾上腺素、间羟胺、肾上腺素等药物应用。足量输液后血压仍不稳定，或休克症状无缓解、血压继续下降者，应使用血管活性药物，其目的在于通过正性肌力作用增加心排血量，通过选择性缩血管作用增加重要脏器的血流量。保持血压于（110～130）/（60～80）mmHg较适宜，过高可增加心肌氧耗及心脏负荷，应注意避免。用药过程中注意防止药物外渗。

（四）患者护理

保持病室环境安静，温湿度适宜。加强对患者的保温，休克患者体表温度多有降低，应给予加盖棉被、毛毯等措施保暖，禁用热水袋、电热毯等方法，避免烫伤。体温过高时要采取适当措施降温。

三、健康教育

1. 创造安静、舒适的环境，减轻患者及其家属的紧张、焦虑情绪。

2. 过敏性休克因其机制不同，其临床表现亦不相同，临床症状有轻有重。应尽量避免接触易引起过敏的物质，及早到医院诊治，找出致病原因，对症治疗，以绝后患。

3. 绝对卧床，减少活动，积极防治感染。

第九节　急性弥散性血管内凝血急救护理

弥散性血管内凝血（DIC）是由多种致病因素激活机体的凝血系统，导致机体弥散性微血栓形成，凝血因子大量消耗并继发纤溶亢进，从而引起全身性出血、微循环障碍乃至多器官功能衰竭的一种临床综合征。

一、评估要点

（一）病因评估

既往有无感染性疾病、恶性肿瘤、手术及创伤、医源性因素、各种原因引起的休克、输血及输液反应、全身各系统疾病等。

（二）症状体征评估

1. 出血倾向　发生率为84%～95%，观察出血症状、出血部位、出血量。出血具有突发性、自发性、多发性、广泛性、持续性，多见于皮肤、黏膜、伤口及穿刺部位，伤口和注射部位渗血可呈大片瘀斑。严重者可有内脏出血，如咯血、呕血、尿血、便血、阴道出血，甚至颅内出血而致死。休克程度与出血量不成比例。

2. 严密观察病情变化及生命体征 观察尿量、尿色变化。记录24小时出入水量，及时发现休克或重要器官功能衰竭。观察有无皮肤黏膜和重要器官栓塞的症状和体征，如肺栓塞表现为突然呼吸困难、咯血；脑栓塞引起头痛、抽搐、昏迷等；肾栓塞可出现腰痛、血尿、少尿或无尿，甚至发生急性肾衰竭；胃肠黏膜出血、坏死可引起消化道出血；皮肤栓塞可出现手指、足趾、鼻、颈、耳部发绀，甚至引起皮肤干性坏死等。持续、多部位的出血或渗血是DIC的特征，出血加重常提示病情进展或恶化，反之可视为病情有效控制。

3. 精神及意识状态 有无嗜睡、表情淡漠、意识模糊、昏迷等。

4. 观察实验室检查结果 如红细胞计数、凝血酶原时间（PT）、血小板计数、血常规等。

二、急救护理

（一）一般护理

1. 绝对卧床休息，根据病情采取合适体位。保持病室环境安静、清洁，注意保暖，对意识障碍者应采取保护性措施，防止发生意外。

2. 保持气道通畅，给予氧气吸入，改善缺氧症状。

（二）对症护理

1. 出血时，护理人员应密切观察出血倾向，限制侵入性治疗，以免加重出血；静脉穿刺、骨髓检查等侵入性穿刺后，局部按压至出血停止为止；减轻血压袖带或衣服的紧束，选择柔软衣物。

2. 尽快给予静脉输液，建立静脉双通道。

（三）用药护理

熟悉DIC救治过程中各种常用药物的名称、给药方法、主要不良反应及其预防和处理，遵医嘱正确配置和应用有关药物，尤其是抗凝药物，严密观察治疗效果，注意观察患者的出血情况，监测凝血时间等实验室各项指标，随时遵医嘱调整剂量，预防不良反应。

（四）实验室检查

这是DIC救治的重要的环节，因实验室检查的结果可为DIC的临床诊断、病情分析、治疗及预后判断提供极其重要的依据。应正确、及时采集和送检各种标本，关注检查结果，及时报告医生。

（五）饮食护理

根据基础疾病选择饮食，选择高蛋白、高热量、高维生素、易消化的饮食，消化道出血时应酌情给予冷流质饮食或禁食。

三、健康教育

1. 向患者及其家属解释疾病发生的原因、主要临床表现、治疗方法及预后等，以取得配合。

2. 向患者及其家属解释反复进行实验室检查的重要性和必要性，特殊治疗的目的、意义及不良反应。

第十节　高热急救护理

高热是指体温超过39℃。根据致热源的性质和来源不同，常分为感染性和非感染性两大类。感染性高热以细菌引起的最多见，病毒次之。非感染性高热则多见于结缔组织病和肿瘤，其次为中枢性高热、中暑。

一、评估要点

（一）病因评估

1. 季节　高热性疾病有较强的季节性，如胃肠道感染、乙型脑炎、疟疾夏季多见，而呼吸道感染以冬、春季发病率高。

2. 流行病学史　是否到过流行疫区，有无接触过传染病患者。

（二）症状体征评估

1. 热型。

（1）稽留热：体温维持在38～40℃或以上，持续数天或数周，每天体温上下波动不超过1℃。见于肺炎、伤寒等。

（2）间歇热：高热与无热交替出现。常见于疟疾、肾盂肾炎和淋巴瘤。

（3）弛张热：体温超过39℃，波动幅度大，体温上下波动在2℃以上。见于败血症、风湿热、心内膜炎等。

（4）不规则热：发热无规律。常见于癌性发热、流行性感冒、支气管肺炎等。

2. 伴随症状和体征　常见寒战、结膜充血、单纯疱疹、淋巴结肿大、肝脾大、出血、关节肿痛、皮疹、昏迷。

二、急救护理

（一）一般护理

要求患者绝对卧床休息。

（二）病情观察

1. 密切观察生命体征，监测体温，必要时测量肛温。观察降温效果及患者反应，当体温骤降至36℃以下时，停止降温并酌情保暖，注意观察有无大汗、血压下降等现象，避免体温骤降发生虚脱，尤其是对年老体弱及心、肾疾病患者。

2. 观察高热的伴随症状及严重程度，监测呼吸、脉搏和血压。

3. 观察神经系统症状，有无意识障碍、昏迷、惊厥等。

4. 观察有无皮疹及皮疹的形状、颜色、分布、出疹日期、出疹顺序及特点，有无出血点、紫癜。

（三）对症护理

1. 病因治疗　高热急救的关键是积极针对病因进行抢救。如病因不明确，应慎用退热药和抗生素，以免掩盖病情，延误急救时机。

2. 遵医嘱合理选用退热药物　首选对乙酰氨基酚，严格遵循适应证和用法，忌用于有肝脏疾病或肝移植患者，避免肝脏损害；次选阿司匹林，但应注意避免酒后服用，以免加重对胃黏膜的刺激，导致胃出血，另外哮喘患者避免使用，因有加重哮喘和过敏反应的危险；对阿司匹林过敏及有溃疡病、肾功能不全和出血性疾病的患者慎用布洛芬。

3. 物理降温　冰帽、冰袋、冰毯、温水或酒精擦浴。用温热水擦浴时应防止发生寒战。中暑患者用冷水擦浴。

4. 纠正电解质紊乱　高热惊厥或谵妄患者可用镇静药。

5. 检查　血常规、尿常规、红细胞沉降率或C反应蛋白、风湿系列（包括抗核抗体、类风湿因子、双链DNA等）、血培养（使用抗生素前）、病毒系列（血、各种体液标本中病毒特异性IgM和检测病毒抗原等）、胸部X线平片、超声检查（心脏和腹部脏器）、腹部CT。体格检查及相应的辅助检查可明确发热原因。

（四）饮食护理

给予高蛋白、高热量、高维生素易消化的流质或半流质饮食。鼓励患者多饮水，每日不少于3 000毫升。不能进食者遵医嘱给予静脉输液或鼻饲。

（五）安全护理

对谵妄、烦躁不安、昏迷的患者应加床挡或约束带，以防坠床。

（六）其他护理

1. 对老年患者出现持续高热时，应慎用解热镇痛药，降温的同时补充体液极为重要。

2. 对高热原因待查，疑似传染病者，先行一般隔离，确诊后再按传染病处理。

三、健康教育

1. 注意及时增减衣物，预防上呼吸道感染。
2. 日常要加强体育锻炼，增强机体免疫力。
3. 日常增加水的摄入，多食蔬菜、水果。

第十一节 昏迷急救护理

昏迷是最严重的意识障碍，表现为意识完全丧失，对外界刺激不能做出有意识的反应，随意运动消失，生理反射减弱或消失，出现病理反射，是急诊科常见的急症之一，死亡率高，应及时做出判断和处理。

一、评估要点

（一）病因评估

了解昏迷起病的缓急及发病过程。了解昏迷是否为首发症状，若是病程中出现，则应了解昏迷前有何病症；有无外伤史；有无中毒等原因。病因可分为原发性和继发性，原发性脑损伤常见于脑血管疾病、颅内占位性病变等。继发性脑损伤常见于呼吸系统疾病（肺性脑病）、消化系统疾病（肝性脑病）等。

（二）症状体征评估

重点评估患者的生命体征、瞳孔、血氧饱和度等，密切观察有无并发症等发生，如肺部感染、尿路感染、压疮、口腔感染等。根据格拉斯格昏迷评分法（GCS）及反应程度，了解昏迷程度。

1. 浅昏迷　患者随意运动丧失，仅对强烈的疼痛刺激有肢体简单的防御性运动和呻吟伴痛苦表情，各种生理反射如吞咽反射、咳嗽反射、瞳孔对光反射、角膜反射等存在，生命体征无明显变化。

2. 中昏迷　对周围事物及各种刺激全无反应，对激烈刺激全无反应，对剧烈刺激偶可出现防御反应，各种生理反射均减弱，生命体征有所变化，大小便潴留或失禁。

3. 深昏迷　全身肌肉松弛，对周围事物及各种刺激全无反应，各种生理反射均消失，呼吸不规则，血压下降，大小便失禁。

二、急救护理

（一）病情观察

1. 严密观察生命体征、瞳孔大小及对光反射。

2. 根据GCS及反应程度，评估昏迷程度，发现变化，立即报告医生。

3. 观察患者水、电解质的平衡情况，记录24小时出入水量，为补液提供依据。

4. 检查患者粪便，观察有无潜血阳性反应。

（二）对症护理

1. 平卧位头偏向一侧，及时清除气道内分泌物，给予吸氧、吸痰，保持气道通畅，必要时给予气管切开或气管插管，行人工辅助通气。抬高床头30°～40°或取半卧位，以促进脑功能恢复。

2. 保持静脉输液通畅，维持有效循环。

3. 检查 血、尿、粪常规，血糖，电解质，心电图，必要时做其他检查，如血气分析、头颅CT、X线片、B超、脑脊液检查等。

4. 对症治疗 如颅内压高者给予降颅内压药物，必要时行颅内穿刺引流等。预防感染，控制高血压及高热，控制抽搐。纠正水、电解质紊乱，维持体内酸碱平衡，补充营养。

5. 饮食护理 应给予患者高热量、易消化的流质饮食，不能吞咽者给予鼻饲。

6. 加强基础护理 每日进行口腔护理。躁动者应加床挡，适当给予约束带约束，必要时放置牙垫，防止舌后坠、舌咬伤。妥善固定各类管道，避免脱出。保持肢体功能位。

7. 预防烫伤 长期昏迷的患者末梢循环较差，尤其是冬季，手、脚较凉，避免使用热水袋保暖，以免发生烫伤。

8. 预防泌尿系统感染，保持大小便通畅：患者如能自行排尿，要及时更换尿湿的衣服、床单、被褥、隔尿垫；如患者留置导尿管，应注意定时给予会阴部清洗、消毒，导尿管要定期更换。帮助患者翻身时，不可将尿袋抬至高于患者膀胱，以免尿液反流造成泌尿系统感染。

9. 患者眼睑不能闭合时，定时用生理盐水擦洗眼部，用眼药膏或凡士林纱布保护角膜，预防角膜干燥及炎症。

三、健康教育

1. 做好患者家属的心理护理，使其协助配合治疗，指导患者家属对患者进行相应的意识恢复训练，帮助患者肢体被动活动与按摩。

2. 患者意识恢复后，应给予其情感支持，避免其情绪激动，以免造成心肌耗氧量增加。鼓励患者进行适度的体力活动，避免饱餐，防止便秘，坚持服药，定期复查；改变不良的生活方式，提高生活质量，防止疾病复发。

第十二节　电击伤急救护理

电击伤是指一定强度的电流通过人体所引起的机体组织不同程度的损伤或器官功能障碍，甚至死亡，俗称触电；

一、评估要点

（一）病因评估

了解触电原因，常见于违反用电操作规范及暴风、地震、火灾、雷击时意外触电。判断触电经过，包括时间、地点、电源情况。

（二）症状体征评估

1. 全身症状。

（1）轻型：出现头晕、心悸、面色苍白、口唇发绀、惊恐、四肢无力、接触部位肌肉抽搐及疼痛、呼吸和脉搏加快，严重者可出现晕厥、短暂意识丧失，一般都能恢复。

（2）重型：出现持续抽搐、呼吸不规则、各种内脏损伤、严重的心律失常或昏迷等。严重者发生心室颤动或心搏、呼吸骤停，如不及时抢救，可致死亡。

2. 局部症状。

（1）低电压所致的烧伤：触电时间短者烧伤面小，直径0.5～2厘米，呈椭圆形或圆形，焦黄或灰白色，干燥，边缘整齐，常有进出口，与健康皮肤分界清楚。一般不损伤内脏，截肢率低。

（2）高电压所致的烧伤：常有一处进口和多处出口，创面不大，但可深达肌肉、神经、缸管，甚至骨骼，进口处的创面比出口处严重，肌肉组织常呈夹心性坏死，可引起继发性出血或组织的继发性坏死，严重者可并发肾衰竭。

3. 并发症　短期精神异常、心律失常、肢体瘫痪、继发性出血或血供障碍、局部组织坏死继发感染、高钾血症、酸中毒、急性肾衰竭、周围神经病、永久性失明或耳聋、内脏破裂或穿孔等。

4. 辅助检查　早期可出现肌酸磷酸激酶及其同工酶、乳酸脱氢酶、谷丙转氨酶（GPT）的活性增高，尿液红褐色为肌红蛋白尿。心电图检查常表现为心律失常，常见心室纤颤，传导阻滞或房性、室性期前收缩等。

二、急救护理

1. 帮助患者脱离触电环境，关闭电源或拔掉插座，用干燥的木棒、竹竿等绝缘物挑开电线，必要时剪断电线，妥善处理电线断端，拉开触电者，并做好自我保护措施。

2. 严密观察生命体征及病情变化，持续心电监护。若出现呼吸、心搏骤停，给予心肺复苏术及时抢救。心室颤动者，给予电除颤。遵医嘱应用药物，如盐酸肾上腺素1～5毫克静脉注射或气管内滴入，如无效，可每5分钟注射一次利多卡因，心室颤动时首次用量1mg／kg，稀释后缓慢静脉注射，必要时10分钟后再注射0.5mg／kg，总量不超过3mg／kg。

3. 保持气道通畅，及时清除气道分泌物，高流量吸氧，6～8L／min。必要时行气管插管，呼吸机辅助呼吸，维持有效通气。

4. 建立静脉通路，积极抗休克治疗，给予5%碳酸氢钠静脉滴注，维持酸碱平衡，纠正水、电解质紊乱。

5. 早期遵医嘱应用利尿药，并注意碱化尿液，积极防治肾衰竭。监测尿量，准确记录。如已发生肾衰竭，可采用血液透析或腹膜透析治疗。

6. 给患者头戴冰帽，降低脑代谢，改善脑缺氧，必要时行高压氧治疗，遵医嘱应用甘露醇、激素等药物，防治脑水肿。

7. 创面用消毒液冲洗后，用无菌敷料覆盖。及时行焦痂及筋膜切开减压术，给予深部组织探查、清创及创面覆盖。由于电击伤创面深，注意防治感染，特别是厌氧菌如破伤风和气性坏疽的感染，必要时给予抗生素、破伤风抗毒素等药物应用。电击伤肢体应制动，防止出血及血栓脱落，并观察患肢有无血液循环障碍及肿胀。对合并骨折、内脏损伤、软组织损伤的患者，给予相应的急救措施。

三、健康教育

1. 大力宣传安全用电知识和触电现场抢救方法。

2. 定期对线路和电气设备进行检查和维修，避免带电操作。

3. 雷雨天气切忌在田野中行走或在大树下躲雨。高压电周围要有明显标识。

4. 救火时先切断电源，不可用湿手触摸电源。

5. 电击伤截肢后的患者常出现幻肢痛，可用弹力绷带包扎残肢，或应用电频疗法、微波治疗，一般一年后幻肢痛可消除。

6. 保护伤口、残肢清洁干燥，预防感染。伤口愈合后每日用中性肥皂水清洗残肢，条件允许时可给残肢涂抹护手霜。

7. 早期进行康复功能锻炼。

第十三节　溺水急救护理

溺水是指人淹没于水（包括其他液体）中，气道被水、泥沙、杂草等杂质堵塞，引起换气功能障碍，发生反射性喉头痉挛而缺氧、窒息，造成血流动力学及血液生化改变的状态。严重者如抢救不及时，可导致呼吸、心搏骤停而死亡。根据发生机制，分为干性淹溺和湿性淹溺。根据吸入水分的性质不同，分为海水溺水和淡水溺水。

一、评估要点

（一）病因评估

评估淹溺史，询问陪护人员溺水者溺水的时间、地点及水源性质、溺水者的心理状态及情绪变化等。干性淹溺是指入水后，因受到强烈刺激（惊恐、骤然寒冷等），发生喉头痉挛导致窒息，气道及肺泡很少或无水吸入。湿性淹溺是指入水后，喉部肌肉松弛，大量水被吸入气道及肺泡而发生窒息。

（二）症状体征评估

1. 有无面部发绀及肿胀、眼结膜充血、四肢厥冷、寒战、神志不清，严重者或出现昏迷，急性肺水肿，肾衰竭，呼吸、心搏微弱或停止。注意口、鼻、眼内有无泥沙等异物堵塞，并评估心、肺与腹部情况。检查身体有无硬物碰撞痕迹，有无外伤。

2. 并发症　肺水肿、肺炎、脑水肿、电解质紊乱、休克、肾衰竭或心力衰竭等。

3. 辅助检查。

（1）动脉阻气分析：低氧血症、高碳酸血症、呼吸性酸中毒合并代谢性酸中毒。淡水溺水者：低钠血症、低氯血症、高钾血症。海水溺水者：高钠血症、高氯血症、高钙血症、高镁血症。

（2）尿常规：血红蛋白阳性。

（3）肺部X线：肺不张、肺水肿的表现，肺野中大小不等的絮状渗出或炎症改变。

二、急救护理

1. 立即清除患者口、鼻、咽腔及胃内的水和泥沙等污物，可用膝顶法、肩顶法、抱腹法。保持气道通畅。吸氧，必要时行气管插管术，或采用机械通气，改善气体交换，纠正缺氧。尽早实施经支气管镜灌洗。

2. 恢复有效循环　对有呼吸、心搏骤停者，立即行心肺复苏术。心室颤动者，给予电除颤。

3. 严密观察病情变化，观察患者的神志、呼吸频率及深度，判断呼吸困难程度。监测尿的颜色及量。

4. 建立静脉通道，严格控制输液速度。淡水溺水者应从小剂量、慢速滴入开始，防止短时间内进入大量液体，加重血液稀释和肺水肿。海水溺水者出现血液浓缩症状时应及时给予5%葡萄糖和血浆等输入，切勿输入生理盐水。纠正淡水溺水引起的溶血与贫血，补充血细胞或全血。

5. 对症处理 急性肺水肿，采取加压给氧，以减少肺泡内毛细血管渗出液的产生，给予40%~50%酒精湿化吸氧，以降低肺泡内泡沫的表面张力，迅速改善缺氧状况。根据情况选用强心、利尿、扩血管药物，纠正血容量。防治脑水肿可使用甘露醇、利尿药。有条件者可行高压氧治疗。

6. 加强基础护理，注意保暖，给予营养支持。患者处于昏迷状态时，应注意为其翻身、拍背，及时清除其口、鼻、咽腔内分泌物，严防分泌物倒流引起或加重吸入性肺炎，并适时应用抗生素。

三、健康教育

1. 加强对游泳水域的管理，加强对游泳卫生常识的宣教。
2. 严格体格检查，潜水作业者应严格按照有关规定，防止过劳、工作时间过长。
3. 加强对溺水抢救知识的宣教，对溺水者及时救护，措施合理，提高抢救成功率。
4. 溺水者，特别是危重患者，常会有身心方面的较大创伤，应指导患者摆脱不安、恐惧、畏水等情绪，促进康复。
5. 对于自杀的患者，应引导其树立正确的人生观。

第十四节　中暑急救护理

中暑是指高温或烈日曝晒等引起体温调节功能紊乱，导致体热平衡失调，水、电解质代谢紊乱或脑组织细胞受损产生的一组急性临床综合征。分为先兆中暑、轻症中暑、重症中暑。重症中暑又分为热痉挛、热衰竭、热射病。

一、评估要点

（一）病因评估

评估患者中暑的环境，合理判断属于何种类型，对症处理。

（二）症状体征评估

1. 先兆中暑 主要表现为大量出汗、口渴、胸闷、心悸、恶心、全身疲乏、四肢无力、注意力不集中、动作不协调、体温正常或略高（37.5℃以下）。如能脱离高温环境，稍稍休息，补充适量水和盐后，短时间内即可恢复。

2. 轻症中暑　体温在38℃以上，表现为面色潮红、皮肤灼热、胸闷等，不能继续劳动。有早期周围循环衰竭的表现，如面色苍白、皮肤湿冷、随压下降、脉搏细速、大量出汗。此时如能及时处理，可在数小时内恢复正常。

3. 重症中暑。

（1）热痉挛：多见于健康青壮年。大多发生在强体力劳动大量排汗后，大量饮水而又未补充钠盐时，可引起短暂、间歇、对称性四肢骨骼肌的疼痛性痉挛，尤以腓肠肌多见，亦可波及腹直肌、肠道平滑肌、膈肌。多数可自行缓解，体温正常或低热。

（2）热衰竭：此型最常见，多见于老年人、儿童和慢性病患者。主要表现为起病急、眩晕、头痛、突然晕倒、面色苍白、皮肤冷汗、脉搏细弱、血压稍低、脉压正常、呼吸浅快。失水明显者表现为口渴、虚弱、烦躁，甚至手足抽搐、共济失调。失盐明显者表现为软弱乏力、头痛、恶心、呕吐、腹泻、肌肉痛性痉挛、体温无明显变化。

（3）热射病：是致命性急症，又称中暑高热。以高热、无汗、意识障碍"三联征"为典型表现。多见于老年人及慢性病患者。早期表现为头痛、头昏、全身乏力、多汗，不久体温迅速升高，可达40℃以上，继而颜面灼热潮红，皮肤干燥无汗，呼吸快而弱，脉搏细速，神志逐渐模糊、谵妄、昏迷、惊厥。严重者可出现弥散性血管内凝血（DIC）、肺水肿、脑水肿、心功能不全、肝肾损害等并发症。

4. 并发症　脑水肿、呼吸衰竭、心力衰竭、急性肾衰竭等。

5. 辅助检查。

（1）血常规检查：白细胞升高，尤以中性粒细胞为主。

（2）血生化：随尿素氮（BUN）、血肌酐（Cr）升高，高钾、低氯、低钠。

（3）尿常规：尿蛋白、血尿、管型尿。

二、急救护理

1. 立即将患者安置在阴凉通风处休息或静卧。可采用空调、室内置冰块等方法，使环境温度降至20～25℃。

1. 严密观察生命体征，注意观察体温、脉搏、呼吸和血压的变化。迅速降温，如头戴冰帽或头部放置冰袋，腋窝、腹股沟等大血管分布区放置冰袋或化学制冷袋，用冷水、40%～50%酒精全身擦浴。冰水浴：将患者浸浴在4℃冷水中，并不断按摩四肢皮肤，使缸管扩张，促进散热。年老体弱者，降温宜缓慢，不宜冰浴，以防心力衰竭。每10～15分钟测肛温一次，肛温降至38℃左右时应停止降温，并注意防止体温复升。必要时给予药物降温，氯丙嗪是调节体温中枢、协助降温的常用药物，用药后动态观察血压。

2. 保持气道通畅，及时清除气道分泌物，呼吸困难时给予高流量氧气吸入，呼吸衰竭时给予呼吸中枢兴奋剂，呼吸停止时立即行人工呼吸、气管插管或呼吸机辅助呼吸。

3. 鼓励患者多喝水，口服凉盐水或清凉含盐饮料。遵医嘱补充液体，保持水、电解质及酸碱平衡。有周围循环衰竭者应静脉补充生理盐水、葡萄糖溶液和氯化钾。一般患者经治疗后30分钟至数小时即可恢复。静脉输液时控制滴速，不宜过多过快，以防发生心力衰竭。

4. 对于烦躁不安或抽搐频繁者，给予镇静药。做好安全防护，防止患者舌咬伤或其他自伤行为；昏迷、药物降温者，定时翻身，保持床铺干燥、平整，预防压疮。

5. 对有脑水肿征象或尿少者，遵医嘱快速静脉滴注脱水药；休克者用升压药；心力衰竭者用洋地黄；肾衰竭者给予血液透析。

三、健康教育

1. 暑热季节要加强防暑宣传教育。改善年老体弱者、慢性病患者及产褥期妇女的居住环境。

2. 慢性心血管疾病、肝肾疾病患者和年老体弱者不宜从事高温作业。

3. 长期在高温环境中停留者，应适当饮用含钾、镁、钙盐的防暑饮料。

4. 炎热天气应穿宽松透气的浅色衣服，避免穿着紧身衣服。

5. 出现先兆中暑等情况时，应及时离开高温环境，在阴凉通风处休息，并服用清凉饮料或解暑药物。

6. 饮食应清淡、易消化。夏季出汗多者应多饮水，禁食辛辣刺激性食物，戒烟限酒。

7. 中暑恢复数周内，应避免室外剧烈活动和在阳光中曝晒。

第十五节　窒息急救护理

窒息是指因外界氧气不足或其他气体过多，或者呼吸系统发生障碍而导致呼吸困难甚至呼吸停止的现象。

一、评估要点

（一）病因评估

1. 常见窒息类型及其原因。

（1）机械性窒息：因机械作用引起的呼吸障碍，如缢、绞、扼颈项部，用物堵塞气道，压迫胸腹部，以及急性喉头水肿或食物吸入气管等。

（2）中毒性窒息：如一氧化碳中毒，大量的一氧化碳由呼吸道吸入肺，进入血液，与血红蛋白结合成碳氧血红蛋白，阻碍了氧与血红蛋白的结合，导致组织缺氧而造成窒息。

（3）病理性窒息：如溺水和肺炎等引起呼吸面积丧失。

（4）新生儿窒息及空气中缺氧的窒息：如关进箱、柜内，空气中的氧逐渐减少等。

（5）其他：脑循环障碍引起的中枢性呼吸停止。

2. 检查、治疗及护理经过。既往检查、治疗及护理经过及效果，目前用药情况，包括药物的种类、剂量和用法及用药后的效果等。

3. 有无过敏史，如接触各种粉尘、发霉的枯草，或进食某些食物时会出现喷嚏、胸闷，剧烈运动后出现胸闷、憋气等。

（二）症状体征评估

包括生命体征，意识状态，营养状况及皮肤、黏膜、甲床的颜色等。窒息一旦发生，病情危急，及时救治是关键。气道被异物阻塞时，患者可表现为突感胸闷、张口瞪目、呼吸急促、烦躁不安、严重发绀，吸气时锁骨上窝、肋间隙和上腹部凹陷，呼吸音减弱或消失。

二、急救护理

1. 将患者头偏向一侧，清除口鼻异物，防止分泌物吸入气管。定时拍背，及时吸痰，保持气道通畅。给予高流量（6～8L／min）吸氧，以缓解长时间的缺氧损害。

2. 备好呼吸机、吸引器、喉镜、气管插管、气管切开包等抢救物品。若心搏停止，应立即行心肺复苏术。

3. 急救措施。

（1）院外急救，对有明显气道梗阻的患者，可暂用粗针、剪刀行环甲膜穿刺或切开术。

（2）对舌后坠及喉梗阻者，可使用口咽通气管、拉舌钳以解除梗阻。

（3）对炎性喉头水肿、肺水肿者，定时给予气道湿化、雾化。

（4）如气管狭窄、下呼吸道梗阻所致的窒息，应立即行气管插管或气管切开术，必要时给予人工呼吸机辅助呼吸。

（5）由于支气管扩张、咯血所致的窒息，拍背或取头低足高俯卧位，卧于床缘，叩击患者背部以清除梗阻的血块。

（6）对颈部手术后引起的窒息，应迅速解除颈部压迫，迅速开放气道。

4. 观察辅助呼吸肌的活动情况，监测血氧饱和度，定时进行血气分析。

5. 监测生命体征，做好抢救记录。

三、健康教育

1. 广泛开展宣传教育工作，教育儿童勿将细小物件放入口内，家长及保育员应管理好儿童的食物及玩具。教育儿童进食时不要嬉戏、打闹。儿童进食时不可诱其发笑，也不能对其进行恐吓或打骂。

2. 如咽喉内有异物，绝不可用手指挖取，也不可用大块食物咽下，应设法吐出。尽早取出异物，帮助患者及其家属正确认识气道异物的危险性及预后。

3. 对有自杀倾向或有各种自杀因素的患者，应及时采取劝导、心理咨询和改变环境等措施，防患于未然。

4. 积极治疗引起窒息的原发病。

第十六节　多器官功能障碍综合征急救护理

多器官功能障碍综合征（multiple organ dysfunction syndrome，MODS）是指急性疾病过程中两个或两个以上的器官或系统同时或序贯发生功能障碍。过去称为多器官衰竭或多系统器官衰竭，其发病基础是全身炎症反应综合征（SIRS），也可南非感染性疾病诱发，如果得到及时合理的治疗，仍有逆转的可能。一般肺先受累，次为肾、肝、心血管、中枢神经系统、胃肠、免疫系统和凝血系统功能障碍。多器官功能障碍综合征发病的特点是继发性、顺序性和进行性。

一、评估要点

（一）病因评估

任何引起全身炎症反应的疾病均可能发生MODS，临床上常见的病因如下：

1. 各种外科感染引起的脓毒症；

2. 严重的创伤、烧伤或大手术致失血、缺水；

3. 各种原因的休克，心搏、呼吸骤停复苏后；

4. 各种原因导致肢体、大面积的组织或器官缺血再灌注损伤；

5. 合并脏器坏死或感染的急腹症；

6. 输瓶、输液、药物或机械通气。

（二）症状体征评估

尽管MODS的临床表现很复杂，但在很大程度上取决于器官受累的范围及损伤是南一次打击还是多次打击所致。

1. MODS的临床分型。

（1）速发型：指原发急性病在发病24小时后即出现两个或更多的系统、器官功能障碍，该类MODS常常提示原发急症特别严重。对于发病24小时内因器官衰竭死亡者，一般只归于复苏失败，而不作为MODS。

（2）迟发型：指首先出现一个系统或器官功能障碍（多为心血管或肾、肺的功能障碍），之后似有一稳定阶段，过一段时间再出现其他或更多系统、器官的功能障碍。

2. MODS的临床表现：

MODS临床表现的个体差异很大，一般情况下，MODS病程为14～21天，并经历4个阶段。每个阶段都有其典型的临床特征（表11-1），且发展速度极快，患者可能死于MODS的任何一个阶段。

表11-1 MODS的临床分期和特征

	第1阶段	第2阶段	第3阶段	第4阶段
一般情况	正常或轻度烦躁	急性病容，烦躁	一般情况差	濒死感
循环系统	容量需要增加	高动力状态，容量依赖	休克，心排血量减少，水肿	血管活性药物维持血压，水肿，SvO_2下降
呼吸系统	轻度呼吸性碱中毒	呼吸急促，呼吸性碱中毒，低氧血症	严重低氧血症，急性呼吸窘迫综合征ARDS	高碳酸血症，气压伤
肾	少尿，对利尿药反应差	肌酐清除率下降，轻度氮质血症	氮质血症，有血液透析指征	少尿，血透时循环不稳定
胃肠道	胃肠胀气	不能耐受食物	肠梗阻，应激性溃疡	腹泻，缺血性肠炎
肝	正常或轻度胆汁淤积	高胆红素血症，凝血酶原时间PT延长	临床黄疸	转氨酶升高，严重黄疸
代谢	高血糖，胰岛素需要量增加	高分解代谢	代谢性酸中毒，高血糖	骨骼肌萎缩，乳酸酸中毒
中枢神经系统	意识模糊	嗜睡	昏迷	昏迷
血液系统	正常或轻度异常	血小板减少，白细胞增多或减少	凝血功能异常	不能纠正的凝血障碍

3. 评估患者是否存在器官功能障碍或衰竭。

（1）肺：功能障碍时患者出现低氧血症，需呼吸机支持至少3～5天，进一步发展出现进行性ARDS，需PEEP（呼气末正压通气）>10cmH_2O和 FiO_2（吸入氧浓度）>50%

时表示患者出现肺功能衰竭。

（2）肝：功能障碍时血清胆红素≥34～50μmol／L，谷草转氨酶（GOT）、谷丙转氨酶（GPT）等≥正常值2倍。若临床上出现黄疸，胆红素≥272～340μmol／L，表示患者出现肝功能衰竭。

（3）肾：功能障碍时患者出现少尿，24小时尿量<400毫升或肌酐上升≥177～270μmol／L，进一步发展，需要血液透析时表示患者出现肾功能衰竭。

（4）消化系统：功能障碍时患者腹胀，不能耐受经口进食>5天，进一步发展，出现应激性溃疡需输血或无结石性胆囊炎时表示患者出现消化系统功能衰竭。

（5）血液系统：功能障碍时患者出现PT和APTT升高>25%或血小板<（50～80）×10⁹／L，进一步发展，出现DIC时表示患者出现血液系统功能衰竭。

（6）中枢神经系统：功能障碍时患者出现意识混乱、轻度定向力障碍，进一步发展，出现进行性昏迷时表示患者出现中枢神经系统功能衰竭。

（7）循环系统：功能障碍时患者表现为心脏射血分数降低或毛细血管渗漏综合征，出现对正性血管药和正性心肌药无反应时表示患者出现循环系统功能衰竭。

4. 实验室检查及其他检查。观察患者血气分析、血氨、血胆红素及血肌酐的变化；观察有无水、电解质和酸碱平衡紊乱，凝血功能异常，心肌酶学及心电图变化。

5. 心理状态。鉴别患者是因疾病所产生的心理问题还是出现精神障碍的表现。评估患者及其家属对疾病的认识程度。

二、急救护理

1. 密切观察病情变化，对于存在创伤、休克、感染的患者，应掌握病程发展的规律，并有预见性地护理，发现异常，及时通知医生。

（1）循环系统：监测心率及心律，了解脉搏快慢及强弱、毛细血管充盈度及血管弹性，注意有无交替脉、短绌脉、奇脉等表现，密切监测血压、CVP、肺动脉楔压（PAWP）的变化。若患者出现休克、循环衰竭的情况，及早开始液体复苏，合并心力衰竭时，可静脉予以强心、利尿药物应用（详见"休克急救护理"与"急性左心衰竭急救护理"）。

（2）呼吸系统：监测呼吸频率及节律，观察是否伴有发绀、哮鸣音、"三凹"征（即出现胸骨上窝、锁骨上窝、肋间隙内陷）、强迫体位及胸腹式呼吸变化等，监测血氧饱和度和动脉血气及其变化，必要时做好机械通气的准备（详见"呼吸衰竭急救护理"）。

（3）肾功能监测：准确记录尿量，注意观察尿液的颜色、性状，监测血尿素氮（BUN）、肌酐（Cr）的变化，病情需要时可行肾脏替代治疗（详见"急性肾损伤急救护理"）。

（4）神经系统：观察患者的意识状态、神志、瞳孔反应等的变化。

（5）定时监测肝功能，注意保肝，必要时行人工肝治疗。

（6）消化系统功能监测与支持：根据医嘱正确给予营养支持，合理使用肠道动力药物，保持肠道通畅。

（7）监测体温变化，当严重感染合并脓毒性休克时，口温可达40℃以上而皮温可低于35℃，提示病情十分严重，常是危急或临终表现，注意观察末梢温度和皮肤色泽。

（8）监测血常规和凝血功能及电解质、酸碱平衡的变化。

2. 尽量减少侵入性操作，加强病房管理，严格控制院内感染，做好呼吸机相关性肺炎、血管内导管相关性血流感染、尿管相关性尿路感染、手术部位感染等的预防。

3. 控制患者的血糖水平，加强营养支持，维持能量的正平衡。

4. 保护重要脏器的功能，保证脑的供氧，减少氧耗，防止脑水肿，可采用亚低温和高压氧治疗。

5. 用药护理　合理安排用药时间，遵医嘱合理使用抗生素，条件允许的情况下尽早开始胃肠道营养支持。

6. 基础护理　症状缓解后，嘱患者绝对卧床休息，口腔护理2次／天，加强皮肤护理，定时翻身，预防压疮。待病情稳定进入恢复期时，制订康复计划，逐步增加活动量。

7. 心理护理　由于MODS患者一般病情较危重，病程进展快，死亡率高，患者会出现烦躁、紧张和恐惧情绪，应及时安抚患者，耐心解释病情、检查及治疗目的，稳定患者情绪。对于有意识障碍的患者，注意与其家属及时沟通病情变化，做好相关知识的解释工作，增强其对治疗的信心。

三、健康教育

1. 向患者及其家属宣传有关疾病的预防与急救知识，讲解本病的发生、发展过程及治疗、预后，使他们认识到疾病的严重性及预防的重要性。

2. 预防和控制感染对预防MODS有非常重要的作用，对可能感染或已有感染的患者，要配合医生合理使用抗菌药物，必要时行外科手术引流，积极治疗原发病。对于存在创伤、休克、感染的患者，指导患者认识可能发生器官功能障碍的表现，如呼吸急促、胸闷、发绀、少尿、食欲不振、黄疸、血压下降、意识混乱、定向力障碍等，发现异常，及时告知医生。

3. 鼓励患者树立战胜疾病的信心，保持乐观的情绪，积极配合医生的治疗，家属应给予患者以精神支持和生活方面的照顾。

4. 坚持合理的饮食，保证充足的休息。根据患者的病情和对日常活动的耐受性，指导患者合理安排活动与休息，养成良好的生活方式，提高自身免疫力，避免各种诱因。

5. 指导患者遵医嘱按时服药，定期随访。

第十二章　常用救护技术

急救的目的就是挽救生命，护理人员对临床常用急救技术掌握的程度可以直接影响到急危重病人抢救的成败。因此护理人员必须掌握必要的急救知识与技能。

第一节　气管插管、切开术

气管内插管（endotracheal intubation）和气管切开置管（tracheotomy），是解除呼吸道梗阻、保证呼吸道通畅、抽吸下呼吸道分泌物和进行辅助呼吸的有效途径。

一、气管内插管术

气管内插管是通畅气道的最有效方法，也是建立人工气道的可靠途径。它不仅便于清除呼吸道分泌物，维持气道通畅，还为给氧、人工通气、气管内给药等提供条件。因此，在危重病人的治疗和抢救中具有极其重要的作用。

（一）适应证

1. 窒息或呼吸、心搏骤停者。

2. 各种原因引起的呼吸衰竭。

3. 上呼吸道分泌物过多，且不能自行咳出，需行气管内吸引者。

4. 气道梗阻。

5. 各种全麻或静脉复合麻醉者。

6. 需经气管插管做呼吸道疾病的诊断和治疗者。

（二）禁忌证

1. 喉头水肿、气道急性炎症、喉头黏膜下血肿、插管创伤引起的严重出血等。

2. 咽喉部烧灼伤、肿瘤或异物存留者。

3. 主动脉瘤压迫气管者，插管易造成动脉瘤损伤出血。

4. 下呼吸道分泌物潴留难以从插管内清除者，应行气管切开置管。

5. 颈椎骨折、脱位者。

（三）物品准备

备气管插管包或插管盘，含以下物品。

1. 喉镜　由喉镜柄和喉镜片组成喉镜片是插管时伸入口腔因喉部显露声门的部分，使用前应检查镜片近尖端处的电珠有无松动，是否明亮。镜片有直、弯两种类型，分成人、儿童、幼儿用3种规格。成人常用弯型，操作时可不挑起会厌，从而减少对迷走神经的刺激。

2. 气管导管和管芯　多用带气囊的硅胶管一般成年男性经口插管用F36～F40号，成年女性用F32～F36号。鼻腔插管应相应小2～3号，且不带套囊。小儿可按以下公式选择导管：1～7岁，号数＝年龄+19；8～10岁，号数＝年龄+18；11～14岁，号数＝年龄+16。管芯的作用是使导管保持一定弯度，以适应病人情况，有利于插管操作。可用细金属条，长度以插入导管后其远端距离导管开口0.5cm为宜。一般导管进入声门即应拔出管芯，再使导管深入，否则易造成气管损伤。

3. 其他　另备喷雾器（内装1％丁卡因或其他局麻药）、插管钳、吸引装置、牙垫、胶布、消毒凡士林等。

（四）操作方法

插管的路径可分为经口腔和经鼻腔插管，还可根据插管时是否利用喉镜暴露声门分为明视插管和盲探插管两种方法。

1. 经口明视插管术　是最方便而常用的插管方法，也是快速建立可靠人工气道的方法。操作关键在于用喉镜暴露声门，若声门无法暴露，易导致插管失败或出现较多并发症。其禁忌证或相对禁忌证包括：①呼吸衰竭不能耐受仰卧位的病人；②由于张口困难或口腔空间小，无法经口插管者；③无法后仰者（疑有颈椎骨折者）。

（1）体位：病人仰卧，头、颈、肩相应垫高，使头后仰并抬高8～10cm。

（2）开口：操作者位于病人头侧，用右手拇指推开病人的下唇和下颌，食指抵住上门齿，以二指为开口器，使嘴张开。

（3）暴露会厌：待口完全张开时，操作者左手持喉镜，使带照明的喉镜呈直角倾向喉头，沿右侧口角置入，轻柔地将舌体推向左侧，使喉镜片移到正中，见到悬雍垂（此为暴露声门的第1个标志）。然后顺舌背弯度置入，切勿以上切牙为支点，将喉镜柄向后压以免碰到上切牙。喉镜进入咽部即可见到会厌（此为暴露声门的第2个标志）。

（4）暴露声门：看到会厌后，如用直喉镜可显露声门。如用弯喉镜，见到会厌后必须将喉镜片置入会厌与舌根交界处，再上提镜片，才能使会厌翘起，上贴喉镜，显露声门。如果喉镜未达此处即上提镜片，由于会厌不能翘起，舌体隆起挡住声门，可影响插管操作。声门呈白色，透过声门可见呈暗黑色的气管，声门下方是食管黏膜，呈鲜红色并关闭。

（5）插入导管：暴露声门后，右手持已润滑好的导管，将其尖端斜口对准声门，在病人吸气末（声门打开时），轻柔地随导管沿弧形弯度插入气管内。过声门1cm后应将管芯拔出，以免损伤气管。将导管继续旋转深入气管，成人5cm，小儿2～3cm。

（6）确认插管部位：导管插入气管后，立即塞入牙垫，然后退出喉镜。检查确认导管在气管内，而非在食管内。可将耳凑近导管外端，感觉有无气体进出。若病人呼吸已停止，可用嘴对着导管吹入空气或用呼吸囊挤压，观察胸部有无起伏运动，并用听诊器听两肺呼吸音，注意是否对称。如果呼吸音不对称，可能为导管插入过深，进入一侧支气管所致，可将导管稍后退，直至两侧呼吸音对称。

（7）固定：证实导管已准确插入气管后，用长胶布妥善固定导管和牙垫。

（8）气囊充气：向导管前端的气囊内注入适量空气（3～5ml），注气量不宜过大，以气囊恰好封闭气道不漏气为准。以免机械通气时漏气或呕吐物、分泌物倒流入气管。

（9）吸引：用吸痰管吸引气道分泌物，了解呼吸道通畅情况。

2. 经鼻盲探插管术适应证与经口插管的禁忌证基本相同，经口途径有困难时再考虑经鼻途径。禁忌证或相对禁忌证包括：①呼吸停止；②严重鼻或颌面骨折；③凝血功能障碍；④鼻或鼻咽部梗阻，如鼻中隔偏曲、息肉、囊肿、脓肿、水脚、过敏性鼻炎、异物、血肿等；⑤颅底骨折。

（1）术前检查：病人鼻腔有无鼻中隔歪曲、息肉及纤维瘤等，选择合适的鼻孔，必要时鼻腔内滴数滴呋麻滴鼻液，并作表面麻醉（2%利多卡因喷雾剂）。

（2）选择合适的导管（不带气囊），润滑导管，可向插管侧鼻孔滴入少量液状石蜡。

（3）病人体位同前。操作时导管一进入鼻腔就将导管与面部呈垂直方向插入鼻孔，使导管沿下鼻道推进，经鼻后孔至咽腔，切忌将导管向头顶方向推进，否则极易引起严重出血。操作者可一面注意倾听通过导管的气流，一面用左手调整头颈方向角度，当感到气流最强烈时，迅速在吸气相时推入导管，通常导管通过声门时病人会出现强烈咳嗽反射。

（4）如果推进导管时呼吸气流声中断，提示导管误入食管，或进入舌根会厌间隙。应稍稍退出，重试。插入后务必确认导管在气管内，而不是在食管内。

（5）反复尝试插管易造成喉头水肿、喉痉挛及出血，引起急性缺氧，诱发心脏骤停。建议在3次不成功后改其他方法。

3. 经鼻明视插管术　气管导管通过鼻腔方法同盲插，声门暴露方法基本同经口明视插管法。当导管通过鼻腔后，用左手持喉镜显露声门，右手继续推进导管进入声门，如有困难，可用插管钳夹持导管前端送入声门。检查确认导管位置并同定。

（五）护理

1. 常规护理

（1）随时更换失效胶布，固定牢固，防止病人在躁动、翻身时牵拉脱出。

（2）及时吸净气道分泌物，保持气道通畅。

1）备无菌吸痰盘：为防止肺部感染，吸痰前应备无菌吸痰盘。其中的用物有吸痰管（口鼻腔吸痰管和气管内吸痰管分别备置）、治疗碗2个（一个盛有无菌生理盐水，另个盛有消毒液）、无菌敷料、无菌止血钳1把、无菌镊1把。所有用物24小时更换一次。

2）严格无菌操作：吸痰时一定要严格无菌操作，操作要洗手、戴口罩；吸痰管用无菌持物钳夹持操作，不得接触导管口边缘及其他物品；口鼻腔吸痰和气管内吸痰使用的吸痰管要严格分开，不可将已用于口鼻腔吸痰的导管再用于气管内吸痰。吸痰管应一次性使用，若需反复使用，应浸泡在消毒液中，严格消毒后方可再次使用。吸痰时负压不可太大，动作要轻柔，避免损伤气道黏膜。

3）加强湿化，保持呼吸道湿润：若病人分泌物黏稠，可先向导管内注入生理盐水2～4ml，继续通气，待分泌物充分稀释后，迅速进行负压吸引。每次吸引的时间不可太长，通常为10～15秒，如果一次不能吸引干净，应间隔一定时间再重复进行，如此反复多次，至吸净为止。

4）翻身、叩背：在病人生命体征稳定时，可以定时变换病人体位、叩背，以利彻底排痰。叩背方法：手掌呈杯状，2～3次／s，沿背底部，从外向内由下而上叩击，时间大约5分钟。

5）注意观察痰液的性质、颜色和量，必要时定期痰液培养。

（3）严密观察病人的生命体征，包括神志、体温、脉搏、呼吸、血压。

（4）加强口腔护理，保持鼻腔和口腔的清洁：由于插管病人需经胃管进行管饲，进食和饮水不经过口腔，有利于口腔内细菌大量繁殖，易导致口腔疾病和肺部感染。因此，要注意对病人进行口腔护理，随时清除口、鼻的分泌物；用生理盐水、3%的过氧化氢和20%碳酸氢钠溶液清理口腔卫生，以预防口腔溃烂，减少口腔异味经常用温水棉签擦洗鼻腔，湿润黏膜；用液体石蜡涂于口唇和鼻前庭，防止干燥。

（5）检查气囊是否有故障：检查方法总结为四句话，即一听有无漏气声，二看口鼻有无气体排出，三查套管位置有无改变，四试气囊放气量与充气量能否相等。

2. 并发症的观察与护理

（1）窒息：引起窒息的常见原因是脱管、导管堵塞、呼吸机功能障碍等。应加强护理和观察，出现问题及时处理。

（2）肺不张：多因导管插入过深导致一侧肺通气、呼吸道分泌物堵塞细小支气管、肺功能残气量减少等原因所致。护理人员要随时清除呼吸道分泌物，减少分泌物潴留；监控气管导管，防止下滑或插入过深。

（3）气道黏膜损伤：系长期气管插管，插管套囊压迫气管黏膜使其缺血引起溃疡或坏死性损伤。应定时为导管套囊放气，一般4小时放气一次，休息5～10分钟后再充气。充气时可触摸导管体外气囊，保持适宜的张力。正常情况下放气量与充气量一致，放气期间要防止导管脱出。同时，留置导管时间不要超过一周，否则应考虑气管切开。

（4）继发肺部感染：多因机体抵抗力下降、肺不张、呼吸道分泌物滞留、吸痰时不注意无菌操作等诸多原因所致。要积极预防，严密观察病人的全身表现和呼吸道表现，出现症状及时报告医生，配合处理。

（5）插管术后喉炎表现为拔管后声嘶和刺激性咳嗽，严重时出现吸气性呼吸困难。它的发生与插管时间呈正相关，处理方法可用肾上腺素1ml和地塞米松5mg加入生理盐水10ml内做超声雾化吸入，每日3～4次。有呼吸困难者可再做气管插管或气管切开。

3. 拔管前后的护理

（1）拔管前应进行咳嗽、深呼吸训练，防止拔管后不能自行清理呼吸道，出现呼吸障碍。

（2）充分清理鼻腔、口咽部及气管内分泌物，松开气囊，以纯氧过渡通气10分钟。

（3）嘱病人深呼吸，在病人呼气未拔除导管。立即进行鼻导管给氧、口腔护理，必要时吸痰。

（4）观察病人有无声嘶、呼吸困难、喉头哮鸣，能否咳嗽。必要时立即再插管。

（5）拔管后禁食24小时，防止呛咳。

二、气管切开置管术

（一）适应证

1. 喉阻塞　喉部炎症、肿瘤、外伤、异物等引起的严重喉阻塞，导致呼吸困难、窒息者。

2. 下呼吸道分泌物潴留　各种原因引起的下呼吸道分泌物潴留，可考虑气管切开，如重度颅脑损伤、呼吸道烧伤、严重胸部外伤、颅脑肿瘤、昏迷、神经系统病变等。

3. 预防性气管切开　对于某些口腔、鼻咽、颌面、咽、喉部大手术，为便于麻醉和防止血液流入下呼吸道，可行气管切开（目前由于气管插管术的广泛应用，预防性气管切开已较以前减少）。颈部外伤伴有咽喉或气管、颈段食管损伤者，对于损伤后立即出现呼吸困难者，应及时施行气管切开；无明显呼吸困难者，应严密观察，做好气管切开手术的一切准备。一旦需要，即行气管切开。

4. 取气管异物　气管异物经内镜下钳取不成功，估计再取有窒息危险，或无施行气管镜检查设备和技术者，可经气管切开途径取出异物。

5. 需要较长时间应用呼吸机辅助呼吸者。

（二）禁忌证

严重出血性疾病或气管切开部位以下占位性病变引起的呼吸道梗阻者。

（三）物品准备

气管切开包，包括：弯盘1个，药杯1个，5m注射器1支，6号、7号针头各1根，3号刀柄2个，尖刀片和圆刃刀片各片，气管拉钩2个，有齿镊2把，无齿镊1把，蚊式钳4把，手术剪2把（尖头、弯头各1把），拉钩4个（大小各2个），持针钳1把，三角缝针2根，洞巾1块，气管垫2块，缝线2卷，纱布6块，气管套管1套（成人4~6号，小儿0~3号）。另备无菌手套、消毒用品、1%普鲁卡因、生理盐水、吸引器、吸痰管、照明灯等。

（四）操作方法

1. 体位　病人仰卧，肩下垫一小枕，下颌须对准颈静脉切迹（胸骨上切迹），保持正中位，以便暴露和寻找气管。呼吸困难不能仰卧的病人亦可采取坐位或半坐位，头稍向后仰。小儿应由助手协助固定其头部。

2. 消毒　铺巾颈部皮肤常规消毒，操作者戴无菌手套，铺洞巾。

3. 麻醉　用1%普鲁卡因于颈前中线做局部浸润麻醉，自甲状软骨下绿至颈静脉切迹，小儿可沿胸锁乳突肌前绿及甲状软骨下绿，做倒三角浸润麻醉。如情况紧急或病人深昏迷，麻醉可不必考虑。

4. 切口　操作者用左手拇指及中指固定环状软骨，食指置于环状软骨上方，右手持刀自环状软骨下缘至颈静脉切迹做纵切口。

5. 分离组织　切开皮肤、皮下组织和颈浅筋膜，分离颈前组织，分离舌骨下肌群，即可见甲状腺覆盖在气管前壁，大致相当于气管第1~4环处。若甲状腺峡部不过宽，只要将其上拉，就可暴露气管；若峡部较宽，可用血管钳将其分离夹住，于正中切断后缝扎，应向两侧拉开，使气管前壁得到良好暴露。

6. 确认气管　用食指触摸有一定弹性及凹凸感。不能确认时，可用注射器穿刺，抽出气体即为气管。此在儿童尤为重要。

7. 切开气管　一般在第3、4或4、5软骨环之间，切开气管时应用尖刀头自下向上挑开，注意刀尖不宜插入过深，以免刺穿气管后壁，并发气管食管。

8. 插入气管套管　撑开气管切口，插入气管套管，当即有气体及分泌物喷出，用吸引器吸出分泌物。

9. 固定气管套管　用系带缚在病人颈部，于颈后正中打结。如皮肤切口较长，在切口上方缝合1~2针。套管下方创口不予缝合，以免发生皮下气肿，并便于伤口引流。

用剪开的纱布块，夹于套管两侧，覆盖伤口。

（五）常见并发症

1. 早期并发症　窒息或呼吸困难；出血；手术损伤邻近的食管、喉返神经、胸膜顶；气胸或纵隔气肿；环状软骨损伤。

2. 中期并发症　气管、支气管炎症；气管腐蚀和大出血；高碳酸血症；肺不张；气管套管脱出；气管套管阻塞；皮下气肿；吸入性肺炎和肺脓肿。

3. 后期并发症　顽固性气管皮肤瘘管；喉或气管狭窄；气管肉芽组织过长；气管软化；拔管困难；气管食管瘘；气管切开伤口瘢痕高起或挛缩。

（六）护理

1. 凡行紧急气管切开的病人，床旁应备齐急救药品和物品，如气管套管、气管扩张器、外科手术剪、止血钳、换药用具与敷料、吸引器、给氧装置、呼吸机、照明灯等，以备急需。

2. 固定牢固，防止脱出。术后要随时调节固定带的松紧，以在固定带与皮肤之间刚好容纳一指为宜。过松套管易脱出，过紧影响血液循环。

3. 定期更换金属内套管。气管切开使用的金属内套管，通常每4～8小时更换一次，并用清水清洗干净，煮沸消毒。内套管取出的时间不可超过30分钟，以免外套管管腔因分泌物干稠结痂而堵塞。

4. 保持气管切开伤口周围皮肤的清洁、干燥，及时更换伤口敷料。更换敷料时应注意观察切口有无红、肿、热、痛、分泌物增多等感染征象，必要时局部应用抗生素。

5. 保持气道湿润、通畅。清理气道时所用吸痰管管径不可太大，一般不超过金属内套管管径的1／2，以免阻塞气道。若不进行机械通气，气管套管口可用1～2层湿润的无菌盐水纱布覆盖，一方面可以湿润吸入气体，另一方面可以防止异物进入。定期向气管套管内滴入无菌生理盐水或2％的碳酸氢钠，以湿润气道、稀释痰液。气管切开的病人，如果突然出现呼吸困难、发绀、烦躁不安，应注意有气道堵塞的可能。

6. 病情好转后，应先试行堵管，再正式拔管。堵管应逐步由1／3到1／2直至全堵。堵管时要严密观察病人的呼吸，若出现呼吸困难，应及时除去堵管栓子。若全堵24～48小时后病人呼吸平稳、发音正常，即可拔管。拔管后，消毒伤口周围皮肤，用蝶形胶布拉拢黏合，不必缝合，其上盖以无菌布。

第二节　环甲膜穿刺、切开术

一、环甲膜穿刺术

环甲膜穿刺术主要用于上呼吸道梗阻的现场急救。各种原因引起的上呼吸道梗阻，在短时间内不能建立其他人工气道时均可使用。它是临时急救措施，常能达到起死回生的效果，故医护人员必须掌握。

（一）适应证

1. 各种原因所致上呼吸道完全或不完全阻塞。
2. 牙关紧闭经鼻气管插管失败。
3. 3岁以下小儿不宜做环甲膜切开者。
4. 气管内给药。

（二）禁忌证

有出血倾向者禁用。

（三）用物

环甲膜穿刺针或16号抽血用粗针头，无菌注射器，丁卡因（地卡因）溶液或所需的治疗药物，给氧装置。

（四）操作方法

方法1：病人取仰卧位，头尽量后仰。操作者打开切开，戴好无菌手套，消毒局部皮肤，铺孔巾，用左手拇指、食指分别固定穿刺点两侧皮肤，右手持注射针头在左手拇指与食指之间垂直刺向环甲膜，有落空感提示已进入喉腔，病人可出现反射性咳嗽。若穿刺准确，立即有气流冲出，此时应立即停止进针，以免进针过深伤及喉后壁及其深部结构。若上呼吸道梗阻的症状不足以改善或解除，可再插2～3根穿刺针。

方法2：病人体位同前。操作者戴无菌手套，消毒进针部位皮肤，铺好孔巾，左手固定皮肤，右手用一根长5～10cm的外套管针，以45°角进针，边进针，边抽气，抽气顺畅提示进入喉腔，再送入套管针少许，然后取出针芯，外套管继续向下置于气管腔内，外套管的外端接上连接管，并与呼吸机相连，进行高频通气。若上呼吸道完全阻塞难以排气，需再插一根粗针头进入气管腔，以便排气。

由于环甲膜穿刺会引起喉水肿、声带损伤而造成声门狭窄的严重后遗症。因此最好在48小时内排除气道梗阻或改换气管切开。

二、环甲膜切开置管术

（一）适应证

1. 异物、颌面和喉外伤、会厌软骨炎、喉痉挛或肿瘤等引起完全或不完全气道梗阻者。

2. 昏迷或脑外伤后咳嗽反射消失而导致呼吸道分泌物潴留者。

3. 牙关紧闭经鼻气管插管反复失败者。

4. 疑有颈椎骨折脱位或老年性颈椎退行性变，需做气管切开者。

5. 心脏直视手术需做胸骨正中切开为避免因正规气管切开而引起交叉感染者。

（二）禁忌证

1. 小于10岁。

2. 喉挤压伤。

3. 喉肿瘤。

4. 声门下狭窄。

5. 进展性血肿。

6. 凝血功能障碍。

7. 未经培训或经验技巧不足。

（三）用物

有条件时，可备气管切开全套用物，无条件时用无菌小刀、止血钳、橡胶管代替。

（四）操作方法

1. 病人取仰卧位，头后仰，喉头充分向前突出。病情允许时可将肩部垫高20~30cm。

2. 常规消毒颈部皮肤，操作者戴无菌手套，铺无菌巾。紧急时，可不考虑局部消毒。

3. 左手食指触及甲状软骨下缘和环状软骨上缘，再用食指和拇指固定甲状软骨侧板，右手用小刀或其他替代物，在膜上部做一横切口，长约2~3cm，分离其下组织，暴露环甲膜，横行切开约1cm，并迅速将刀背旋转90°，或用血管钳撑开切口，插入气管套管或橡胶管，建立通气道，并妥善固定。

（五）注意事项

1. 进刀时，用力不可过猛，以免损伤气管后壁结构。

2. 切忌损伤环状软骨，以免造成喉狭窄、发音困难等严重并发症。

3. 切口应尽量靠近环状软骨上缘，以免损伤环甲动脉吻合支。

4. 环甲膜切开置管术只是应急手术，带管时间不得超过48小时，以免因发生感染和瘢痕组织形成而后遗喉狭窄。病人呼吸困难缓解，危急情况好转后，仍应作常规气管切开术。

第三节　动、静脉穿刺置管术

一、静脉穿刺置管术

静脉穿刺插管术是指经皮肤直接穿刺锁骨下静脉、颈内静脉和股静脉等深静脉，并插入导管的置管方法。

（一）适应证

1. 血流动力学监测，包括测定中心静脉压、血流导向气囊导管（Swan-Ganz漂浮导管）监测等。

2. 需快速输液或者四肢静脉输液困难者。

3. 全胃肠外营养，或者需要输入浓度较高、有刺激性液体时。

4. 心导管检查。

5. 安装心脏起搏器。

（二）物品准备

清洁盘，深静脉穿刺包，中心静脉导管，穿刺套管针，扩张管，生理盐水，5ml注射器及针头，19%普鲁卡因。

（三）操作方法

1. 锁骨下静脉穿刺置管术

（1）病人体位：尽可能取头低15°的仰卧位，头转向穿刺对侧，使静脉充盈，减少空气栓塞发生的机会。重度心力衰竭等病人不能平卧时，可取半卧位穿刺。

（2）穿刺点定位：一般首选右锁骨下静脉，以防损伤胸导管。可经锁骨下及锁骨上两种进路穿刺。

1）锁骨下进路：取锁骨中、内1／3交界处，锁骨下方约1cm为穿刺点，针尖向内，轻向上指，向同侧侧胸锁关节后上绿进针，如未刺入静脉，可退针至皮下，针尖改指向甲状软骨下绿进针，也可取锁骨中点、锁骨下方1cm处，针尖指向颈静脉切迹进针。针身与胸壁成15°～30°角，一般刺入2～4cm可入静脉。此点便于操作，临床曾最早应用，但如进针过深易引起气胸，故目前除心肺复苏时临时给药外，已较少采用。

2）锁骨上进路：取胸锁乳突肌锁骨头外侧绿、锁骨上方约1cm处为穿刺点，针身与矢状面及锁骨各成45°角，在冠状面呈水平或向前略偏呈15°角，指向胸锁关节进针，一般进针1.5～2cm可进入静脉。此路指向锁骨下静脉与颈内静脉交界处，穿刺目标范围大，成功率常较颈内静脉穿刺为高，且安全性好，可避免胸膜损伤或刺破锁骨下动脉。

（3）穿刺检查：中心静脉导管是否完好，用生理盐水冲洗，排气备用。常规消毒皮肤，铺洞巾。1%普鲁卡因2～4ml局部浸润麻醉。取抽吸有生理盐水3ml的注射器，连接穿刺针按上述穿刺部位及方向进针，入皮下后应推注少量盐水，将可能堵塞于针内的皮屑推出，然后边缓慢进针边抽吸，至有落空感并吸出暗红血液，示已入静脉。

（4）置管：取腔内充满生理盐水的静脉导管自针尾孔插入。注意动作轻柔，如遇阻力应找原因，不可用力强插，以防损伤甚至穿通血管。导管插入后回血应通畅，一般插入深度不超过12～15cm，达所需深度后拔除穿刺针，于穿刺口皮肤缝一针，固定导管，无菌敷料包扎。

2. 颈内静脉穿刺置管术

（1）病人体位：取头低15°～30°角的仰卧位，头转向穿刺对侧。

（2）穿刺点定位：一般选择右侧颈内静脉。依照穿刺点与胸锁乳突肌的关系分三种进路。

1）中路：由胸锁乳突肌的锁骨头、胸骨头和锁骨组成的三角形称胸锁乳突肌三角，在其顶端处（距锁骨上缘约2～3横指）进针，针身与皮面（冠状面）呈30°角，与中线平行，指向尾端。

2）前路：在胸锁乳突肌前缘中点（距中线约3cm），术者用左手食指、中指向内推开颈总动脉后进针，针身与皮面呈30～50°角，针尖指向锁骨中、内1／3交界处或同侧乳头。

3）后路：在胸锁乳突肌外绿中、下1／3交界处进针，针身水平位，在胸锁乳突肌深部向胸骨柄上窝方向穿刺。针尖勿向内侧过深刺入，以防损伤颈总动脉。

（3）穿刺：常规消毒皮肤，铺洞巾。局部浸润麻醉。按上述相应进针方向及角度试穿，进针过程中持续轻轻回抽注射器，至见回血后，记住方向、角度及进针深度后拔针。

（4）置管：进针点皮肤用尖刀切一小口，必要时用扩张管扩张，在导引钢丝引导下插入中心静脉导管，取出导引钢丝，缝合2针固定导管，无菌敷料包扎，胶布固定。

3. 股静脉穿刺置管术

（1）病人体位：取仰卧位，穿刺侧的大腿放平，稍外旋、外展。

（2）穿刺点定位：先摸出腹股沟韧带和股动脉搏动处。

在腹股沟韧带内、中1／3的交界外下方二指（约3cm）处，股动脉搏动点内侧约1cm处，定为穿刺点。

（3）穿刺：常规消毒皮肤后，以左手食指扪及股动脉后，向内移1cm左右，即以食指、中指分开压迫股静脉，右手持穿刺针，由穿刺点向上呈45～60°角斜刺或垂直穿刺，边进针边抽吸，如抽得血液表示已刺入股静脉内。如未抽到回血，可继续进针，直至针尖触及骨质，再边退针边抽吸。

（4）抽得静脉回血后，操作同上。

二、动脉穿刺置管术

（一）适应证

1. 重度休克病人需经动脉注射高渗葡萄糖注射液及输血等，以提高冠状动脉灌注量及增加有效血容量。

2. 施行某些特殊检查，如选择性动脉造影及左心室造影。

3. 危重及大手术后病人有创血压监测。

4. 施行某些治疗，如经动脉注射抗癌药物行区域性化疗。

5. 需动脉采血检验，如血气分析。

（二）禁忌证

1. 桡动脉侧支循环试验阳性。

2. 处于高凝状态者。

3. 有出血倾向者。

4. 正在进行抗凝治疗的病人。

（三）物品准备

注射盘、无菌注射器及针头、肝素注射液。动脉穿刺插管包，内含弯盘1个、洞巾1块、纱布4块、2m注射器1支、动脉穿刺套管针1根，另加三通开关及相关导管、无菌手套、19％普鲁卡因、动脉压监测仪等。

（四）操作方法

1. 确定穿刺部位，常用股动脉、肱动脉、桡动脉等，以左手桡动脉为首选。

2. 常规消毒皮肤，术者戴无菌手套，铺洞巾。

3. 于动脉搏动最明显处，用两指上下固定欲穿刺的动脉，两指隔0.5～1cm供进针。

4. 右手持注射器或动脉插管套针（应先用％普鲁卡因1～2ml于进针处皮肤做局部麻醉），将穿刺针与皮肤呈15°～30°角朝向近心方向斜刺向动脉搏动点。如针尖部传来搏动感，表示已触及动脉，再快速推入少许，即可刺入动脉。若为动脉采血，可待注射器内动脉血回流至所需量即可拔针；若为动脉插管，应取出针芯，如见动脉血喷出，应立即将外套管继续推进少许，使之深入动脉内以免脱出，而后根据需要，接上动脉压监测仪或动脉加压输血装置等。如拔出针芯后无回血，可将外套管缓慢后退，直至有动脉血喷出。若无，则将套管退至皮下插入针芯，重新穿刺。

5. 操作完毕，迅速拔针，用无菌纱布压迫针眼至少5分钟，以防出血。

三、动、静脉置管术后的护理

（一）常规护理

1. 固定妥善，防止脱出。严密观察插管局部有无渗血、渗液。
2. 保持导管的通畅，防止受压、扭曲和堵塞。
3. 加强心理护理，在整个检查、治疗、监护的过程中要有专人护理，随时询问病人的感觉，帮助病人分析其原因，教给病人解决问题的办法，给予精神鼓励、心理支持和生活的全面照顾。

（二）并发症的预防及护理

1. 血栓形成　血栓栓塞是动静脉插管术后最常见的并发症，造成的原因较多，主要与病人的防御反应加强、血液循环的速度减慢、血容量不足和血液黏稠度增高等因素有关。护理中要重视预防血栓的形成，减少栓塞的发生。其预防措施如下。

（1）为减小血栓形成的概率，应选择管径适宜、管腔粗细一致、质地较柔软的导管进行插管。

（2）导管要固定牢固，减少移动，从而减轻血管壁的损伤，防止血栓形成。

（3）用肝素溶液冲洗导管，以维护导管通畅和预防血栓形成。一般情况下在0.9%0生理盐水500ml中加入肝素50～100mg，用持续冲洗器、微量泵或输液器持续缓慢滴注，进行冲洗；也可用1%肝素盐水0.5～1ml定时或根据需要从输液器莫菲滴管中加入导管或直接经导管口注入导管，在注射时，一旦遇到阻力切不可强行注入，以免引起血栓脱落，造成人为血栓栓塞。

（4）尽量缩短导管留置的时间。一般不超过72小时，因为最安全的留置时间应该是48～72小时，时间再长血栓发生的概率将成倍增加。

（5）加强置管侧肢体的观察与护理。一方面要严密观察肢体的温度、皮肤颜色、肢体的感觉以及有无肿胀和疼痛等情况，以了解肢体供血情况，有助于及早发现栓塞的迹象，迅速加以纠正。另一方面，要帮助病人按摩肢体肌肉，活动关节，以促进肢体血液循环，减少血栓形成。

2. 感染　导管感染在动静脉插管术后的发生率也较高，感染与许多因素有关，如机体抵抗力下降、用物的污染、无菌操作不严格以及置管时间过长等，要加强护理。

（1）慎重选择置管部位，一般情况下要尽量避开会阴部、焦痂及创面等处，以减少感染机会。

（2）术前要认真准备皮肤，术中要严格无菌操作，术后要减少污染。

（3）加强导管入口处及周围皮肤的护理，保持其干燥、无菌。每24小时更换敷料一次，若有污染，应随时更换。在更换敷料时，要观察伤口有无红、肿、热、痛等炎症反应，有无出血倾向。一切正常，可用碘附消毒，用无菌敷料重新敷盖伤口。

（4）所有用物均应保持无菌状态，每24小时更换。

（5）若发现导管少量脱出，不可随手送入血管。要经碘酒和酒精消毒后方可重新送回血管。

（6）增强病人的抵抗力，必要时可用抗生素治疗，并争取尽早拔管。

3. 出血　引起出血的原因有插管时反复血管穿刺加重了血管壁损伤、插管后常规抗凝用药、护理不当致导管连接处松脱、拔管后按压血管时间过短等。针对这些原因可采取以下护理措施。

（1）插管时要求技术娴熟，动作轻柔、稳准，避免反复穿刺加重血管壁的损伤。

（2）所有的接头都要衔接紧密，"三通"开关的位置要正确，否则会导致快速出血。

（3）动脉插管后穿刺部位要加压包扎，必要时用1kg沙袋压迫6~12小时。

（4）插管后要严密观察出血倾向，如伤口有无渗血牙龈有无出血，必要时进行凝血时间的监测。

（5）拔管后立即局部按压10分钟，以减少血肿的形成。

4. 气胸　主要因为锁骨下静脉插管时伤及胸膜腔和肺尖所致。预防的关键是熟悉局部解剖，正确操作。术后要注意观察病人呼吸，一旦出现呼吸急促或呼吸困难，应及时与医生取得联系。

第四节　外伤止血、包扎、固定、搬运

一、止血

正常成人全身血量占体重的7％~8％。体重60kg的人，全身血量约为4200~4800ml。若失血量≤全身血量的10％（约400ml），可有轻度头昏、交感神经兴奋症状或无任何反应；失血量达全身血量的20％左右（约800m），出现失血性休克的症状，如血压下降、脉搏细速、肢端厥冷、意识模糊等；失血量≥全身血量的30％，病人将发生严重失血性休克，不及时抢救，短时间内可危及伤员的生命或发生严重的并发症。因此，在保证呼吸道通畅的同时，应及时准确地进行止血。

（一）出血部位的判断

各种创伤一般都会有出血，可分为内出血和外出血，内出血时血液流向体腔或组织间隙，外出血指血液自创面流出。现场急救止血，主要适用于外出血，是对周围血管战伤出血的紧急止血。对于伤员，除了判断有无出血外，还要判断是什么部位、什么血管出血，以便采取正确有效的止血方法。

1. 动脉出血　血色鲜红，血液随心脏的收缩而大量涌出，呈喷射状，出血速度快、出血量大。

2. 静脉出血　血色暗红，血液绥缓流出，出血速度较缓慢，出血量逐渐增多。

3. 毛细血管出血　血色鲜红，呈渗出性，可自行凝固止血。若伴有较大的伤口或创面时，不及时处理，也可引起失血性休克。

夜间抢救，不易辨别出血的性质时，应从脉搏的强弱、快慢，呼吸是否浅而快，意识是否清醒，皮肤温度及衣服被血液浸湿的情况来判断伤员出血的程度，并迅速止血。

（二）止血方法的选择

出血部位的不同，出血的性质不同，危险性不同，止血方法也有所区别。原则上应根据出血部位及现场的具体条件选择最佳方法，使用急救包、消毒敷料、绷带等。在紧急情况下，现场任何清洁而合适的物品都可临时借用作为止血用物，如手帕、毛巾、布条等。小伤口出血，只需用清水或生理盐水冲洗干净，盖上消毒纱布、棉垫，再用绷带加压缠绕即可。静脉出血，除上述包扎止血方法外，还需压迫伤口止血。用手或其他物体在包扎伤口上方的敷料上施以压力，使血流变慢、血凝块易于形成。这种压力必须持续5～15分钟才可奏效。较深的部位如腋下、大腿根部可将纱布填塞进伤口再加压包扎。将受伤部位抬高也有利于静脉出血的止血。动脉出血宜先来用指压法止血，根据情况再改用其他方法如加压包扎法、填塞止血法或止血带法止血。

（三）常用止血方法

1. 加压包扎法　体表及四肢伤出血，大多可用加压包扎和抬高肢体来达到暂时止血的目的。用急救敷料压迫创口加压包扎即可止血，若效果不满意，可再加敷料用绷带或叠成带状的三角巾加压包扎。包扎时敷料要垫厚、压力要适当、包扎范围要大，同时抬高患肢以避免因静脉回流受阻而增加出血。此方法适用于小动脉和小静脉出血。

2. 指压法　是用手指、手掌或拳头压迫伤口近心端动脉经过骨骼表面的部位，阻断血液流通，达到临时止血的目的。适用于中等或较大动脉的出血，以及较大范围的静脉和毛细血管出血。指压法止血属应急措施，因动脉有侧支循环，故效果有限，应及时根据现场情况改用其他止血方法。实施指压法止血，应正确掌握四肢等处的血管行径和体表标志。常见部位的指压点及方法如下。

（1）头顶部出血：压迫同侧耳屏前方额弓根部的搏动点（颞浅动脉），将动脉压向颞骨。

（2）颜面部出血：压迫同侧下颌骨下绿、咬肌前缘的搏动点（面动脉），将动脉压向下颌骨。

（3）头颈部出血：用拇指或其他四指压迫同侧气管外侧与胸锁乳突肌前绿中点之

间的强搏动点（颈总动脉），用力压向第五颈椎横突处。压迫颈总动脉止血应慎重，绝对禁止同时压迫双侧颈总动脉，以免引起脑缺氧。

（4）头后部出血：压迫同侧耳后乳突下稍后方的搏动点（枕动脉），将动脉压向乳突。

（5）肩部、腋部出血：压迫同侧锁骨上窝中部的搏动点（锁骨下动脉），将动脉压向第1肋骨。

（6）上臂出血：外展上肢90°，在腋窝中点用拇指将腋动脉压向肱骨头。

（7）前臂出血：压迫肱二头肌内侧沟中部的搏动点（肱动脉），用四指指腹将动脉压向肱骨干。

（8）手部出血：压迫手腕横纹稍上处的内、外侧搏动点（尺、桡动脉），将动脉分别压向尺骨和桡骨。

（9）大腿出血：压迫腹股沟中点稍下部的强搏动点（股动脉），可用拳头或双手拇指交叠用力将动脉压向耻骨上支。

（10）小腿出血：在腘窝中部压迫腘动脉。

（11）足部出血：压迫足背中部近脚腕处的搏动点（胫前动脉）和足跟内侧与内踝之间的搏动点（胫后动脉）。

3. 填塞止血法　将无菌敷料填入伤口内压紧，外加敷料加压包扎。此方法应用范围较局限，仅在腋窝、肩部、大腿根部出血，用指压法或加压包扎法难以止血时使用，且在清创取出填塞物时有再次大出血的可能，应尽快行手术彻底止血。

4. 屈曲肢体加垫止血法　多用于肘或膝关节以下的出血，在无骨关节损伤时可使用。在肘窝或腘窝部放置一绷带卷，然后强屈关节，并用绷带、三角巾扎紧。此法伤员痛苦较大，有可能压迫到神经、血管，且不便于搬动伤员，不宜首选，对疑有骨折或关节损伤的伤员，不可使用。

5. 止血带止血法　适用于四肢较大动脉的出血，用加压包扎或其他方法不能有效止血而有生命危险时，可采用此方法。专用的制式止血带有橡皮止血带、卡式止血带、充气止血带等，以充气止血带的效果较好。在紧急情况下，也可用绷带、三角巾、布条等代替。使用时，要先在止血带下放好付垫物。常用的几种止血带止血法如下。

（1）勒紧止血法：先在伤口上部用绷带或带状布料或三角巾折叠成带状，勒紧伤肢并扎两道，第一道作为衬垫，第二道压在第一道上适当勒紧止血。

（2）绞紧止血法：将叠成带状的三角巾，平整地绕伤肢一圈，两端向前拉紧打活结，并在一头留出一小套，以小木棒、笔杆、筷子等做绞棒，插在带圈内，提起绞棒绞紧，再将木棒一头插入活结小套内，并拉紧小套固定。

（3）橡皮止血带止血法：在肢体伤口的近心端，用棉垫、纱布、衣服或毛巾等物作为衬垫后再上止血带。此法松紧度不易准确掌握，有一定危险性，仅在十分必要时使用。

（4）充气止血带止血法：充气止血带是根据血压计原理设计，有压力表指示压力的大小，压力均匀，效果较好。将袖带绑在伤口的近心端，充气后起到止血的作用。

止血带是止血的应急措施，而且是危险的措施，过紧会压迫损害神经或软组织，过松起不到止血作用，反而增加出血，过久（超过5小时）会引起肌肉坏死、厌氧菌感染，甚至危及生命。只有在必要时，如对加压包扎后不能控制的大、中动脉伤出血，才可暂时使用止血带。

使用止血带时应注意如下几点。①部位要准确：止血带应扎在伤口近心端，尽量靠近伤口。不强调"标准位置"（以往认为上肢出血应扎在上臂的上1／3处，下肢应扎在大腿根部），也不受前臂和小腿的"成对骨骼"的限制。②压力要适当：止血带的标准压力，上肢为250～300mmHg（33.3～40.0kPa），下肢为300～500mmHg（40.0～66.7kPa），无压力表时以刚好使远端动脉搏动消失为度。③衬垫要垫平：止血带不能直接扎在皮肤上，应先用棉垫、三角巾、毛巾或衣服等平整地垫好，避免止血带勒伤皮肤。切忌用绳索或铁丝直接扎在皮肤上。④时间要缩短：上止血带的时间不能超过5小时（冬天时间可适当延长），因止血带远端组织缺血、缺氧，产生大量组胺类毒素，突然松解止血带时，毒素吸收，可发生"止血带休克"或急性肾功能衰竭。若使用止血带已超过5小时，而肢体确有挽救希望，应先作深筋膜切开术引流，观察肌肉血液循环。时间过长且远端肢体已有坏死征象，应立即行截肢术。⑤标记要明显：上止血带的伤员要在手腕或胸前衣服上做明显标记，注明上止血带时间，以便后续救护人员继续处理。⑥定时要放松：应每隔1小时放松一次，放松时可用手压迫出血点上部血管临时止血，每次松开2～3分钟，再在稍高的平面扎上止血带，不可在同一平面反复缚扎。

二、包扎

包扎的目的是保护伤口免受再污染，固定敷料、药品和骨折位置，压迫止血及减轻疼痛。原则上包扎之前要覆盖创面，包扎松紧要适度，使肢体处于功能位，打结时注意避开伤口。常用的包扎物品有三角巾、绷带、四头带和多头带等。

（一）三角巾包扎

使用三角巾时，两底角打结时应为外科结（方结），比较牢固，解开时将某一侧边和其底角拉直，即可迅速解开。

三角巾的用途较多，可折叠成带状作为悬吊带或用作肢体创伤及头、眼、下颌、膝、肘、手部较小伤口的包扎；可展开或折成燕尾巾用于包扎躯干或四肢的大面积创伤；也可两块连接成燕尾式或蝴蝶式（两块三角巾顶角连接在一起）进行包扎，但展开使用时若不包紧，敷料容易松动移位。常见部位的各种三角巾包扎法如下。

1. 头面部伤的包扎

（1）顶部包扎法：三角巾底边反折，正中放于伤员前额，顶角经头顶垂于枕后，然后将两底角经耳上向后扎紧，压住顶角，在枕部交叉再经耳上绕到前额打结固定。最后将顶角向上反折嵌入底边内。

（2）风帽式包扎法：在顶角、底边中点各打一结，将顶角结放在额前，底边结置于枕部，然后将两底边拉紧向外反折后，绕向前面将下颌部包住，最后绕到颈后在枕部打结。

（3）额部包扎法：将三角巾折成3、4指宽的带状巾，先在伤口上垫敷料，将带状巾中段放在敷料处，然后环绕头部打结。打结位置以不影响睡眠和不压住伤口为宜。

（4）下颌部包扎法：多作为下颌骨骨折的临时固定。三角巾折成3、4指宽的带状巾，于1／3处放于下颌处，长端经耳前向上拉到头顶部到对侧耳前与短的一端交叉，然后两端均环绕头部后至对侧耳前打结。

（5）眼部包扎法：

1）单眼包扎法：将三角巾叠成4指宽的带状巾，斜放在眼部，将下侧较长的一端经枕后绕到额前压住上侧较短的一端后，再环绕头部到健侧颞部，与翻下的另一端打结。

2）双眼包扎法：将4指宽的带巾中央部先盖在一侧伤眼，下端从耳下绕枕后，经对侧耳上至眉间上方压住上端继续绕头部到对侧耳前，将上端反折斜向下盖住另一伤眼，再绕耳下与另一端在对侧耳上打结。

2. 胸（背）部伤的包扎

（1）展开式三角巾包扎法：将三角巾顶角越过伤侧肩都，垂在背部，使三角巾底边中央正位于伤部下侧，将底边两端围绕躯干在青后打结，再用顶角上的小带将顶角与底边连接在一起。

（2）燕尾巾包扎法：将三角巾折成鱼尾状，并在底部反折一道边，横放于胸部，两角向上，分放于两肩上并拉至颈后打结，再用顶角带子绕至对侧腋下打结。

展开式三角巾和燕尾巾包扎背部的方法与胸部相同，只是位置相反，结打于胸前。

3. 腹部及臀部伤的包扎

（1）一般包扎法：将三角巾顶角放在腹股沟下方，取底角绕大腿一周与顶角打结。然后，将另一底角同绕腰部与底边打结。用此法也可包扎臀部创伤。

（2）双侧臀部包扎法：多用两块三角巾连接成蝴蝶巾式包扎，将打结部放在腰骶部，底边的各一端在腹部打结后，另一端则由大腿后方绕向前，与其底边打结。

4. 四肢伤的包扎

（1）上肢悬吊包扎法：将三角巾底边的一端置于健侧肩部，屈曲伤侧肘80°左右，将前臂放在三角巾上，然后将三角巾向上反折，使底边另一端到伤侧肩部，在背后与另一端打结，再将三角巾顶角折平用安全针固定（大悬臂带）。也可将三角巾叠成带巾，将伤肢屈肘80°用带巾悬吊，两端打结于颈后（小悬臂带）。

（2）燕尾巾单肩包扎法：将三角巾折成燕尾巾，把夹角朝上放在伤侧肩上，燕尾底边包绕上臂上部打结，两角（向后的一角大于向前的角并压住前角）分别经胸部和背部拉向对侧腋下打结。

（3）燕尾巾双肩包扎法：将三角巾叠成两燕尾角等大的燕尾巾，夹角朝上对准项部，燕尾披在双肩上，两燕尾角分别经左、右肩拉到腋下与燕尾底角打结。

（4）手（足）包扎法：将手（足）放在三角巾上，手指（或脚趾）对准三角巾顶角，将顶角提起反折覆盖全手（足）背部，折叠手（足）两侧的三角巾使之符合手（足）的外形，然后将两底角绕腕（踝）部打结。

（5）足与小腿包扎法：把足放在三角巾的一端，足趾向着底边，提起顶角和较长的一底角包绕肢体后于膝下打结，再用短的底角包绕足部，于足踝处打结固定。

（二）绷带包扎

绷带是传统实用的制式敷料，绷带包扎是包扎技术的基础。它可随肢体的部位不同变换包扎方法，用于制动、固定敷料和夹板、加压止血、促进组织液的吸收或防止组织液流失、支撑下肢以促进静脉回流。但绷带用于下肢及腹部伤包扎时，反复缠绕会增加伤员的痛苦且费时费力，其效果也不如三角巾。若包扎较松，敷料易于滑脱；胸腹部包扎过紧，会影响伤员的呼吸。

常用绷带有棉布、纱布和弹力绷带及石膏绷带等多种类型，宽窄和长度有多种规格。缠绕绷带时，应用左手拿绷带的头端并将其展平，右手握住绷带卷，由肢体远端向近端包扎，用力均匀，不可一圈松一圈紧。为防止绷带在肢体活动时逐渐松动滑脱，开始包扎时先环绕两圈，并将绷带头折回角在绕第二圈时将其压住，包扎完毕后应再在同一平面环绕2~3圈，然后将绷带末端剪开或撕开成两股打结，或用胶布固定。绷带包扎的基本方法及适用范围如下。

1. 环形包扎法　将绷带做环形缠绕，适用于各种包扎的起始和结束以及粗细相等部位如额、颈、腕及腰部伤的固定。

2. 蛇形包扎法　先将绷带以环形法缠绕数圈，然后以绷带宽度为间隔，斜行上缠，各周互不遮盖。适用于夹板固定，或需由一处迅速延伸至另一处时，或做简单固定时。

3. 螺旋形包扎法　先环形缠绕数圈，然后稍微倾斜螺旋向上缠绕，每周遮盖上一周的1/3~1/2。适用于直径大小基本相同的部位，如上臂、手指、躯干、大腿等。

4. 螺旋反折包扎法　每圈缠绕时均将绷带向下反折，并遮盖上一周的1/3~1/2，反折部位应位于相同部位，使之成直线。适用于直径大小不等的部位，如前臂、小腿等。注意，不可在伤口上或骨隆突处反折。

5. "8"字形包扎法　在伤处上下，将绷带自下而上，再自上而下，重复做"8"字形旋转缠绕，每周遮盖上一周的1/3~1/2，适用于直径不一致的部位或屈曲的关节部位，如肩、髋、膝等。

6. 回返式包扎法　先将绷带以环形法缠绕数圈，由助手在后部将绷带固定，反折后绷带由后部经肢体顶端或截肢残端向前，也可由助手在前部将绷带固定，再反折向后，如此反复包扎，每一来回均覆盖前一次的1/3~1/2，直到包住整个伤处顶端，最后将绷带再环绕数圈把反折处压住固定。此法多用于包扎没有顶端的部位，如指端、头部或截肢残端。

（三）包扎的注意事项

1. 包扎伤口前，先简单清创并盖上消毒纱布，然后再行包扎。不得用手和脏物触摸伤口，不得用水冲洗伤口（化学伤除外），不得轻易取出伤口内异物，不准把脱出体腔的内脏送回。操作时小心谨慎，以免加重疼痛或导致伤口出血及污染。

2. 包扎要牢靠，松紧适宜。过紧会影响局部血液循环，过松容易使敷料脱落或移动。

3. 包扎时使伤员体位保持舒适。皮肤皱褶处与骨隆突处要用棉垫或纱布作衬垫，需要抬高肢体时，应给予适当的扶托物，包扎的肢体必须保持于功能位置。

4. 包扎方向为从远心端向近心端，以帮助静脉血液回流。包扎四肢时，应将指（趾）端外露，以便观察血液循环。

5. 绷带固定时一般将结打在肢体外侧面。严禁在伤口上、骨隆突处或易于受压的部位打结。

6. 解除绷带时，先解开固定结或取下胶布，然后以两手互相传递松解。紧急时或绷带已被伤口分泌物浸透干涸时，可用剪刀剪开。

三、固定

固定的目的是为减少伤部活动，减轻疼痛，防止再损伤，便于伤员搬运。所有四肢骨折均应进行固定，脊柱损伤、骨盆骨折及四肢广泛软组织创伤在急救中也应相对固定。固定器材最理想的是夹板，类型有木质、金属、充气性塑料夹板或树脂做的可塑性夹板。但在紧急时应注意因地制宜，就地取材，选用竹板、树枝、木棒、镐把、枪托等代替。还可直接用伤员的健侧肢体或躯干进行临时固定。固定还需另备纱布、绷带、三角巾或毛巾、衣服等。

（一）常见部位骨折的临时固定方法

1. 锁骨骨折固定　用敷料或毛巾垫于两腋前上方，将三角巾叠成带状，两端分别绕两肩呈"8"字形，拉紧三角巾的两头在背后打结，并尽量使两肩后张。也可在背后放"T"字形夹板，然后在两肩及腰部各用绷带包扎固定。一侧锁骨骨折，可用三角巾把患侧手臂悬兜在胸前，限制上肢活动即可。

2. 上臂骨折固定　用长、短两块夹板，长夹板置于上臂的后外侧，短夹板置于前内侧，然后用绷带或带状物在骨折部位上、下两端固定，再将肘关节屈曲90°，使前臂呈中立位，用三角巾将上肢悬吊固定于胸前。若无夹板，可用两块三角巾，其一将上臂呈90°悬吊于胸前，于颈后打结，其二叠成带状，环绕伤肢上臂包扎固定于胸侧（用绷带根据同样原则包扎也可取得相同效果）。

3. 前臂骨折固定　协助伤员屈肘90°，拇指在上。取两块夹板，其长度超过肘关节至腕关节的长度，分别置于前臂内、外侧，用绷带或带状三角巾在两端固定，再用三角巾将前臂悬吊于胸前，置于功能位。

4. 腿骨折固定　把长夹板或其他代用品（长度等于腋下到足跟）放在伤肢外侧，另用一短夹板（长度自足跟到大腿根部），关节与空隙部位加棉垫，用绷带、带状三角巾或腰带等分段固定。足部用"8"字形绷带固定，使脚与小腿呈直角。

5. 小腿骨折固定　取长短相等的夹板（长度自足跟到大腿）两块，分别放在伤腿内、外侧，用绷带或带状三角巾分段固定。紧急情况若无夹板，可将伤员两下肢并紧，两脚对齐，将健侧肢体与伤肢分段用绷带固定在一起，注意在关节和两小腿之间的空隙处加棉垫以防包扎后骨折部弯曲。

6. 脊柱骨折固定　立即使伤员俯卧于硬板上，不可移动，必要时可用绷带固定伤员，胸部与腹部需垫上软枕，减轻局部组织受压程度。

（二）固定的注意事项

1. 若有伤口和出血，应先止血、包扎，然后再固定骨折部位；若有休克，应先行抗休克处理。

2. 临时骨折固定，是为了限制伤肢的活动。在处理开放性骨折时，露出的骨折断端在未经清创时不可直接还纳伤口内，以免造成感染。

3. 夹板固定时，其长度与宽度要与骨折的肢体相适应，长度必须超过骨折上、下两个关节；固定时除骨折部位上下两端外，还要固定上、下两个关节。

4. 夹板不可与皮肤直接接触，其间应用棉垫或其他软织物衬垫，尤其在夹板两端、骨隆突处及悬空部位应加厚衬垫，防止局部组织受压或固定不稳。

5. 固定应松紧适度、牢固可靠，以免影响血液循环。肢体骨折固定时，一定要将指（趾）端露出，以便随时观察末梢血液循环情况，如发现指（趾）端苍白、发冷、麻木、疼痛、浮肿或青紫时，说明血液循环不良，应立即松开检查并重新固定。

6. 固定后应避免不必要的搬动，不可强制伤员进行各种活动。

四、搬运

搬运伤员的基本原则是及时、安全、迅速地将伤员搬至安全地带，防止再次损伤。火线或现场搬运多为徒手搬运，也可用专用搬运工具或临时制作的简单搬运工具，但不要因为寻找搬运工具而贻误搬运时机。

（一）常用的搬运方法

1. 担架搬运法　这是最常用的搬运方法，适用于病情较重、搬运路途较长的伤病员。

（1）担架的种类：

1）帆布担架：构造简单，由帆布幅、木棒两根、横铁或横木两根、负带两根、扣带两根所组成，多为现成已制好的备用担架。

2）绳索担架：临时制成，用木棒或竹竿两根、横木两根，捆成长方形的担架状，然后用坚实的绳索环绕而成。

3）被服担架取衣服两件或长衫大衣，将衣袖翻向内侧成两管，插入木棒两根，再将纽扣仔细扣牢即成。

4）板式担架：由木板、塑料板或铝合金板制成，四周有可供搬运的拉手空隙。此种担架硬度较大，适用于CPR病人及骨折伤员。

5）铲式担架：由铝合金制成的组合担架，沿担架纵轴分为左、右两部分，两部分均为铲形，使用时可将担架从伤员身体下插入，使伤员在不移动身体的情况下，置于担架上，主要用于脊柱、骨盆骨折的伤员。

6）四轮担架：由轻质铝合金带四个轮子的担架，可从现场平稳地推到救护车、救生艇或飞机等舱内进行转送，大大减少伤病员的痛苦和搬运不当的意外损伤。

（2）担架搬运的动作要领：搬运时由3~4人组成一组，将病人移上担架；使病人头部向后，足部向前，后面的担架员随时观察伤病员的情况；担架员脚步行动要一致，平稳前进；向高处抬时，前面的担架员要放低，后面的担架员要抬高，使伤病员保持水平状态；向低处抬时，则相反。

2. 徒手搬运法　若现场没有担架，转运路程较近、伤员病情较轻，可以采用徒手搬运法。

（1）单人搬运

1）侧身匍匐搬运法：根据伤员的受伤部位，采用左或右侧匍匐法。搬运时，使伤员的伤部向上，将伤员腰部置于搬运者的大腿上，并使伤员的躯干紧靠在搬运者胸前，使伤员的头部和上肢不与地面接触。

2）牵托法：将伤员放在油布或雨衣上，把两个对角或双袖扎在一起固定伤员身体，用绳子牵拉着匍匐前进。

3）扶持法：搬运者站在伤员一侧，使伤员靠近并用手臂揽住搬运者头颈，搬运者用外侧的手牵伤员的手腕，另一手扶持伤员的腰背部，扶其行走。此法适用于伤情较轻、能够站立行走的伤员。

4）抱持法：搬运者站于伤员一侧，一手托其背部，一手托其大腿，将伤员抱起。有知觉的伤员可用手抱住搬运者的颈部。

5）背负法：搬运者站在伤员前面，微弯背部，将伤员背起。此法不适用于胸部伤的伤员。若伤员卧于地上，搬运者可躺在伤员一侧，一手抓紧伤员双臂，另一手抱其腿，用力翻身，使其负于搬运者的背上，然后慢慢站起。

（2）双人搬运

1）椅托式搬运法：一人以左膝、另一人以右膝跪地，各用一手伸入伤员的大腿下面并互相紧握，另手彼此交替支持伤员的背部。

2）拉车式搬运法：一名搬运者站在伤员的头部侧，以两手插到其腋前，将伤员抱在怀里，另一人抬起伤员的腿部，跨在伤员两腿之间，两人同方向步调一致抬起前行。

3）平抬或平抱搬运法：两人并排将伤员平抱，或者一前一后、一左一右将伤员平抬起。注意此方法不适用于脊柱损伤者。

（3）三人或多人搬运：三人可并排将伤员抱起，齐步一致向前。六人可面对面站立，将伤员平抱进行搬运。

（二）特殊伤员的搬运方法

1. 腹部内脏脱出的伤员　将伤员双腿屈曲，腹肌放松，防止内脏继续脱出。已脱出的内脏严禁回纳腹腔，以免加重污染，应先用大小合适的碗扣住内脏或取伤员的腰带做成略大于脱出物的环，围住脱出的内脏，然后用三角巾包扎固定。包扎后取仰卧位，屈曲下肢，并注意腹部保温防止肠管过度胀气。

2. 昏迷伤员　使伤员侧卧或俯卧于担架上，头偏向一侧，以利于呼吸道分泌物的引流。

3. 骨盆损伤的伤员　先将骨盆用三角巾或大块包扎材料做环形包扎后，让伤员仰卧于门板或硬质担架上，膝微屈，膝下加垫。

4. 脊柱、脊髓损伤的伤员　搬运此类伤员时，应严防颈部与躯干前屈或扭转，应使脊柱保持伸直。对于颈椎伤的伤员，要有3～4人一起搬运，1人专管头部的牵引固定，保持头部与躯干成一直线，其余3人蹲在伤员的同一侧，2人托躯干，1人托下肢，一齐起立，将伤员放在硬质担架上，伤员的头部两侧用沙袋固定住。对于胸、腰椎伤的伤员，3人同在伤员的右侧，1人托住背部，1人托住腰臀部，1人抱持住伤员的两下肢，同时起立将伤员放到硬质担架上，并在腰部垫一软枕，以保持脊椎的生理弯曲。

5. 身体带有刺入物的伤员　应先包扎好伤口，妥善固定好刺入物，才可搬运。搬运途中避免震动、挤压、碰撞，以防止刺入物脱出或继续深入。刺入物外露部分较长时，应有专人负责保护刺入物。

6. 颅脑损伤的伤员　使伤员取半卧位或侧卧位，保持呼吸道的通畅，保护好暴露的脑组织，并用衣物将伤员的头部垫好，防止震动。

7. 开放性气胸的伤员　搬运封闭后的气胸伤员时，应使伤员取半坐位，以坐椅式双人搬运法或单人抱扶搬运法为宜。

（三）搬运时的注意事项

1. 搬运过程中，动作要轻巧、敏捷、步调一致，避免震动，以减少伤病员的痛苦。

2. 伤（病）员抬上担架后必须扣好安全带，以防止坠落；上、下楼梯时应保持头高位，尽量保持水平状态；担架上车后应予固定，伤（病）员保持头朝前脚向后的体位；对不同病情的伤（病）员要求不同的体位，使病员舒适。

3. 密切观察生命体征，保持各种管道通畅

4. 输液病人应妥善固定，保持通畅，防止滑脱，注意输液速度的调节。

5. 对骨折及脱位、大出血的病人，应先固定、止血后再搬运。

6. 重视危重病员的心理支持，使病员积极面对。

第五节　抗休克裤的应用

抗休克裤利用充气加压原理研制而成，在处理失血性休克和其他原因引起的休克及制止腹内和下肢活动性出血等方面，显示出独特的功效，成为院前和院内急救复苏的重要装备，近年来得到了广泛应用。

一、结构和原理

（一）结构

抗休克裤以1.7m身高为对象，用锦丝绸刮胶布制成的中空气囊，外囊用尼龙绸罩衣制成，会阴部留出空位以便安放导尿管、排便及进行妇产科护理。结合部用强力尼龙搭扣对合，裤上设有充气阀门及气压表，用于充气、减压或监测相同的囊。腹部和双下肢分隔成三个囊，需分别充气和监测。配有脚踏充气泵和压力监测箱，装在一个箱内，便于携带。

（二）原理

1. 增加回心血量　抗休克裤充气后产生包绕性压力，使受压部位的静脉萎陷，动脉阻力增高，可挤出750～1000ml的血液回流到心脏，从而增加心排血量，使血压上升，心、肺、脑等重要脏器的血流量增加，促进休克的复苏。

2. 止血　由于外加压力作用于血管，降低血管内外压力梯度，缩小血管直径及其撕裂面积，因此使用抗休克裤后，伤病员的下消化道、肝、脾、腹膜后、子宫及下肢出血速度变得缓慢甚至停止。

3. 骨折临时固定　抗休克裤内的包绕性坚硬气柱紧贴肢体可起到制动的作用，并

且充气时气囊向相反方向延伸，对骨盆骨折及下肢骨折有良好的固定及止痛作用。

二、适应证与禁忌证

（一）适应证

1. 收缩压低于80mmHg的低血容量性休克、神经源性休克、过敏性休克和感染性休克者。

2. 腹腔内出血及腹部以下活动性出血需直接加压止血者。

3. 骨盆及双下肢骨折的临时固定者。

4. 脑外科手术过程中用于防治低血压者。

（二）禁忌证

1. 充血性心力力衰竭、心源性休克，使用抗休克裤可能增加心脏负荷。

2. 患有慢性阻塞性肺病、张力性气胸、胸腔内损伤者。

3. 颅脑外伤出血者。

4. 高血压、肥胖、身材过高者。

三、使用方法

1. 平铺抗休克裤于双足下，上移至臀部下方。抬高臀部，向上进一步移至肋缘下。

2. 依次包裹左下肢部分、右下肢部分和腹部部分，紧闭搭扣。

3. 打开活塞，以脚踏气泵充气，测血压，血压达100mmHg时，停止充气。搭扣带、中断阀和计时表可预防过量充气。关闭活塞。

4. 本裤可保持充气状态2小时，如果必须维持更长时间，应中途交替加压和减压。

5. 放气应在建立静脉通路、手术准备已就绪时。放气过程中，若血压下降30mmHg，中止放气，立即补充血容量。当血压维持在100mmHg时，继续放气。如果需要，病人可穿着抗休克裤进入手术室。

四、注意事项

1. 由专业人员来决定抗休克裤的使用。

2. 穿着要正确，经常监测神志、血压、脉搏、呼吸、瞳孔情况和囊内压变化。

3. 有条件时，一面穿裤打气，一面输血、输液。

4. 解除抗休克裤时加快输血、输液，以免血压骤降重陷休克。

5. 较长时间穿抗休克裤时，应适当降低气压，并适量输入5％碳酸氢钠以防酸中毒。

第六节　呼吸机的应用

人体正常呼吸动作的产生，有赖于呼吸中枢调节下的呼吸肌、胸廓、气管、支气管、肺和肺泡等器官和组织的共同协调运动。呼吸机（respirator）则可完全脱离呼吸中枢的调节和控制，人为地产生呼吸动作，满足人体呼吸功能的需要。机械通气是指用人工方法或机械装置的通气代替、控制或辅助病人呼吸，以达到增加通气量、改善气体交换、减轻呼吸功消耗、维持呼吸功能等为目的的一系列措施。

一、适应证与禁忌证

（一）适应证

1. 预防性通气治疗　危重病人有时尚未发生呼吸衰竭，但若从临床疾病的病理过程、呼吸功、心肺功能储备等诸方面判断，有发生呼吸衰竭的高度危险性，可使用预防性通气治疗，有助于减少呼吸功和氧消耗，减轻病人的心肺负担。

2. 治疗性通气治疗　若病人出现呼吸衰竭的表现，如呼吸困难、呼吸浅速、发绀、咳痰无力、呼吸欲停或已停止，出现意识障碍、循环功能不全时；病人不能维持自主呼吸，近期内预计也不能恢复有效自主呼吸，呼吸功能受到严重影响时，可应用机械通气治疗。

（二）禁忌证

呼吸机治疗没有绝对禁忌证。任何情况下，对危重病人的抢救和治疗，均强调权衡利弊。病情复杂，矛盾重重，需选择利最大、弊最小的治疗方案。除未经引流的气胸和肺大泡是呼吸机治疗的禁忌证外，其余均只是相对禁忌证。

1. 急性大咯血发生窒息或呼吸衰竭气道未疏通前。

2. 重症肺结核播散期。

3. 急性心功能衰竭和急性心肌梗死。

4. 低血容量性休克未纠正。

5. 肺大泡、气胸、纵隔气肿未进行有效引流之前。

6. 支气管异物取出之前。

二、呼吸机工作原理

（一）呼吸机基本工作原理

机械通气的动力来源于气道与肺泡内压力的压差。送气时，呼吸机通过提高气道的压力，使气道压超过肺泡内压，气流进入肺泡内。继而呼吸机除去或减小对气道的压力，当肺泡内压力大于气道压时，开始排气，完成呼吸全过程。

（二）呼吸机的切换原理

呼吸机是如何自送气转为排气，这涉及呼吸机的切换原理，我们有必要作一个全面了解。切换方式有如下三种。

1. 压力切换　采用压力切换原理的呼吸机被称为定压型呼吸机。其切换原理是以气道内预定的压力值为送气和排气的转换条件。在呼吸机开始工作之前，给呼吸机人为设定送气压力值，呼吸机送气时气道压力不断上升，达到规定预值后，送气终止或转为负压。此时，气道内压开始下降，出现排气，当排气时间达到预设值，送气再次发生开始下一次送气。

定压型呼吸机气道压力稳定，但潮气量不稳定，易受到气道痉挛、咳嗽、分泌物潴留等因素影响，使吸气阻抗增加，造成吸气过早终止，潮气量不足。该类呼吸机一般不用于肺实质病变的病人。

2. 容量切换　以容量切换为主的呼吸机属定容型呼吸机。它是以预定潮气量为条件，只有在送气量达到预定潮气量时送气才可能停止，转为排气。

定容型呼吸机通气量比较稳定，不受肺部病变和气道阻力的影响，但是，当气道阻力较大时，为了保证有效潮气量，气道压力必须提高，易造成气压伤。

3. 时间切换　定时型呼吸机采用时间切换原理，呼吸机送气和排气时间均预先设定，潮气量也可预先调定，但与吸气流速有关，当气道阻力增加时气流速度减慢，输入气量受到影响。

目前有许多先进的呼吸机具有多种功能，可将几种切换方式组合在同一台呼吸机中，医护人员可根据病人的需要预先选择或调整，或者由呼吸机自动转换。

三、呼吸机的通气模式

（一）控制通气

控制通气（controlled ventilation，CvV；controlledmode ventilation，CMV）是指完全由呼吸机来控制病人的呼吸频率、通气容量或气道压力的方法，适用于自主呼吸完全停止或较微弱的病人。该通气方式在病人自主呼吸恢复或加强时易发生"人机对抗"，即呼吸机的送气和排气与病人的自主呼吸不同步。控制通气的具体模式如下。

1. 容量控制通气（volume controlled ventilation，VCV）是以容量切换为基础的控制通气方法，呼吸机在容量切换的前提下控制病人的通气频率和通气量，以维持病人的呼吸，保证有效的通气量。

2. 压力控制通气（pressure controlled ventilation，PCV）是在压力切换的条件下，呼吸机控制病人的呼吸，具有气道压力恒定的优点。

3. 间歇指令通气（intermittent mandatory ventilation，IMV）是一种在每分钟时间内

既有自主呼吸，又加以强制性通气，两者交替进行，共同构成通气量的机械通气方法。

4. 间歇正压通气（intermittent positive pressureventilation，IPPV）指呼吸机在吸气时相用正压将气体送入病人肺内，呼气时相将压力降为零，使病人排气的一种通气方法。

（二）辅助通气

辅助通气（assist ventilation，AV；assist modeventilation，AMV）是由病人控制呼吸频率，呼吸机控制吸气深度，当病人呼吸深度不够时呼吸机开始工作，呼吸机与病人的呼吸具有同步通气方式。其作用是为自主呼吸保驾护航，帮助病人恢复呼吸功能。常适用于有自主呼吸但达不到足够通气量的病人。

1. 容量辅助通气（volume supported ventilation，VSV）其特点是通气容量恒定，但需要病人自主呼吸触发呼吸机工作，目的是为了补充自主呼吸的不足。

2. 压力辅助通气（pressure supported ventilation，PSV）是在病人自主呼吸容量不足时呼吸机给予病人一定的压力辅助，使更多的气体进入病人肺内的通气方法。

3. 同步间歇指令通气（synchronized intermittentmandatory ventilation，SIMV）是一种在一定的间隔时间里由病人自主呼吸触发呼吸机自动产生气流，补充病人呼吸的通气方法。其优点：①在呼吸机工作以外的时间里，完全由病人自由呼吸，有利于呼吸肌的锻炼，因此，撤离机之前常常使用该通气方式；②SIMV是在有自主呼吸的前提下进行的，只负担部分通气，减轻心血管负担，减少气道压力损伤。

4. 持续正压通气（CPAP）是建立在病人自主呼吸基础之上的一种通气方式。这种通气的特点是无论在病人的吸气相，还是在病人的呼气相，均给予一定的压力，为病人的自主呼吸提供一个较高压力的呼吸平台，让肺泡充分扩张。

5. 指令性每分钟通气（rain mandatory ventilation，MM）需要规定预定的每分通气量，呼吸机在工作中可根据病人实际情况自动调整以达到规定的每分通气量。如果病人自主呼吸微弱而低于规定的预定气量，呼吸机则提供不足部分。若自主呼吸大于或等于预定量时，呼吸机自动停止供气。这种通气方式的优点是：①医护人员不必顾虑病人自主呼吸恢复以后可能出现人机对抗；②能应对病人突然出现的病情恶化；③不需担心因使用镇静剂、止痛药而发生呼吸抑制和呼吸停止。

（三）辅助控制通气

辅助-控制通气是在辅助通气和控制通气两种通气方式的基础上建立起来的特殊通气模式。最常用的通气是呼气末正压通气（positive end-expiratory pressure ventilation，PEEP），其工作原理是：在呼气未或整个呼气期对病人气道施加一个大气压的压力，阻止肺泡内气体的排出，从而增加了功能残气量，使肺泡不易塌陷，同时提高了动脉血氧分压。

四、呼吸机的使用

（一）使用呼吸机的基本步骤

1. 建立人工气道紧急时，采用简便易行的经口气管插管；也可用面罩，先给病人充分供氧，待缺氧有所缓解后，再考虑建立能维持较长时间的人工气道。

2. 确定呼吸模式。

3. 设置参数分钟通气量（MV），一般为10～12ml／kg频率（f）、潮气量（TV）和吸气时间（T）；氧浓度（FiO_2）一般从0.3开始，根据PaO_2的变化逐渐增加，长时间通气时应＜0.5。

4. 设置报警界限设置和气道安全阀不同呼吸机的报警参数不同，参照说明书进行调节。气道压安全阀或压力限制一般设置在维持正压通气峰压上5～10cmH_2O。

5. 调节温化、湿化器一般湿化器的温度应调至34～36℃

6. 调节同步触发灵敏度根据病人自主吸气力量的大小调整。一般为-2～-4cmH_2O或0.1L／s。

7. 观察随时监测生命体征、血氧饱和度、潮气量、每分通气量、气道压力等参数的变化。人工通气后半个小时做血气分析，根据结果调整通气参数。

（二）呼吸机治疗期间的护理

1. 严密观察病情 呼吸机治疗的病人须专人护理，密切观察治疗反应和病情变化，并做详细记录。除生命体征、神经精神症状外，重点观察呼吸情况，包括呼吸频率、胸廓起伏幅度、呼吸肌运动、有无呼吸困难、自主呼吸与机械呼吸的协调等。定时监测血气分析。综合病人的临床表现和通气指标判断呼吸机治疗的效果，见表12-1。

表12-1 机械通气效果的观察

	通气好转	通气不足
神志	稳定且逐渐好转	逐渐恶化
末梢循环	甲床红润，循环良好	有发绀现象，或面部过度潮红
血压、脉搏	稳定	波动明显
胸廓起伏	平稳起伏	不明显或呼吸困难
血气分析	正常	$PaCO_2\uparrow$、$PaO_2\downarrow$、$pH\downarrow$
潮气量和分钟通气量	正常	降低
人机协调	协调	不协调或出现对抗

2. 加强气道管理 对气管插管或气管切开病人，应加强导管护理，及时清除呼吸道分泌物。特别应做好呼吸道湿化，防止痰液干涸，保持气道通畅。可通过蒸汽、雾化

或直接滴注等方法，湿化液不应少于250ml／d，以使痰液稀薄易于吸出、咳出而肺底不出现啰音为宜。湿化蒸发器的温度调至32～35℃为宜，湿化罐内一般加蒸馏水，痰液黏稠可用乙酰半胱氨酸，或用生理盐水持续滴入气管导管或套管或吸痰前缓慢注入。

3. 做好生活护理　帮助病人定时翻身，经常拍背，以防止因呼吸道分泌物排出不畅引起阻塞性肺不张和长时间压迫导致压疮。昏迷病人注意防治眼球干燥、污染或角膜溃疡，用凡士林纱布覆盖眼部，每日滴抗生素眼液2～3次。加强口腔护理，预防口腔炎发生。

4. 心理护理　向病人说明呼吸机治疗的目的、需要配合的方法等。询问病人的感受，可用手势、点头或摇头、睁眼或闭眼等方法进行交流。经常和病人握手、说话，操作轻柔，增加病人的舒适感。可做一些卡片和病人交流，增加视觉信息传递。鼓励有书写能力的病人把自己的感受和要求写出来，以供医务人员参考。长期应用呼吸机的病人可产生依赖，要教育病人加强自主呼吸的锻炼，争取早日脱机，在脱机前做必要的解释。

5. 及时处理人机对抗　呼吸机与自主呼吸不协调的危害很大，可增加呼吸功、加重循环负担和低氧血症，严重时可危及病人生命。

（1）表现

1）不能解释的气道高压报警或气道低压报警，或气道压力表指针摆动明显；

2）呼气末CO_2监测，CO_2波形可出现"箭毒"样切迹，严重时出现冰山样改变；

3）潮气量很不稳定，忽大忽小；

4）清醒病人可出现躁动，不耐受。

（2）常见原因

1）治疗早期病人不配合或插管过深。

2）治疗中期出现病情变化，使病人需氧量增加，CO_2产生过多或肺顺应性降低、气道阻力增加使呼吸功增大，或体位改变等，均可造成人机对抗。常见如咳嗽、发热、抽搐、肌肉痉挛、疼痛、烦躁、体位改变，发生气胸、肺不张、肺栓塞、支气管痉挛，心功能急性改变等。

3）病人以外的原因：最常见的是呼吸机同步性能不好，其次是同步功能的触发灵敏度装置故障；管道漏气所致的通气不足也可能使呼吸频率增加致呼吸拮抗。

（3）处理呼吸机与自主呼吸协调的方法：主要从以下几个方面着手。

1）脱开呼吸机（气道高压的病人慎用），并用简易呼吸器辅助通气，一方面检查呼吸机问题，另一方面感受病人的气道阻力。

2）若是病人的问题，可用物理检查、气道湿化吸痰、胸部X射线检查等鉴别是否有全身异常，如发热、气道阻塞、气胸等。

3）必要时更换气道导管或套管。

4）呼吸机与自主呼吸不协调的原因去除后仍不协调或短时间内无法去除时，可采用药物处理，以减少呼吸机对抗所致的危害。药物作用的目的是抑制自主呼吸，常用镇静药与肌肉松弛剂。但要注意药物的副作用如抑制排痰、低血压、膈肌上抬等。

6. 常见报警原因与处理

（1）气道高压报警

1）气管、支气管痉挛：常见于哮喘、过敏、缺氧、湿化不足或湿化温度过高，湿度太大，气道受物理刺激（如吸痰、更换气管套管等）。由于病人颈部移动所致的气管插管的移动亦很常见。处理方法是解痉、应用支气管扩张剂等药物，针对原因，对症处理。

2）气道内黏液潴留：处理方法为充分湿化，及时吸引，加强翻身、叩背和体位引流；应用祛痰剂，配合理疗等。

3）气管套管位置不当。处理方法是校正套管位置。

4）病人肌张力增加，刺激性咳嗽或肺部出现新并发症，如肺炎、肺水肿、肺不张、张力性气胸等。处理方法为查明原因，对症处理；合理调整有关参数，如吸氧浓度、PEEP等。并发气胸者，行胸腔闭式引流。

5）气道高压报警上限设置过低。处理方法为合理设置报警上限［比吸气峰压（PIP）高$10cmH_2o$（1.0kPa）］。

（2）气道低压报警：最可能的原因为病人的脱机，如病人与呼吸机的连接管道脱落或漏气。吸气压力的低压报警通常设定在$5 \sim 10cmH_2O$（$0.5 \sim 1.0kPa$），低于病人的平均气道压力。如果气道压力下降，低于该值，呼吸机则报警。

（3）通气不足报警：常见原因包括机械故障、管道连接不好或人工气道漏气，病人与呼吸机脱离，氧气压力不足。处理方法为维修或更换空气压缩机，及时更换破损部件；正确连接电源；正确连接管道，保证不打折、不受压，使管道保持正确角度，及时倒掉贮水瓶的积水；氧气瓶的压力保证在$30kg／cm^2$以上；通知中心供气站，开大分流开关，使之达到所需压力。

（4）吸氧浓度报警：原因如人为设置氧浓度报警的上下限有误，空气–氧气混合器失灵，氧电池耗尽。处理方法为正确设置报警限度、更换混合器、更换电池。

7. 常见并发症及处理

（1）导管堵塞：气管插管或套管完全或部分被堵塞，多由于气管分泌物干燥结痂、导管套囊脱落引起。管腔完全堵塞时病人突然出现窒息，甚至死亡。护理工作中应加强呼吸道湿化、吸痰及套管内管的消毒，保持呼吸道通畅。一旦发现气脱落，应立即拔管，更换导管。

（2）脱管：常发生在气管切开的病人，原因有系带固定不紧，病人剧烈咳嗽、躁动不安或呼吸机管道牵拉过紧病人翻身时拉脱等。应密切观察病人的呼吸状态，如呼吸机低压报警、病人突然能发出声音或有窒息征象，应紧急处理，如果重新置管有困难，可行紧急气管插管。

（3）气管损伤：由于套囊压力大，压迫气管内壁引起局部黏膜缺血坏死，严重者可穿透气管壁甚至侵蚀大血管引起致命性大出血。应注意定时（一般2小时）气囊放气，最好选用大容量低压气囊。

（4）通气不足与通气过度：为预防通气不足，应注意观察病情，特别是肺部呼吸音和血气结果。通气过度可致呼吸性碱中毒。急性呼吸衰竭或心脏手术后病人为迅速偿还氧债，机械通气早期可使病人过度通气，但时间不宜过长。慢性呼吸衰竭病人开始应用呼吸机时通气量不宜过大，应使$PaCO_2$逐渐下降。

（5）肺气压伤：由于气道压力过大引起，可引起间质性肺气肿、纵隔气肿、气胸及动静脉空气栓塞等。应避免过高的气道压力，尽量降低气道峰压。发生气胸应行胸腔闭式引流。

（6）呼吸道感染：致病菌多为革兰阴性杆菌，以绿脓杆菌为主。应严格无菌操作及进行环境、器械的消毒，必要时应用有效抗生素。

（7）肺不张：因气管插管过深至一侧气管或痰块阻塞支气管所致。应注意调节气管插管位置，并加强呼吸道的管理。

（三）呼吸机的撤离

1. 撤离呼吸机的指征

（1）病人的病情明显好转，原发病得到了有效控制。

（2）神志清楚，循环功能稳定，咳嗽反射良好。

（3）自主呼吸恢复，并且呼吸频率＜25次／min，肺活量10m／kg、潮气量＞5ml／kg、每分通气量＞10L／min、最大吸气负压＞20～25cmH$_2$O。

（4）吸入40%的氧气时，PaO_2＞60mmHg（7.98kPa），$PaCO_2$＜50 mmHg（6.65 kPa）。

（5）酸碱失衡基本纠正，pH值接近正常。

（6）无严重肺部及全身并发症。

2. 撤离呼吸机前的准备

（1）心理准备：撤机会给病人带来心理负担，尤其是慢性疾患的病人，使用呼吸机时间较长，常会对呼吸机产生依赖心理，造成脱机困难。护理人员要耐心做好心理护理，使病人了解撤机的重要性和必要性，让其明白万一撤机失败还可以再次上机，从而消除他们对撤机的顾虑，鼓励其主动配合撤机。

（2）生理准备：撤机前积极进行生理准备非常重要，可为成功撤机打下良好的基础。如：①控制呼吸道感染，减少气道分泌物，解除呼吸道平滑肌痉挛和喉头水肿，保持呼吸道通畅，防止撤机后因气道堵塞而失败；②通过使用AMV、CPAP、SIMV等通气模式，锻炼病人的自主呼吸，保证安全有效的机；③积极纠正低血钾，适当补充氨基酸、白蛋白等营养物质，提高呼吸机做功的能力，以利于撤机的成功。

3. 撤离呼吸机的方法

撤离呼吸机首先要脱机，然后才能除去人工气道，最终撤机。具体方法如下。

（1）间断脱机是指将呼吸机与气管插管接头分开一定时间，让病人自由呼吸的方法。每次脱机的时间应逐渐延长，直至脱机数小时后病情无特殊变化，方可考虑拔管。脱机应该在白天进行，以便观察病情变化。

（2）除去人工气道对气管插管的病人，在除去人工气道之前应进行咳嗽训练，然后充分清理口、口咽和鼻咽部分泌物，松开气囊，再彻底清理气管和支气管分泌物，嘱病人深呼吸，在病人呼气未拔除气管插管。对气管切开者，首先逐步改换小号内套管，若无不适，可试行堵管。如果堵管24小时病人无呼吸困难、能有效咳嗽、病情稳定，则可拔管。拔管时，要充分吸痰，清洁伤口周围皮肤，拔除导管并处理创面。

4. 撤离呼吸机后的护理

（1）除去人工气道后，立即进行鼻导管给氧，防止病人不适，甚至出现呼吸困难。

（2）密切观察病人的呼吸情况，一旦出现以下变化，应立即行二次插管机械辅助通气。

1）烦躁不安、发绀、呼吸频率明显加快，出现三凹征、鼻翼扇动等呼吸困难表现。

2）心脏手术后病人出现低心排量。

3）拔管后喉头水肿或痉挛导致通气困难。

4）心率增快或减慢，血压下降或突然出现心律失常；$PaO_2 \leqslant 60mmHg$（8kPa），$PaCO_2 \geqslant 50mmHg$（6.7kPa）。

（3）积极给予口腔护理，预防口腔感染和继发性肺部感染。

（4）肺部物理疗法撤离呼吸机后要定时为病人翻身、叩背和雾化吸入，以协助病人排痰，防止肺部并发症的发生。

小结

常用急救技术包括气管插管、气管切开术；环甲膜穿刺、切开术；动、静脉穿刺置管术；外伤止血、包扎、固定、搬运；抗休克裤的运用以及呼吸机的临床应用等。气管内插管术是通畅气道的最有效方法，也是建立人工气道的可靠途径。气管切开置管术是指在颈部正中做一个切口，并将气管切开套管置入气管的方法。环甲膜穿刺术主要用于上呼吸道梗阻的现场急救，各种原因引起的上呼吸道梗阻，在短时间内不能建立其他人工气道时均可使用。静脉穿刺置管术是指经皮肤直接穿刺锁骨下静脉、颈内静脉和股静脉等深静脉，并置入导管的方法。止血、包扎、固定、搬运是创伤急救的重要技术。止血带是止血的应急措施，使用止血带时应保证部位准确、压力适当、衬垫平整、标记明显和定时放松。固定的目的是为减少伤部活动，减轻疼痛，防止再损伤，便于伤员搬运。搬运脊柱、脊髓损伤的伤员时应使脊柱保持伸直。机械通气是指用人工方法或机械通气装置代替、控制或辅助病人呼吸，以达到维持呼吸功能的一系列措施。呼吸机治疗期间护理人员应严密观察病人病情变化、及时处理人机对抗、加强气道管理以及做好病人的心理护理等。

第十三章 危重症患者的营养支持

危重症患者由于高分解代谢和营养物质摄入不足，易发生营养不良。临床研究显示，重症患者营养不良的发生率超过50%。营养不良导致患者感染并发症增加，伤口愈合延迟，胃肠道功能受损，呼吸动力受损，压疮发生率增加，使疾病恶化，病程延长，医疗费用增高，死亡率增加。

营养支持虽不能完全阻止和逆转危重症患者的病情转归，但在减少患者并发症的发生率与病死率，促进其恢复健康方面却发挥着至关重要的作用。

第一节 概述

一、危重症患者的代谢变化

危重症患者由于创伤、感染、大手术等打击，除出现体温升高、心率增快、呼吸增快、心排量增加等一系列病理生理反应外，还出现代谢改变，以分解代谢为主，表现为能量消耗增加、糖代谢紊乱、蛋白质分解代谢加速、脂肪代谢紊乱等。

（一）能量消耗增加

研究表明，创伤、感染和大手术后可使患者的静息能量消耗增加20%～50%，烧伤患者更为突出，严重者增高可达100%以上。

（二）糖代谢紊乱

主要表现为糖异生增加、血糖升高和胰岛素抵抗。

（三）蛋白质分解代谢加速

蛋白质分解代谢高于合成代谢，出现负氮平衡。

（四）脂肪代谢紊乱

应激状态下体内儿茶酚胺分泌增多，促使体内脂肪动员分解，生成甘油三酯、游离脂肪酸和甘油，成为主要的供能物质。

二、危重症患者的营养状态评估

（一）营养状态的评估方法

传统的营养状态评估指标包括人体测量、实验室检测等，在临床上虽能提供一些有用的预测信息，但对危重症患者缺乏特异性。目前推荐使用NRS2002评分和NUTRIC评分进行营养风险评估。

（二）能量与蛋白质需要量的评估

1. 能量需要评估。

推荐使用间接能量测定法确定患者的能量需求，若无法测定，可使用各类预测公式或简化的基于体重的算法计算能量需求。一般患者能量需要量为25～35kcal／（kg·d），不同个体、不同病情及不同活动状态下能量的需要量有较大差异，评估患者能量需要时应综合考虑。也可用Harris-Benedict公式计算基础能量消耗（basal energy expenditure，BEE），并以BEE为参数指标计算实际能量消耗（actual energy expenditure，AEE）。

2. 蛋白质需要量评估。

利用氮平衡来计算蛋白质营养状况及蛋白质的需要量。氮平衡（g／d）＝摄入氮量（g／d）－[尿氮量（g／d）＋（3～4）]。危重症患者较普通患者需更高比例的蛋白，一般需要1.2～2.0g／（kg·d）。

三、危重症患者营养支持的目的与原则

（一）目的

营养支持的目的不仅是供给细胞代谢所需要的能量与营养底物，维持组织器官正常的结构与功能，更重要的是改善患者应激状态下的炎症、免疫与内分泌状态，影响疾病的病理生理变化，最终影响疾病转归，改善临床结局。

（二）原则

1. 选择适宜的营养支持时机　应根据患者的病情变化来确定营养支持的时机。此外，还需考虑不同原发疾病、不同阶段的代谢改变与器官功能的特点。

2. 控制应激性高血糖　通过使用胰岛素严格控制血糖水平≤8.3mmol／L，可明显改善危重症患者的预后，使MODS的发生率及病死率明显降低。

3. 选择适宜的营养支持途径　包括肠外营养（parenteral nutrition，PN）、完全肠外营养（total parenteral nutrition，tPN）和肠内营养（enteral nutrition，EN）途径。

4. 合理的能量供给　不同疾病状态、时期以及不同个体，其能量需求亦不同。应激早期应限制能量和蛋白质的供给量，能量可控制在20～25kcal／（kg·d），蛋白质控制在1.2～1.5g／（kg·d）。对于病程较长、合并感染和创伤的患者，待应激与代谢

状态稳定后能量供应适当增加，目标喂养可达30～35kcal／（kg·d）。

5. 其他　在补充营养底物的同时，重视营养素的药理作用。为改善危重症患者的营养支持效果，在肠外与肠内营养液中可根据需要添加特殊营养素。

◇ 重症急性胰腺炎的营养支持

重症急性胰腺炎（severe acute pancreatitis，SAP）由于高分解代谢，可迅速出现负氮平衡和低蛋白血症。营养支持是SAP重要的支持手段，研究证实，空肠营养不刺激胰腺外分泌，是安全有效的肠内营养，供给途径，是SAP患者首选的营养支持方式。SAP患者行空肠营养支持时，喂养管应到达十二指肠屈氏韧带以下30～60厘米处。早期肠内营养液选择氨基酸或短肽制剂较为合适，从低浓度、低剂量、低速度开始，后期视患者情况逐渐增加。

第二节　肠内营养支持

一、危重症患者肠内营养支持的评估

（一）评估是否适宜肠内营养支持

胃肠道功能存在（或部分存在），但不能经口正常摄食的重症患者，应优先考虑给予EN，只有EN不可实施时才考虑PN。肠梗阻、肠道缺血或腹腔间室综合征的患者不宜给予EN，主要是EN增加了肠管或腹腔内压力，易引起肠坏死、肠穿孔，增加反流与吸入性肺炎的发生率。对于严重腹胀、腹泻，经一般处理无改善的患者，建议暂时停用EN。

（二）评估供给时机

需要营养支持治疗的患者首选肠内营养支持；不能进食的患者在24～48小时内开始早期肠内营养支持；肠内营养支持前应评估胃肠道功能，但肠鸣音和肛门排气排便不是开始肠内营养支持的必要条件；血流动力学不稳定的患者在充分液体复苏或血流动力学稳定后开始肠内营养支持，血管活性药用量逐步降低的患者可以谨慎地开始、恢复肠内营养支持。

（三）评估适宜的营养制剂

按照氮源分为氨基酸型、短肽型和整蛋白型制剂。

1. 氨基酸型制剂　以氨基酸为蛋白质来源，不需消化可直接吸收，用于短肠及消化功能障碍患者。

2. 短肽型制剂　以短肽为蛋白质来源，简单消化即可吸收，用于胃肠道有部分消化功能的患者。

3. 整蛋白型制剂　以整蛋白为蛋白质来源，用于胃肠道消化功能正常患者。

4. 特殊疾病配方制剂　适用于某种疾病患者，如糖尿病、呼吸功能障碍、肝功能障碍患者等。

（四）评估供给途径

根据患者情况可采用鼻胃管、鼻腔肠管、经皮内镜下胃造瘘（percutaneous endoscopic gastrostomy，PEG）、经皮内镜下空肠造瘘（percutaneous endoscopic jejunostomy，PEJ）、术中胃、空肠造瘘等途径进行EN。

1. 经鼻胃管　常用于胃肠功能正常、非昏迷及经短时间管饲即可过渡到经口进食的患者，是最常用的EN途径。优点是操作简单、易行，缺点是可发生反流、误吸、鼻窦炎。大部分重症患者可以通过此途径开始肠内营养支持。

2. 经鼻空肠置管　优点在于喂养管通过幽门进入十二指肠或空肠，使反流与误吸的发生率降低，耐受性增加。开始阶段营养液的渗透压不宜过高。

3. 经皮内镜下胃造瘘（PEG）　在纤维胃镜引导下行经皮胃造瘘，将营养管置入胃腔。其优点减少了鼻咽与上呼吸道感染，可长期留置，适用于昏迷、食管梗阻等长时间不能进食，而胃排空良好的危重症患者。

4. 经皮内镜下空肠造瘘（PEJ）　在内镜引导下行经皮空肠造瘘，将喂养管置入空肠上段，其优点除可减少鼻咽与上呼吸道感染外，还减少反流与误吸的风险，在喂养的同时可行胃十二指肠减压，并可长期留置喂养管，尤其适合于不耐受经胃营养、有反流和误吸高风险及需要胃肠减压的危重症患者。

（五）评估供给方式

1. 一次性投给　将营养液用注射器缓慢地注入喂养管内，每次不超过200毫升，每天6～8次。该方法操作方便，但易引起腹胀、恶心、呕吐、反流与误吸，临床一般仅用于经鼻胃管或经皮胃造瘘的患者。

2. 间歇重力输注　将营养液置于输液瓶或袋中，经输液管与喂养管连接，借助重力将营养液缓慢滴入胃肠道内，每天4～6次，每次250～500毫升，输注速度为每分钟20～30毫升。此法在临床上使用较广泛，患者耐受性好。

3. 肠内营养泵输注　适于十二指肠或空肠近端喂养的患者，是一种理想的EN输注方式。一般开始输注时速度不宜快，浓度不宜高，让肠道有一个适应的过程，可由每小时20～50毫升开始，逐步增至100～150毫升，浓度亦逐渐增加。

二、危重症患者肠内营养支持的护理

（一）常规护理措施

1. 妥善固定喂养管，翻身、活动前先保护喂养管，避免管道脱落。

2. 经鼻置管者每日清洁鼻腔，避免出现鼻腔黏膜压力性损伤。

3. 做好胃造瘘或空肠造瘘患者造瘘口护理，避免感染等并发症发生。

4. 喂养结束时规范冲管，保持管道通畅，避免堵塞。

5. 根据患者病情和耐受情况合理调整每天喂养次数和速度，保证每日计划喂养量满足需要。

6. 室温下保存的营养液若患者耐受可以不加热直接使用，在冷藏柜中保存的营养液应加热到38～40℃后再使用。

7. 自配营养液现配现用，配制好的营养液最多冷藏保留24小时。

8. 所有气管插管的患者在使用肠内营养时应将床头抬高30°～45°，每4～6小时使用氯己定进行口腔护理，做好导管气囊管理和声门下分泌物吸引。

9. 高误吸风险和对胃内推注式肠内营养不耐受的患者使用持续输注的方式给予肠内营养。

（二）营养支持评定与监测

1. 评估患者营养状态改善情况。

2. 评估患者每日出入量，监测每日能量和蛋白质平衡状况。

3. 观察患者有无恶心、呕吐、腹胀、腹泻等不耐受情况，必要时降低营养液供给速度或调整供给途径和方式。

4. 观察患者进食后有无痉挛性咳嗽、气急、呼吸困难，咳出或吸引出的痰液中有无食物成分，评估患者有无误吸发生。高误吸风险的患者使用幽门后营养供给途径进行喂养，同时应降低营养输注速度，条件允许时可以使用促胃肠动力药。

5. 评估患者的胃残留量，若24h胃残留量<500毫升且没有其他不耐受表现，不需停用肠内营养。

6. 按医嘱正确监测血糖，观察患者有无高血糖或低血糖表现。

（三）并发症观察与护理

肠内营养的并发症主要分为感染性并发症、机械性并发症、胃肠道并发症和代谢性并发症。

1. 感染性并发症　以吸入性肺炎最常见，是EN最严重和致命的并发症。一旦发生误吸应立即停止EN，促进患者气道内的液体与食物微粒排出，必要时应通过纤维支气管镜吸出。

2. 机械性并发症。

（1）黏膜损伤：可因喂养管置管操作时或置管后对局部组织的压迫而引起黏膜水肿、糜烂或坏死。因此，应选择直径适宜、质地软而有韧性的喂养管，熟练掌握操作技术，置管时动作应轻柔。

（2）喂养管堵塞：最常见的原因是膳食残渣或粉碎不全的药片黏附于管腔壁，或药物与膳食不相溶形成沉淀附着于管壁所致。发生堵塞后可用温开水低压冲洗，必要时也可借助导丝疏通管腔。

（3）喂养管脱出：喂养管固定不牢、暴力牵拉、患者躁动不安和严重呕吐等均可导致喂养管脱出，不仅使EN不能顺利进行，而且经造瘘置管的患者还有引起腹膜炎的危险，因此，置管后应妥善固定导管、加强护理与观察，严防导管脱出，一旦喂养管脱出应及时重新置管。

3. 胃肠道并发症。

（1）恶心、呕吐与腹胀：接受EN的患者约有10％～20％可发生恶心、呕吐与腹胀，主要见于营养液输注速度过快、乳糖不耐受、膳食口味不耐受及膳食中脂肪含量过多等。发生上述消化道症状时应针对原因采取相应措施，如减慢输注速度、加入调味剂或更改膳食品种等。

（2）腹泻：是EN最常见的并发症，主要见于：①低蛋白血症和营养不良时小肠吸收力下降。②乳糖酶缺乏者应用含乳糖的肠内营养膳食。③肠腔内脂肪酶缺乏，脂肪吸收障碍。④应用高渗性膳食。⑤营养液温度过低及输注速度过快。⑥同时应用某些治疗性药物。不建议ICU患者一发生腹泻就停用肠内营养，而应该在继续肠内营养的同时评估腹泻的原因，以便采取合适的治疗方案。

4. 代谢性并发症　最常见的代谢性并发症是高血糖和低血糖。高血糖常见于处于高代谢状态的患者、接受高碳水化合物喂养者及接受皮质激素治疗的患者；而低血糖多发生于长期应用肠内营养而突然停止时。对于接受EN的患者应加强对其血糖监测，出现血糖异常时应及时报告医生进行处理。此外，在患者停止EN时应逐渐进行，避免突然停止。

第三节　肠外营养支持

一、危重症患者肠外营养支持的评估

（一）评估是否适宜进行肠外营养支持

肠外营养支持适合于不能耐受EN和EN禁忌的患者，如胃肠道功能障碍患者；由于手术或解剖问题胃肠道禁止使用的患者；存在尚未控制的腹部情况，如腹腔感染、肠梗阻、肠瘘患者等。存在以下情况不宜给予PN：

（1）早期复苏阶段血流动力学不稳定或存在严重水、电解质与酸碱失衡的患者。

（2）严重肝功能障碍的患者。

（3）急性肾功能障碍时存在严重氮质血症的患者。

（4）严重高血糖尚未控制的患者等。

（二）评估供给时机

对于NRS-2002≤3分的患者，即使无法维持自主进食和早期肠内营养，在入住ICU的头7天也无须使用肠外营养。对于NRS-2002≥5分或重度营养不良的患者，若不能使用肠内营养，应在入住ICU后尽快使用肠外营养。不论营养风险高或低的患者，如果单独使用肠内营养7~10天仍不能达到能量或蛋白需求的60%以上，应考虑使用补充性肠外营养。

（三）评估适宜的营养制剂

包括碳水化合物、脂肪乳剂、氨基酸、电解质、维生素和微量元素。碳水化合物提供机体能量的50%~60%，最常使用的制剂是葡萄糖，摄入过多会导致高碳酸血症、高血糖和肝脏脂肪浸润。脂肪乳提供机体能量的15%~30%，摄入过多引起高脂血症和肝功能异常。氨基酸是蛋白质合成的底物来源，危重症患者推荐热氮比为（100~150）千卡:1克氮。

（四）评估供给途径

可选择经中心静脉营养（central parenteral nutrition，CPN）和经外周静脉营养（peripheral parenteral nutrition，PPN）两种途径。CPN首选锁骨下静脉置管。PPN一般适用于患者病情较轻、营养物质输入量较少、浓度不高，PN不超过2周的患者。

（五）评估供给方式

1. 单瓶输注　每一种营养制剂单独进行输注，目前已不建议采用。单瓶输注氨基酸，外源性氮被作为能量消耗，起不到促进蛋白合成的作用，同时输注速度过快将对脑组织、肝脏功能造成损害。单瓶输注脂肪乳，在没有足够糖存在时，输注的脂肪并不能有效利用，禁食状态下单独输注脂肪乳，代谢终产物中出现酮体，容易出现酮症，同时糖异生加速，导致蛋白分解代谢增强。单瓶输注脂肪乳过快，超过机体对脂肪酸的最大氧化利用能力，会使血脂升高，出现肝脏、肺脂肪蓄积。

2. 全合-输注　把供给患者的各种营养制剂按照一定的配制原则充分混合后进行输注，是目前推荐的肠胃营养供给方式。全合-输注营养素达到最佳利用，并发症发生率低，不容易污染，减轻护理工作量。

二、危重症患者肠外营养支持的护理

（一）常规护理措施

1. 妥善固定输注导管，翻身、活动前先保护导管，避免扯脱。做好患者导管相关健康教育，避免自行扯脱导管。烦躁、不配合患者予适当镇静和约束。

2. 正确冲管和封管，保持导管通畅。

3. 做好导管穿刺部位护理，避免感染等并发症发生。

4. 严格按照国家管理规范和要求配制营养液。

5. 进行配制和输注时严格无菌操作。

6. 每日更换输注管道，营养液在24小时内输完。

7. 使用专用静脉通道输注营养液，避免与给药等通道混用。

8. 合理调节输注速度。

（二）营养支持评定与监测

1. 评估患者营养状态改善情况。

2. 评估患者每日出入量，监测每日能量和蛋白质平衡状况。

3. 严密观察输注导管穿刺部位情况，评估有无红、肿、热、痛和分泌物。

4. 严密监测体温，评估体温升高是否与静脉营养导管留置有关。

5. 观察患者有无高血糖或低血糖表现，将患者血糖控制在7.8～10.0mmol／L。

6. 监测患者血脂、肝功能等变化，及时发现高脂血症、肝功能异常等。

7. 观察患者消化吸收功能，及时发现有无肠萎缩和屏障功能障碍。

（三）并发症观察与护理

肠外营养的并发症主要分为机械性并发症、感染性并发症和代谢性并发症。

1. 机械性并发症。

（1）置管操作相关并发症：包括气胸、血胸、皮下气肿、血管与神经损伤等。应熟练掌握操作技术流程与规范，操作过程中应动作轻柔，以减少置管时的机械性损伤。

（2）导管堵塞：是PN常见的并发症。输注营养液时输液速度可能会减慢，在巡视过程中应及时调整，以免因凝血而发生导管堵塞。输液结束时应根据患者病情及出凝血功能状况使用生理盐水或肝素溶液进行正压封管。

（3）空气栓塞：可发生在置管、输液及拔管过程中。CPN置管时应让患者头低位，操作者严格遵守操作规程，对于清醒患者应嘱其屏气。输液过程中加强巡视，液体输完应及时补充，最好应用输液泵进行输注。导管护理时应防止空气经导管接口部位进入血循环。拔管引起的空气栓塞主要由于拔管时空气可经长期置管后形成的隧道进入静脉，因此，拔管速度不宜过快，拔管后应密切观察患者的反应。

（4）导管脱落：与导管固定不牢、外力牵拉、患者躁动等有关。置管后应妥善固定导管，加强观察与护理，进行翻身等操作时预先保护导管，避免牵拉。躁动、不合作患者给予适当镇静、约束，避免自行拔出导管。

2. 感染性并发症是PN最常见、最严重的并发症。

3. 代谢性并发症。

（1）电解质紊乱：如低钾血症、低镁血症等。

（2）低血糖：持续输入高渗葡萄糖，可刺激胰岛素分泌增加，若突然停止输注含糖溶液，可致血糖下降，甚至出现低血糖性昏迷。

（3）高血糖：开始输注营养液时速度过快，超过机体的耐受限度，如不及时进行调整和控制高血糖，可因大量利尿而出现脱水，甚至引起昏迷而危及生命。

因此，接受PN的患者，应严密监测电解质及血糖与尿糖变化，及早发现代谢紊乱，并配合医生实施有效处理。

第十四章　急危重症患者家属的护理

　　家属作为急危重症患者支持系统中的重要组成部分，能增强患者的弹性防御线，提高患者对个体压力的应对能力，对患者的生理及心理康复起着至关重要的作用。因此，护士不仅要协助医生完成疾病的治疗和患者的护理工作，还应重视对患者家属的护理，提高家属的危机应对能力，促进患者的康复。

第一节　概　述

一、概念

　　家属在广义上与"亲属"通用，是指基于婚姻、血缘和收养等形成的一种较为亲密的社会关系，是法律上具有特定权利和义务的人；亦可指那些对于患者而言非常重要或与患者有重要关联的人。狭义上讲，家属通常指具有血缘关系的第一代亲属和配偶。根据关系形成原因；可分为三类：

　　1. 配偶关系　指因结婚而产生的亲属关系，婚姻存续，配偶关系存续。

　　2. 血亲关系　指有血缘关系的亲属，如亲子关系等。

　　3. 姻亲关系　指以婚姻为中心形成的亲属关系，即配偶一方与对方亲属之间形成的关系，如公婆儿媳关系，妯娌关系等。

　　急危重症患者是指患有各种急性或危重症疾病的个体，或由于创伤、中毒等负性事件所引起的随时可能发生生命危险的伤者。该类患者因病情危重到急诊就诊并入住重症监护室或抢救室，使整个家庭陷入危机状态，其家属产生许多负性身心状况，并伴随相应的需求。

二、影响患者家属心理变化的因素

　　影响急危重症患者家属心理变化的因素有很多，主要包括如下方面：

（一）疾病相关因素

包括病种、病情的轻重和疾病发生的快慢等。

（二）信息相关因素

如家属医疗知识的缺乏、与患者家属的沟通交流不充分等。

（三）医院环境因素

监护室内特殊的声光环境、患者呻吟声、抢救时医护人员之间及与家属简短而快速的沟通等，都是造成患者家属心理压力的重要环境因素。

（四）医护人员因素

医护人员因工作繁重所产生情绪变化，可潜移默化地影响家属心理状态。

（五）患者家属的社会人口学特征

1. 性别因素　女性在遇到心理应激时更易出现心理障碍。
2. 文化程度因素　不同文化层次的家属面对应激源刺激时其心理健康问题有所不同。
3. 年龄因素　患者家属越年轻，应激反应导致的心理健康问题的程度越严重。
4. 经济因素　家属有无经济负担及经济支付能力直接影响其心理反应。

不同原因来院的急危重症患者家属其心理感受和需求存在差异，护士应通过科学有效的方法进行准确的评估，明确家属的心理不适及需求，为家属实施针对性、个性化的护理干预措施。干预时要充分考虑家属的性别、年龄、教育程度等因素，对不同的家属从多环节、多角度、多模式入手积极进行干预，在促进患者康复的同时，减少急危重症患者家属自身的健康损害。

第二节　急诊患者家属的护理

急诊科是抢救急危重症患者的场所，患者发病急、病情重、病情变化快，患者和家属对突如其来的改变缺乏心理准备，容易发生心理障碍。在治疗抢救过程中，家属常被隔离在急救室外，其生理、心理的需求易被忽视，导致护士、患者及家属三者之间缺乏有效协调与沟通。然而家属能够影响患者的治疗与康复，及时与患者家属沟通并取得其信任，有助于稳定患者情绪，保证医疗护理的顺利进行。因此，急诊护士在救治急诊患者的过程中，应重视对家属的照护，把握家属的需求，预防和缓解家属不良心理状态，使其更好地配合救治工作。

一、急诊患者家属的需求

（一）功能需求

功能需求是对急诊诊疗最基本的要求。急诊科的基本功能是满足患者在疾病急性发作、创伤甚至生命处于危险状态时的急诊急救诊疗需求。家属对急诊服务的核心功能要求是急诊急救的效果，包括诊疗过程是否便利及快捷；诊治与护理是否正确、合理、及时和有效等。

（二）形式需求

形式需求是指患者家属对急诊服务方式、就医环境等方面的需求。由于医疗服务的特殊性，即使是同一患者的家属对医院、诊疗、护理等方面的认知和选择也存在差别。这就要求护士对不同的患者家属进行"个性化"的护理，尽量满足其对形式方面的合理需求。

（三）外延需求

外延需求是指急诊患者家属对急诊急救服务的附加要求，如在急诊诊疗过程中护士对其需求的关注，在尊重、热情、诚信、负责和心理支持等方面予以关注。

（四）价格需求

价格需求是指急诊患者家属将急诊医疗服务质量与价值进行比较后对价格的要求。价格需求应该从质量与价格之比两方面进行分析：

1. 在给定价格时患者和家属对急诊医疗服务质量水平的需求。
2. 在给定医疗服务质量时患者和家属对价格水平的要求。

在我国，患者家属通常希望医院能充分考虑患者的经济条件，从而提供适宜的治疗技术。

二、急诊患者家属常见的心理问题

当患者突然患病且病情危急，或病情突然加重，家属往往在短时间内不能接受现实，情感遭受打击，有时可能表现为焦虑、恐慌、冲动或烦躁等状态。

（一）焦虑

焦虑是急诊患者家属最显著、最主要的心理问题。焦虑是一种不愉快的情绪体验，并伴有自主神经系统的功能亢进。焦虑一般为短暂性的，可因适当刺激而出现或转移。由于急诊患者家属对突发的威胁生命的事件缺乏心理准备，对医院环境、工作人员、就诊和治疗程序陌生，对患者病情缺乏全面认识，加之抢救过程中与患者相互隔离，抢救过程紧张忙碌，抢救结果不可预知，使家属出现焦虑，可表现为精神紧张、手足无措。

（二）忧虑

患者在家庭中担当重要角色，突发疾病或发生意外伤害会使家属担心失去收入来源和家庭依靠。当医护人员告知病情后，家属对患者的病情发展、预后或生命担心，可能不能控制自己的情绪，表现为过度哀伤、心理拒绝、自责和抱怨他人等。

（三）烦躁

当患者家属对急诊抢救工作缺乏了解，对护士的技术、救治过程存在疑虑，焦虑、悲伤或心理需求得不到关注时，加之文化程度和性格类型等因素的影响，可能就会难以控制情绪，表现为言行过激等。

三、护理措施

（一）执行专业的护理行为

在抢救工作中，护士要表现沉着、有序，操作技能娴熟、专业知识扎实，冷静果断地处置突发事件。医疗器械及药品处于备用状态。在救治过程中，对患者病情发展、救治措施等及时向家属做出解释，缓解家属的紧张情绪，抢救完毕告知家属下一步诊治流程。让家属及时、动态、全面客观地了解患者病情，减少不必要的疑虑和担心。

（二）加强与家属的沟通

急诊护士应善于应用各种沟通技巧，加强与患者及家属的沟通。首先，护士要态度和蔼、仪表端庄、大方得体、语言亲切，给患者和家属留下良好的印象。其次，护士尽量采用家属能够理解的语言与其进行沟通，理解同情其感受，及时、耐心解答家属所担心的问题，讲解必要的抢救知识以及可能出现的各种情况，让家属做好必要的心理准备。

（三）营造良好的环境氛围

良好的医疗环境可给患者和家属带来安全感，使家属在患者接受救治时保持良好的心理状态，积极参与患者的治疗和护理。注意保持就医环境安静、整洁。在条件允许的情况下，让家属有休息的场所并提供必备设施，减轻其疲劳不安，给予更多的人文关怀。

及时向家属介绍急诊科的环境及将采取的治疗措施，使其尽快熟悉周围环境，稳定情绪。应在醒目处悬挂大的布局平面图，让家属对急诊科环境一目了然；设立急诊导医服务台，随时回答其问题，减少不必要的时间与体力消耗。

（四）消除家属的不良心理反应，满足患者家属的合理要求

护士或辅助人员要为患者家属尽量提供帮助，如指引缴费、协助检查等。对合理但由于条件限制难以满足的要求，应向家属做好解释工作，得到对方谅解；对无法满足的要求，要耐心说服，不可急躁或置之不理，应以平等的态度交换意见。护士要学会容

忍家属适当宣泄，缓解心理压力，使其配合医生与护士积极应对应激事件。

家属是患者社会支持的最重要来源，家属的配合可直接影响急诊患者的心理，甚至影响患者的抢救及康复治疗。急诊患者家属具有更为复杂多样的需求，及时了解和准确把握其需求，有针对性地进行护理干预，将有助于帮助患者家属为患者提供更好的社会支持，使患者在最佳的生理、心理状态下接受救治和护理，促进其康复。

第三节　危重症患者家属的护理

危重症患者常因病情多变、死亡威胁及预后的不确定性等对其家属的心理造成破坏性的影响，甚至持续数年。危重症患者家属也是急性应激障碍（acute stress disorder，ASD）和创伤后应激障碍（post-traumatic stress disorder，PTSD）的高危人群。因此，2010年美国危重症医学会提出了"家属-重症监护后综合征（Postintensive care syndrome-family）"的概念，即患者家属应对患者接受重症监护时所产生的一系列不良心理症候群。

护士被认为是满足危重症患者家属需求的主要人员，重视家属的心理健康问题，满足其合理需求，充分发挥家属对患者的支持作用，将有利于危重症患者康复。

一、危重症患者家属的需求

危重症患者家属的需求是指在患者患危重症疾病期间，家属对患者健康及自体身心支持等相关方面的总体需求。主要表现在病情保障、获取信息、接近患者、获得支持和自身舒适等五个方面，且家属认为"病情保障、获取信息"最为重要，而后依次是"接近患者、获得支持、自身舒适"。

（一）病情保障

家属最关注的问题是患者能否得到有效救治，保障患者安全是家属的首要需求。

（二）获取信息

绝大多数家属迫切想得知患者的病情或病情变化与预后情况，并渴望了解患者的治疗计划及检查结果。

（三）接近患者

接近患者包括能探视患者及能经常和医护人员保持联系等方面，所有ICU患者家属对探视患者的需求都非常强烈。

（四）获得支持

获得支持包括表达情感、得到经济和家庭问题的帮助、获得实际的指导以及被关怀等方面。家属的亲友是提供情感支持和物质支持的主要来源，其次是医护人员。所以，应鼓励家属的亲友倾听患者家属心声，协助其建立并启动有效的社会支持系统。

（五）自身舒适

自身舒适包括希望有方便的卫生设施、休息室、可口食物以及被接受的态度等方面。

二、危重症患者家属常见的心理问题

（一）焦虑和抑郁

患者因病情危重，会对家属产生强烈的情感冲击。患者家属均存在不同程度的焦虑，主要表现为经常感觉疲劳和睡眠差，如难以入睡、多噩梦、夜惊等。

（二）急性应激障碍和创伤后应激障碍

危重症患者家属容易发生ASD，具体可表现为情感麻木、茫然，对周围认识能力降低，出现现实解体、人格解体、离散失忆症等，一般病程不超过1个月。若患者家属在经历家人死亡后，可有延迟出现和持续存在的精神障碍急性应激障碍的症状存在，时间如超过4周且影响日常生活，可考虑发生了PTSD。病期在3个月以上的称为慢性创伤后应激障碍。

（三）恐惧和紧张

危重症患者意味着生命随时面临死亡，同时ICU的环境也让家属感到陌生，因此容易产生恐惧心理。由于病情的危重性和探视制度，限制了家属与危重症患者的有效接触与情感交流，使家属与患者不能充分沟通，易产生紧张情绪。

（四）否认和愤怒

当被告知患者病情严重或下病危通知单时，部分家属常常否认疾病的严重性，或心存侥幸心理。家属把ICU当成挽救危重症患者生命和治愈疾病的主要场所，寄予了过高的期望，但是当治疗效果与其期望不相符时，常表现为不理解，甚至愤怒而言行过激。

三、护理措施

（一）家属需求与情绪障碍评估

当患者处于危重状态时，护士应及时发现并正确评估家属可能产生的情绪障碍和心理需求，发现有不良心理倾向的人员，给予相关的护理干预措施和社会支持，减轻其心理压力，防止进一步的心理损害。

目前常用访谈法及量表法对家属的心理需求进行客观提取和评估。访谈法以咨询者提问与被访谈者讨论的方式，获取所需信息，对家属的各种症状给出准确的反应并能正确有效判断。量表法亦可对家属情绪障碍的出现频率和严重程度给予量化评定。

（二）良好的沟通

有超过1／3的家属存在抑郁症状，症状的出现与其心理应激障碍发生有很强相关性，尤其是获取信息、病情保证等心理需求不能被满足时。在与危重症患者家属接触时，应使用通俗易懂的语言尽量及时详细地向其介绍诊治相关情况，确保家属获取信息的渠道畅通，帮助家属正确认识患者疾病的严重性及诊治效果，避免其出现不良心理情绪。

◇ 建立良好医患关系的VALUE模式

关于良好的沟通，柯蒂斯等于2008年提出了建立良好医患关系的VALUE模式：V-value，重视患者的家庭成员；A-acknowledge，了解患者家属的情感；L-1isten，倾听家属的心声；U-understand，知悉现代生物-心理-社会医学模式；E-elicit，列出患者家属的问题。

（三）家庭参与

ICU的环境相对封闭，限制陪护及探视，患者与其家属易产生焦虑及紧张情绪，导致患者与家属情感需求更加强烈。因此，应创造条件鼓励家属共同参与患者的治疗和康复过程，提升家属自身的价值感，减少不良情绪的产生。但在家属参与患者的临床决策时，应注意其复杂性和个体化，避免决策、选择给家属带来的心理压力。

（四）服务管理制度人性化

家属对ICU环境陌生，容易产生恐惧心理，因此在制订ICU管理制度时应注意考虑将患者家属的心理风险降到最低程度。常用措施包括：

1. 定时安排家属与医生、护士的谈话交流。
2. 设立专门的、安静温馨的谈话环境。
3. 创造整洁的家属休息区域。
4. 在特殊情况下，灵活安排探视时间。

参考文献

［1］王桂兰，刘义兰，赵光红. 专科疾病护理常规及操作规程［M］. 武汉：湖北科学技术出版社，2006.

［2］李文珍，黄正新. 护理风险应急预案与作业指导［M］. 北京：人民卫生出版社，2006.

［3］李小寒，尚少梅. 基础护理学［M］. 北京：人民卫生出版社，2008.

［4］尚少梅. 鲁昌盛. 外科护理技术［M］. 北京：北京出版社，2011.

［5］刘玲，李晓玲. 临床护理指南丛书：泌尿外科护理手册［M］. 北京：科学出版社，2011.

［6］刘新民. 现代妇产科疾病诊断与治疗［M］. 北京：人民卫生出版社，2012.

［7］李乐之，路潜. 外科护理学［M］. 北京：人民卫生出版社，2012.

［8］胡露红. 外科护理学知识精要与测试［M］. 武汉：湖北科学技术出版社，2013.